K. Reischle[†], M. Buchner, G. Leiner, M. Mallwitz

Physiotherapie, Training und Sport

Klaus Reischle†, Markus Buchner, Gerhard Leiner, Michaela Mallwitz

Physiotherapie, Training und Sport

Lehr- und Arbeitsbuch zu Biomechanik, Motorik und Trainingswissenschaft

1. Auflage

Mit einem Geleitwort von: Prof. Dr. med. Bernd Fromm, Heidelberg

ELSEVIER

Elsevier GmbH, Bernhard-Wicki-Str. 5, 80636 München, Deutschland
Wir freuen uns über Ihr Feedback und Ihre Anregungen an kundendienst@elsevier.com

ISBN 978-3-437-45057-0 eISBN 978-3-437-05740-3

Aus Gründen der Barrierefreiheit sind die Bilder in elektronischen Ausgaben dieses Buches mit Alt-Text-Beschreibungen (Alternativ-Text) versehen, die von Elsevier bereitgestellt werden. Mehr Informationen erhalten Sie unter https://www.elsevier.com/about/accessibility.

Bücher und Zeitschriften, die von Elsevier veröffentlicht werden, entsprechen den geltenden Produktsicherheitsanforderungen. Für etwaige Bedenken oder Fragen zur Produktsicherheit wenden Sie sich bitte an unseren autorisierten Vertreter, Elsevier B. V., productsafety@elsevier.com.

Elsevier nimmt eine neutrale Position in Bezug auf territoriale Meinungsverschiedenheiten oder Zuständigkeitsansprüche in seinen veröffentlichten Inhalten ein, einschließlich Landkarten und institutionellen Zugehörigkeiten.

Wichtiger Hinweis: Die medizinischen Wissenschaften unterliegen einem sehr schnellen Wissenszuwachs. Der stetige Wandel von Methoden, Wirkstoffen und Erkenntnissen ist allen an diesem Werk Beteiligten bewusst. Sowohl der Verlag als auch die Autorinnen und Autoren und alle, die an der Entstehung dieses Werkes beteiligt waren, haben große Sorgfalt darauf verwandt, dass die Angaben zu Methoden, Anweisungen, Produkten, Anwendungen oder Konzepten dem aktuellen Wissensstand zum Zeitpunkt der Fertigstellung des Werkes entsprechen.
Der Verlag kann jedoch keine Gewähr für Angaben zu Dosierung und Applikationsformen übernehmen. Es sollte stets eine unabhängige und sorgfältige Überprüfung von Diagnosen und Arzneimitteldosierungen sowie möglicher Kontraindikationen erfolgen. Jede Dosierung oder Applikation liegt in der Verantwortung der Anwenderin oder des Anwenders. Die Elsevier GmbH, die Autorinnen und Autoren und alle, die an der Entstehung des Werkes mitgewirkt haben, können keinerlei Haftung in Bezug auf jegliche Verletzung und/oder Schäden an Personen oder Eigentum, im Rahmen von Produkthaftung, Fahrlässigkeit oder anderweitig übernehmen.

Für die Vollständigkeit und Auswahl der aufgeführten Medikamente übernimmt der Verlag keine Gewähr.
Geschützte Warennamen (Warenzeichen) werden in der Regel besonders kenntlich gemacht (®). Aus dem Fehlen eines solchen Hinweises kann jedoch nicht automatisch geschlossen werden, dass es sich um einen freien Warennamen handelt.

Bibliografische Information der Deutschen Nationalbibliothek
Die Deutsche Nationalbibliothek verzeichnet diese Publikation in der Deutschen Nationalbibliografie; detaillierte bibliografische Daten sind im Internet über https://www.dnb.de abrufbar.

26 27 28 29 30 5 4 3 2 1

In ihren Veröffentlichungen verfolgt die Elsevier GmbH das Ziel, genderneutrale Formulierungen für Personengruppen zu verwenden. Um jedoch den Textfluss nicht zu stören sowie die gestalterische Freiheit nicht einzuschränken, wurden bisweilen Kompromisse eingegangen. Selbstverständlich sind **immer alle Geschlechter** gemeint.

Planung: Elisa Imbery
Projektmanagement: Ines Mergenhagen
Redaktion: Michaela Mallwitz, Mühlhausen-Tairnbach
Bildredaktion und Rechteklärung: Katja Sieger-Schauer
Herstellung: Diemar Radünz, Leipzig
Satz: Thomson Digital, Noida/Indien
Druck und Bindung: Drukarnia Dimograf Sp. z o. o., Bielsko-Biała/Polen
Umschlaggestaltung: SpieszDesign, Neu-Ulm
Titelfotografie: Markus Buchner, Heidelberg

Aktuelle Informationen finden Sie im Internet unter **www.elsevier.de**

Geleitwort

Grundvoraussetzung einer erfolgreichen Behandlung des Haltungs- und Bewegungsapparats in Sport und Rehabilitation ist Wissen über dessen Biomechanik und Motorik. Denn nur, wer über ein fundiertes biomechanisch-funktionelles Basiswissen verfügt, kann erfolgreich trainieren oder therapieren.

In dem hier vorliegenden Werk werden in eingängiger Weise die physikalischen Grundlagen zu biomechanischem, sensorischem und motorischem Wissen von Muskeln und Gelenken dargestellt. Durch die verschiedenen Blickwinkel der Autoren, einem aktiv praktizierenden Physiotherapeuten mit großem sporttherapeutischem Behandlungswissen, einem Physiker mit sportwissenschaftlichen Schwerpunkten in Biomechanik und Bewegungssensorik und einem Sportwissenschaftler mit vieljähriger trainingswissenschaftlicher Erfahrung, werden in diesem Buch Informationen vermittelt über interne Steuerungs- und Funktionsprozesse wie zu Kraft bzw. Maximalkraft, zu Schnelligkeit, zu räumlichem Orientierungsvermögen oder kinästhetischer Differenzierungsfähigkeit, zur Hydromechanik oder zur Sprungbelastung, um hier nur einige der in diesem Buch dargebotenen Themen aufzugreifen.

Das Buch zeichnet sich durch eine systematische und zweigeteilte Gliederung aus: Im ersten Teil (Kap. 1–3) werden die auf das Wesentliche reduzierten, biomechanischen, motorischen und trainingswissenschaftlichen Informationen vermittelt. Es werden Begriffe wie Geschwindigkeit, Beschleunigung, Schrittlänge, Bewegungszyklus, Winkelgeschwindigkeit und -beschleunigung mit ihren physikalischen Grundlagen erklärt, dynamische Größen wie Trainingsdauer, Anzahl der Wiederholungen plus die Anzahl der Serien pro Trainingseinheit praxisnah erläutert. Physikalische Größen wie Masse und Kraft werden anhand von Hebelarm und Kräfteparallelogramm dargestellt, Kraft- und Bewegungsimpuls mit ihren physikalischen Grundlagen biomechanisch bezogen erklärt, und die Begriffe des Aquatrainings werden durch Ausführungen zu Immersionseffekt und zur mechanischen Bestimmung des Körperschwerpunkts erläutert. Sport- und physiotherapiebezogen werden in einem weiteren Kapitel trainingswissenschaftliche und motorische Aspekte behandelt, wie die Optimierung der Muskelkraft, der Beweglichkeit, der Koordination und der Gleichgewichtsregulation.

Der zweite Teil des Buchs (Kap. 4–9) beinhaltet praxisbezogene Informationen und Aufgabenblätter, die einen zentralen Teil des Buchs bilden und eine lohnende Herausforderung zum Verständnis und zur Vertiefung des Besprochenen darstellen. Sie sollen die Leser motivieren, sich aktiv mit den biomechanischen, trainingspraktischen und motorischen Problemstellungen auseinanderzusetzen, und gliedern sich in 3 Schwerpunkte: Der erste befasst sich mit der Präsentation der für Physio- und Sportpraxis bedeutsamen Krankheitsbildern, Trainingsmethoden und Trainingszielen, während im zweiten Schwerpunkt praxisbezogene Fragen und das Thema vertiefen. Auf diese Weise kann aktiv eine Wissensbasis erarbeitet werden, die sicherstellt, dass die nachfolgenden Aufgaben mithilfe des Glossars oder der Inhalte aus den einleitenden Theoriekapiteln problemlos gelöst werden können. Der dritte Schwerpunkt beinhaltet praxisrelevante Aufgaben, deren Lösungen im Anhang zu finden sind. Nach den Einführungskapiteln (Kap. 1–3) können die Leser anhand der Aufgaben ihre Kenntnisse vertiefen und ihre Ergebnisse mit den präsentierten Lösungen vergleichen.

Das Buch beindruckt durch seine klare Struktur und Gliederung und auch durch die Zusammenfassung des Abgehandelten von im Text herausgehobenen Merksätzen, die zu den praxisbezogenen Fragen und Aufgabenstellungen hinleiten.

Es ist reich bebildert, enthält ein umfangreiches Glossar zur Erläuterung der im Buch verwendeten fachspezifischen Begriffe und schließt mit einem ausführlichen, aktuellen Literaturverzeichnis. Es richtet sich an Physiotherapeuten, Rehabilitationsmediziner, Sportwissenschaftler und Trainer, besticht durch die präzise und eingängige Vermittlung von mechanischem und physikalischem Grundwissen und durch dessen Vertiefung mittels praxisnaher Bespiele.

Mit diesem Buch wird eine Lücke zwischen Theorie und Praxis in Rehabilitation und Training insbesondere von und nach Sportverletzungen geschlossen. Es möge ihm eine weite Verbreitung gegönnt sein, und es ist sehr zu bedauern, dass es einem der Autoren – Klaus Reischle – nicht mehr vergönnt war, die Veröffentlichung seines Werks zu erleben.

Heidelberg, im Herbst 2025
Prof. Dr. med. Bernd Fromm

Vorwort

Die Inhalte des Buches orientieren sich an ausgewählten physiotherapeutischen Therapiezielen und an bewährten präventiven Strategien. Neben den praxisnahen Ausführungen des Theoriekapitels, das eine Basis für die Bearbeitung der Aufgabenkapitel liefert, motivieren die Inhalte zu einer aktiven Auseinandersetzung mit biomechanischen, motorischen und trainingswissenschaftlichen Fakten.

- Warum wird die Stockstütze nach dem Ersatz des linken Hüftgelenks durch eine Totalendoprothese (Hüft-TEP-Operation) auf der rechten Seite, also auf der Seite des Schwungbeins, eingesetzt?
- Warum ist die Aquatherapie nach einer Hüft-TEP-Operation sinnvoll?
- Wie lang dauert die Regeneration nach einer Hüft-TEP-Operation?
- Warum wirkt beim Duchenne-Hinken die Verlagerung des Oberkörpers zur Seite des arthrotischen Hüftgelenks hin entlastend?

Die wenigen Fragestellungen belegen bereits die Vielfalt physischer Schwächen und Schäden, die von Physiotherapeuten mit sinnvollen, biomechanisch, trainingswissenschaftlich und motorisch abgesicherten Therapieansätzen behandelt werden können. Die Physiotherapie ist immer eine Ergänzung oder, wenn möglich, eine Alternative zu operativen und/oder medikamentösen Interventionen.

Die physiotherapeutische Behandlung verursacht, ebenso wie angemessene Trainingsmaßnahmen, eine Störung der Homöostase und triggert dadurch rehabilitative und präventive Effekte, d. h. die rehabilitativen und präventiven Trainingsbelastungen müssen so intensiv sein, dass während der Regeneration die Superkompensation initiiert wird und der Patient belastbarer wird.

Mit Sport, also durch präventive Konditions- und Koordinationsbelastungen, kann die momentane Fitness durch primäre und sekundäre Präventionsmaßnahmen erhalten bzw. optimiert werden. Die Primärprävention umfasst Maßnahmen, die potenziell das Entstehen einer Krankheit verhindern. Die Sekundärprävention beinhaltet die frühzeitige Erkennung und Behandlung von Krankheiten mittels adäquater Interventionen, um deren Verlauf zu mildern und Komplikationen zu verhindern.

- Welche Sportarten sind besonders effektiv, um die Fitness zu verbessern? Welche Fähigkeiten sollten bevorzugt optimiert werden?
- Wie viele Trainingseinheiten pro Woche sind effektiv?
- Welcher Umfang und welche Intensität sind optimal, um superkompensatorische und damit präventive Effekte zu generieren, d. h. um die physische und mentale Leistungsfähigkeit zu optimieren und um körperliches und mentales Wohlbefinden zu generieren?
- Wie groß ist der Zeitbedarf für die Regeneration?

Basierend auf theoretischen Vorgaben stellen wir attraktive, zielorientierte, fähigkeits- und indikationsorientierte Behandlungs- und Trainingsmethoden zur Optimierung der individuellen Fitness vor, um den Physiotherapeuten, Sportlehrern und Trainern ein möglichst großes Handlungsspektrum zur Verfügung zu stellen, zum Wohl der Patienten und Fitnesssportler.

Mühlhausen-Tairnbach, Heidelberg, Hall i. T./Österreich
Klaus Reischle, Markus Buchner, Gerhard Leiner

Dieses Vorwort hatte Klaus ganz kurz vor seinem Tod geschrieben. Leider kann er die Veröffentlichung nicht mehr selbst miterleben. Es hätte ihn so gefreut und glücklich gemacht, dieses schöne Buch in Händen zu halten!

Aufgrund seiner sorgfältigen Arbeit am Manuskript und mit der großartigen Unterstützung durch den Elsevier-Verlag konnten wir das Werk fertigstellen und danken von ganzem Herzen Frau Elisa Imbery und Frau Ines Mergenhagen für die Hilfe, ihr Engagement – und nicht zuletzt ihre Geduld – bei der Fertigstellung des Werks. Wir danken darüber hinaus Frau Katja Sieger-Schauer, Herrn Dietmar Radünz und Frau Heike Hübner, die zur Fertigstellung des Buchs ganz wesentlich beigetragen haben.

In memoriam Klaus – wir sind stolz, das Buch veröffentlichen zu dürfen.

Heidelberg, Hall i.T./Österreich, Mühlhausen-Tairnbach
Markus Buchner, Gerhard Leiner, Michaela Mallwitz

Benutzerhinweise

Dieses Buch ist ein Lehr-, Lern- und Arbeitsbuch. In den Kap. 1–3 wird grundlegendes Wissen zu Biomechanik, Motorik und Trainingswissenschaft vermittelt, die Kap. 4–9 enthalten praxisbezogene Informationen sowie Aufgaben.

Die **Aufgaben** sollen helfen, das Erlernte anzuwenden und zu festigen und können z.T. direkt im Buch gelöst werden. Die **Lösungen** finden sich im Anhang. Darüber hinaus stehen alle Aufgaben und Lösungen in den Online-Inhalten zum Download bereit (s.u.).

Im Anhang findet sich neben den **Lösungen** der Aufgaben ein umfangreiches **Glossar** mit Erläuterungen der Fachbegriffe, das **Literaturverzeichnis** sowie ein **Register** zum schnellen Auffinden wichtiger Stichworte.

Um wichtige Informationen hervorzuheben und schnell zu finden, wurden unterschiedliche Kästen verwendet:

Aus der Praxis für die Praxis

Dieser Kasten beinhaltet praktische Tipps.

MERKE

Besonders wichtige Aussagen und „Take Home Messages" sind durch farbige Unterlegung gekennzeichnet.

DEFINITION

Alle Begriffsbestimmungen sind hervorgehoben.

HINTERGRUNDINFORMATION

Anmerkungen, Hintergrundinfos, Zusatzwissen und Kommentare sowie längere Zitate sind auf diese Weise gekennzeichnet.

So finden Sie die Online-Inhalte[1]

Sie haben ein **gedrucktes Buch:**

- Rubbeln Sie den Code auf der Innenseite des Buchumschlags frei.
- Gehen Sie auf https://ebooks.health.elsevier.com/
- Registrieren Sie sich mit dem freigerubbelten PIN-Code (detaillierte Anweisungen auf der Umschlaginnenseite).

Sie haben ein **eBook:**

Wenden Sie sich bitte ebenfalls an: elsevier.support/de-de/elsevierebooksplus

Ihre Anfrage wird durch unseren Kundendienst werktags binnen 24 Std. geprüft. Sie werden per E-Mail über die Freischaltung benachrichtigt.

[1] Angebot freibleibend.

Die Autoren und Autorin

Dr. Klaus Reischle †
Sportwissenschaftler, Dozent am Institut für Sport und Sportwissenschaft der Universität Heidelberg (Leiter der Fachbereiche Bewegungswissenschaften und Didaktik des Schwimmunterrichts); 15 Jahre Dozent in der Physiotherapie-Ausbildung an der Europaakademie für Physiotherapie (Europaakademie für Physiotherapie EURAK, priv. Universität) Hall in Tirol mit den Schwerpunkten Biomechanik, Motorik, Koordination und Aquatherapie.

Dr. Markus Buchner
Universität Heidelberg, Institut für Sport und Sportwissenschaft, Heidelberg
Nach dem Physikstudium arbeitete Dr. Buchner am EML European Media Laboratory der Klaus Tschira Stiftung (naturwissenschaftliche Forschung und Wissenschaftskommunikation), bevor er als Dozent für Biomechanik, Bewegungs- und Trainingswissenschaft an das Institut für Sport und Sportwissenschaft der Universität Heidelberg wechselte.

Dr. Gerhard Leiner
Praxis für Physiotherapie, Hall in Tirol/Österreich
Physiotherapeut mit eigener Praxis; langjährige Tätigkeit als Dozent in der Physiotherapie-Ausbildung an der Europaakademie für Physiotherapie (Europaakademie für Physiotherapie EURAK, priv. Universität) Hall in Tirol.

Michaela Mallwitz
Mühlhausen-Tairnbach
Sportwissenschaftlerin; tätig als selbstständige Lektorin/Redakteurin im Bereich Gesundheit, Medizin, Lebenswissenschaften.

Abkürzungen

a	Beschleunigung in m/s^2
AC-Stretching	Antagonist-Contract-Stretching
bpm	Schläge pro Minute
BWS	Brustwirbelsäule
C1–C7	Zervikalwirbel 1–7
CCD-Winkel	Centrum-Collum-Diaphysen-Winkel
CMJ	Counter Movement Jump
Co1–Co4/5	Kokzygealwirbel (Steißbeinwirbel) 1–4/5
cos	Cosinus
CR-Stretching	Contract-Hold-Relax-Stretching
DJ	Drop Jump
E	Energie in J
F	Kraft in N
g	Erdbeschleunigung in m/s^2
HF	Herzfrequenz in bpm
HR	Heart Rate (Herzfrequenz)
HWS	Halswirbelsäule
J	Trägheitsmoment in $kg \times m^2$
KR	Knowledge of Result
KSP	Körperschwerpunkt
L	Drehimpuls in $kg \times m^2/s$
L1–L5	Lumbalwirbel 1–5
LWS	Lendenwirbelsäule
m	Masse in kg
M	Drehmoment in Nm
MET	Metabolic Equivalents of Tasks
MLS	Muskelleistungsschwelle
MVC	Maximum Voluntary Contraction (Maximalkraft)
p	Druck in Pa ($1\ Pa = 1\ N/m^2$) oder mmHg
P	Leistung in W
PNF	Propriozeptive neuromuskuläre Fazilitation
RM	Repitition Maximum
ROM	Range of Motion
RPE	Received Perception of Exertion (subjektives Belastungsempfinden)
s	Weg in m
S1–S5	Sakralwirbel 1–5
SCHL	Schrittlänge in m
SD	Statisches Dehnen
SI	Système international d'Unités
sin	Sinus
SJ	Squat Jump
t	Zeit in s
T1–T12	Thorakalwirbel 1–12
TEP	Totalendoprothese
TKSP	Teilkörperschwerpunkt
v	Geschwindigkeit in m/s
VKB	vorderes Kreuzband
VM	Volumenmittelpunkt
Vpn	Versuchsperson(en)
W	Arbeit in Nm oder J
WS	Wirbelsäule
ZF	Zyklusfrequenz in min^{-1} oder 1/min
ZW	Zyklusweg in m
ΔL	Drehmomentenstoß in Nms
Δp	Kraftstoß in Ns
ω	Winkelgeschwindigkeit in rad s^{-1}

Abbildungsnachweis

Der Verweis auf die jeweilige Abbildungsquelle befindet sich bei allen Abbildungen im Werk am Ende des Legendentextes in eckigen Klammern. Alle nicht besonders gekennzeichneten Grafiken und Abbildungen © Elsevier GmbH, München.

E1275	Hüter-Becker A, Dölken M. Biomechanik, Bewegungslehre, Leistungsphysiologie, Trainingslehre. Stuttgart: Georg Thieme Verlag; 2011
E1276	Zimmer P, Appell HJ. (2021) Funktionelle Anatomie. Springer, Berlin, Heidelberg
G1342	Kummer B. Biomechanik – Form und Funktion des Bewegungsapparates. Köln: Deutscher Ärzte-Verlag, 2005
G1343	Gollhofer A, Müller E. (2009) Handbuch Sportbiomechanik. Hofmann-Verlag
G1356	Klee A. (2003). Methoden und Wirkungen des Dehnungstrainings, 1. Aufl., Hofmann-Verlag
H521-00	Diemer F, Sutor V. physiopraxis 2014; 12(09): 35-37. DOI: 10.1055/s-0034-1390364.
K548	Walter Fogel, Angelbachtal
L143	Heike Hübner, Berlin
L325	Stefanie Eifler – Visuelle Kommunikation, www.stefanieeifler.de
M1645	Dr. Klaus Reischle
O136	H. Eisele, Aalen
R504	Gottlob A. Differenziertes Krafttraining. München: Urban & Fischer, 2001

Fehler gefunden?

An unsere Inhalte haben wir sehr hohe Ansprüche. Trotz aller Sorgfalt kann es jedoch passieren, dass sich ein Fehler einschleicht oder fachlich-inhaltliche Aktualisierungen notwendig geworden sind.
Sobald ein relevanter Fehler entdeckt wird, stellen wir eine Korrektur zur Verfügung. Mit diesem QR-Code gelingt der schnelle Zugriff.

https://else4.de/9783437450570

Wir sind dankbar für jeden Hinweis, der uns hilft, dieses Werk zu verbessern. Bitte richten Sie Ihre Anregungen, Lob und Kritik an folgende E-Mail-Adresse: kundendienst@elsevier.com

Inhaltsverzeichnis

I Biomechanik, Motorik und Training

Die im einleitenden Teil I (➤ Kap. 1, 2 und 3) sowie die im Glossar präsentierten biomechanischen, motorischen und trainingswissenschaftlichen Informationen sind auf das Wesentliche reduziert und an die Zielstellungen – die Auseinandersetzung mit ausgewählten bewegungs- und trainingswissenschaftlichen Problemen – angepasst. Im Teil II (➤ Kap. 4 bis ➤ Kap. 9) werden dann Information und Aufgabenstellungen präsentiert, deren Lösungen im Anhang zu finden sind. Die praxisbezogenen Informationen und Aufgaben sind zentraler Teil der Publikation und für die Leserin bzw. den Leser eine lohnende Herausforderung.

KAPITEL

1 Zum Einstieg: Ohne diese Infos geht's nicht

C. H. Judd (1908) hat mit einem experimentellen Untersuchungsdesign den Einfluss einer physikalischen Vorinformation – hier: eine Erklärung des Prinzips der Lichtbrechung beim Übergang der Lichtstrahlen von Luft ins Wasser – auf das Handlungsergebnis untersucht. Judd hat die Experimentalstichprobe mit einer Kontrollstichprobe, der die Vorinformationen zur Lichtbrechung nicht vermittelt wurde, verglichen. Die Teilnehmer der Kontrollstichprobe warfen während der Vorbereitungsphase Dartpfeile auf eine Scheibe, die an der Wand hing, die Experimentalgruppe wurde dagegen über die Lichtbrechung informiert. Im Finaltest versuchten dann die parallelisierten Stichproben Scheiben, die 10 cm, 20 cm und 30 cm unter der Wasseroberfläche lagen, mit einem Pfeil zu treffen.

Die entscheidende Frage war: Beeinflusst erworbenes Wissen – in diesem Fall: das Prinzip der Lichtbrechung – die motorische Handlung? Ergebnis: Die Experimentalgruppe war jeweils, unabhängig von der Wassertiefe, erfolgreicher als die nicht informierte Kontrollgruppe.

Das Experiment von C. H. Judd aus dem Jahr 1908 belegt letztlich, dass auch physikalische Kenntnisse sportliche und andere die menschliche Bewegung betreffende Handlungsergebnisse beeinflussen können. Handlungsleitend ist demnach, wie das Judd-Experiment belegt, neben der Sammlung eigenmotorischer Erfahrungen die aktiv-kognitive Beschäftigung mit Theoriebezügen. Das bedeutet, dass für Physiotherapeutinnen, Trainer und Sportlehrerinnen neben dem praktischen Erfahrungswissen immer auch theoretische Kenntnisse – u. a. biomechanische, motorische und trainingswissenschaftliche Kenntnisse – handlungsleitend sein können.

DEFINITION

Biomechanik

Die Biomechanik ist „die Wissenschaft von der mechanischen Beschreibung und Erklärung der […] Ursachen von Bewegungen […] unter Zugrundelegung der Bedingungen des menschlichen Körpers" (Roth und Willimczik 1999, S. 22).
Das Objekt der Biomechanik sind biologische/lebendige Systeme (Hatze 1971; Fetz 1974) „unter Verwendung von Methoden und Gesetzmäßigkeiten der Mechanik". Die Biomechanik sportlicher Bewegung beschreibt dieselben mit „Begriffen, Methoden und Gesetzmäßigkeiten der Mechanik" (Ballreich und Baumann 1988, S. 3).

DEFINITION

Motorik

Mit motorischen Merkmalen werden interne Steuerungs- und Funktionsprozesse gekennzeichnet, die nicht direkt beobachtbar sind. „Es geht also um die internen motorischen Voraussetzungen, die z. B. für das Laufen, das Springen, das Klettern […] erforderlich sind" (Roth und Willimczik 1999, S. 231). „Sie sind nur etwas von uns Erdachtes, Geschaffenes, Konstruiertes" (Amelang und Bartussek 1996, S. 52), z. B. Maximalkraft, Kraftschnelligkeit, räumliches Orientierungsvermögen oder kinästhetische Differenzierungsfähigkeit (Roth und Willimczik 1999, S. 230). Aktuelle Ansätze der sportwissenschaftlichen Motorikforschung gehen davon aus, dass „repräsentierte Situations-Aktions-Effekt-Relationen […] die Basis sowohl der motorischen Kontrolle als auch des Bewegungslernens" sind (Hossner und Künzell 2003, S. 131–154; Scherer 2015, S. 2–7).

DEFINITION

Training

Training ist „ein zielgerichteter, komplexer Handlungsprozess, mit dem man versucht, intellektuell-kognitive, sensomotorisch-koordinativ-technische und konditionelle Fähigkeiten zu entwickeln" (Hegner 2006, S. 91), ein „komplexer Handlungsprozess mit dem Ziel der planmäßigen und sachorientierten Einwirkung auf die Leistungsfähigkeit und die Belastungstoleranz" (Hegner 2006, S. 264).

Die im Teil I sowie im Glossar präsentierten biomechanischen, motorischen und trainingswissenschaftlichen Informationen (➤ Kap. 1 bis ➤ Kap. 3) sind auf das Wesentliche reduziert, d. h. sie orientieren sich an der Problemstellung dieser Publikation. Im Teil II (➤ Kap. 4 bis ➤ Kap. 9) sind Informations- und Aufgabenblätter zu finden; die Lösungen der Aufgaben sind im ➤ Anhang zusammengestellt. Die praxisbezogenen Informations- und Aufgabenblätter fördern das Verständnis der theoretischen und wissenschaftlichen Grundlagen praktischen Handelns.

Aus der Praxis für die Praxis

In den Aufgabenblättern werden – nach einem themenbezogenen Informationsteil – hinführende „Warm up"-Fragen formuliert, die sich auf Inhalte des Theorieteils und die nachfolgenden Aufgaben beziehen. Die Lösungen der Aufgaben werden im ➤ Anhang präsentiert. Das alphabetisch geordnete Glossar am Ende des Buches liefert kurz zusammengefasst übergreifende Informationen.

1.1 Praxisbeispiele

Die folgenden Praxisbeispiele zeigen die im Buch behandelte Themenvielfalt auf:

Praxisbeispiel 1

Die jeweilige Pulsfrequenzreduktion bei Immersion ins Wasser in vertikaler Position ab dem Xiphoid kann, im Vergleich zur schultertiefen Immersion und im Vergleich zur einer horizontalen Körperlage im Wasser, hydrostatisch begründet werden. Eine zusätzliche Eigenerfahrung festigt diese Erkenntnis.

Praxisbeispiel 2

Für die Verbesserung der koordinativen Fähigkeiten, z. B. die Kopplung von Arm- und Beinaktionen, müssen Bewegungsaufgaben gewählt werden, die lösbar sind, aber auch herausfordern: *Kompliziert ist einfach gut.* Die Patienten erlernen nach einer Hüftoperation z. B. eine mehr oder weniger einfache Bewegung, etwa einen Hopserlauf, im bauch- bis brusttiefen Wasser. Zusätzlich zu den Beinaktionen werden im Anschluss die Patienten aufgefordert, einige Hopser mit geschlossenen Augen auszuführen (= „Informationsdruck") und/ oder mit den Armen zusätzliche Kreisbewegungen auszuführen (= „Ausführungsdruck"). Der Hopserlauf erfolgt also unter Druckbedingungen, z. B. Kreisbewegungen der Arme, und sollte von den Physiotherapeuten, Trainerinnen und Sportlehrern ebenfalls probiert werden, um eigenmotorische Erfahrungen zu sammeln, die dann einen Beitrag zu einer selbstsicheren Instruktion leisten.

Praxisbeispiel 3

Bewegungsabläufe, die wiederholt ausgeführt werden, variieren. Beispielsweise kann beim Gehtraining eine 10-m-Teststrecke weder mit einer konstanten Zyklusfrequenz noch mit einem konstanten Zyklusweg und dementsprechend auch nicht mit einer konstanten Geschwindigkeit wiederholt werden, denn das motorische System des Menschen ist mit seinen 238 Freiheitsgraden zu komplex. Das bedeutet, dass präventive und rehabilitative Übungsformen, neben dem monotonen Üben, mehr oder weniger stark variiert werden müssen, denn die individuellen Bewegungsabläufe der Patienten variieren schließlich *immer* mehr oder weniger stark.

Praxisbeispiel 4

Die motorische Gleichgewichtsregulation beispielsweise bei Senioren zu optimieren, ist eine erklärte Zielstellung u. a. bei den Aquabalance-Einheiten des Aquatrainings. Die Lehrenden und die Patienten können die Effekte von statischem Auftrieb und Schwerkraft besonders gut empfinden, wenn sie im bauch- bis brusttiefen Wasser versuchen, auf zwei Schwimmbrettern zu balancieren, um „Skilanglauf" zu imitieren.

Praxisbeispiel 5

Die Stockstütze, die z. B. nach einer Operation der linken Hüfte verordnet wird, muss immer auf der nicht operierten Seite, in diesem Fall also der rechten Körperseite, eingesetzt werden. Denn das Drehmoment, das bei Belastung des linken Beins (das rechte Bein ist in diesem Moment angehoben) gegen den Uhrzeigersinn wirkt, wird dann durch das Stockstützen-Moment, hier im Uhrzeigersinn, reduziert (Situation von vorn betrachtet).

Praxisbeispiel 6

Bei einer Kniebeuge mit Flexionswinkel zwischen 0° und 30° wird das Kniegelenk mit 100–150 % des Körpergewichts belastet, bei einem Flexionswinkel zwischen 55° und 100° beträgt die Gelenkbelastung bereits 200–250 %, d. h. Gewichtsbelastung ≠ Gelenkbelastung.

1.2 Biomechanische und motorische Fakten, eine Basis für Diagnose- und Therapiestrategien

Mit einigen ausgewählten biomechanischen und motorischen Fakten soll dokumentiert werden, dass deren Kenntnis immer auch einen unverzichtbaren Beitrag für Diagnose- und Therapieentscheidungen leistet. Ab ➤ Kap. 2 werden die nachfolgend präsentierten Beispiele ausführlicher und differenzierter behandelt.

- Die Flächen (A_1, A_2, A_3, A_4) unter dem Kraft-Zeit-Diagramm (➤ Abb. 1.1, nach Ballreich und Baumann 1988) entsprechen Impulsbeträgen, die u. a. die Ausprägung eines Brems- und Beschleunigungskraftstoßes bei einem Absprung oder bei Ganganalysen dokumentieren. Mithilfe der Ausprägung von Kraft-Zeit-Diagrammen können u. a. motorische Defizite bewertet werden.
- Der Druck und damit die Gelenkbelastung beim Aufsetzen eines Fußes hängt u. a. von der Fläche des Schuhabsatzes ab.
- Die Beträge der Last- und Kraftmomente ändern sich kontinuierlich bei Flexion und Extension der Gelenke, z. B. beim Heben einer Last.
- Die kurzen Kraftarme der Rückenstrecker bedingen bei gegebenen Lastmomenten, z. B. beim Heben einer Last, große Belastungen der Bandscheiben.
- Isokinetische Krafttrainingsgeräte garantieren angepasste Belastungen bei Flexion und Extension.
- Nach Hüftgelenkoperationen können motorische und konditionelle Fortschritte mit dem Zyklusfrequenz-Zyklusweg-Test dokumentiert werden (➤ Kap. 2.3.2). Die aufgewendete kinetische Energie beim Gehen hängt u. a. von dem Betrag der Gehgeschwindigkeit im Quadrat und von dem Betrag der Hebung des Körperschwerpunktes pro Schrittzyklus ab.

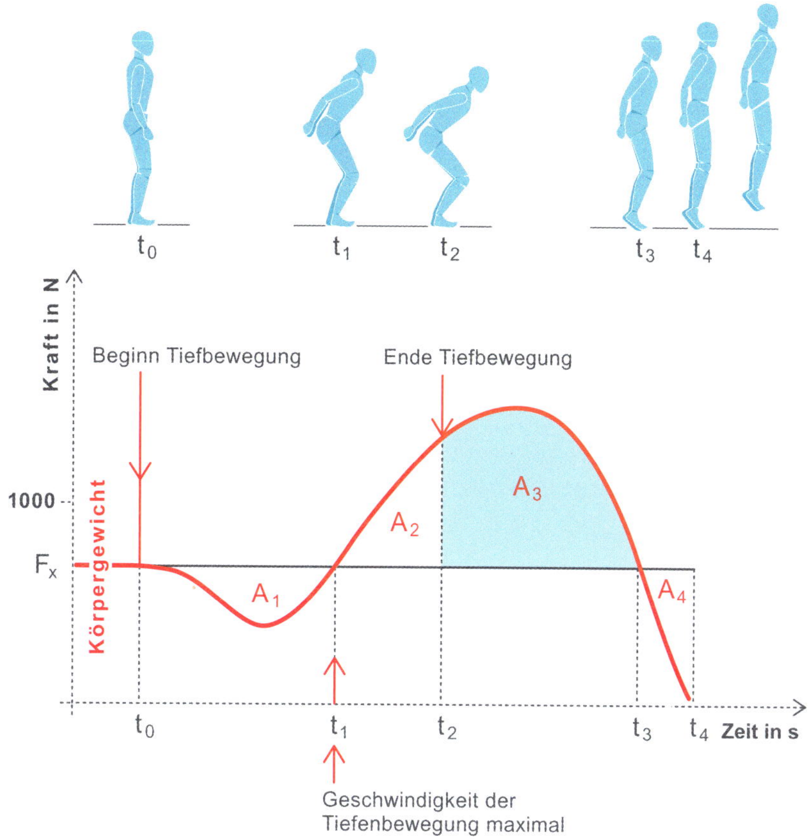

Abb. 1.1 Kraft-Zeit-Diagramm eines Absprungs aus dem Stand mit Ausholbewegung. Das Kraft-Zeit-Diagramm (Impuls = Kraft × Zeit) wurde mithilfe einer Kraftmessplatte erhoben. F_x: Körpergewicht, Fläche A_1: vertikaler Beschleunigungskraftstoß abwärts, Fläche A_2: vertikaler Bremskraftstoß abwärts, Fläche A_3. vertikaler Beschleunigungskraftstoß aufwärts, A_4: vertikaler Bremskraftstoß aufwärts, t_0: Beginn der Beugebewegung (Sprungbewegung), t_1: Zeitpunkt der maximalen Beugegeschwindigkeit, t_2: Zeitpunkt der Bewegungsumkehr von Beuge- und Streckbewegung, t_3: Zeitpunkt der maximalen Aufwärtsgeschwindigkeit, t_4: Absprungzeitpunkt. [M1645], [L325]

KAPITEL

2 Biomechanik – an der Physiopraxis und am Sport orientiert

Für die Analyse von Bewegungsabläufen und Körperhaltungen sind u. a. biomechanische Einsichten unverzichtbar. In Kap. 2 werden aus diesem Grund biomechanische Größen mit motorischen und trainingspraktischen Bezügen, also anwendungsbezogen, behandelt.

2.1 Bezugssysteme

Hinführung

Für einen Radfahrer, der mit Pedalbewegungen das Fahrrad zum Rollen bringt, sind die Pedalbewegungen immer Kreisbewegungen. Von außen, also von einem fixen Standpunkt aus betrachtet, haben die Pedalbewegung allerdings die Struktur einer Zykloide.

Inhalte

Der Körper des Athleten ist für einen mitbewegten Beobachter oder eine mitbewegte Kamera, z. B. bei der Analyse der Armbewegungen beim Schwimmen, ein relatives Bezugssystem. Das Wasser oder eine am Beckenrand fixierte Kamera sind absolute Bezugssysteme (➢ Abb. 2.1).

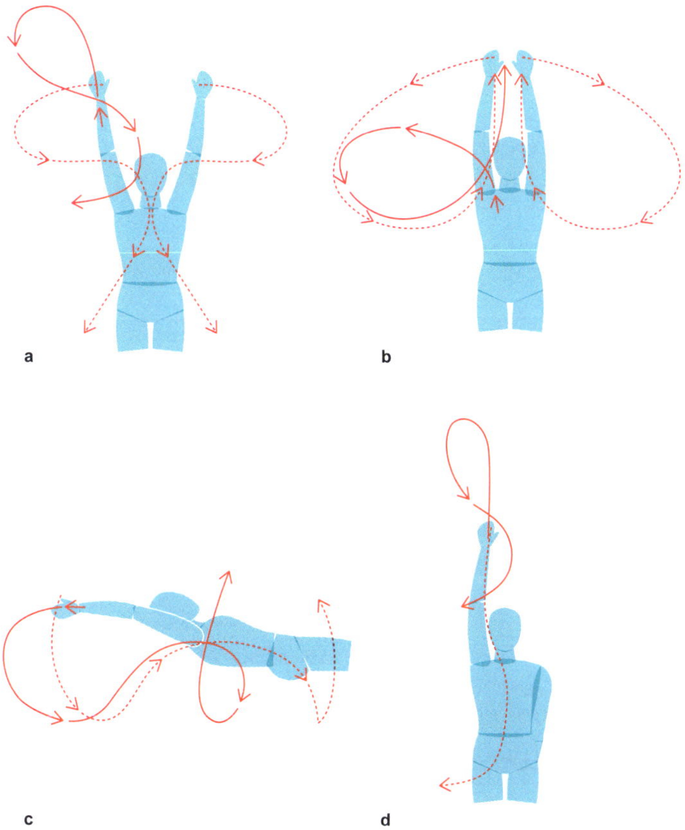

Abb. 2.1 Bezugssysteme für die Analyse von den Armzügen der 4 Schwimmarten. Bewegungskennlinie vom Armzug in Bezug zum Körper (= gestrichelte Kennlinie, mitbewegte Kamera) und Bewegungsmuster bei Bewegungen der Arme in Bezug zum Wasser (= durchgezogene Kennlinie, am Beckenrand fixierte Kamera). [M1645], [L325]
a) Armzug Schmetterling (vom Beckenboden aus betrachtet).
b) Armzug Brustschwimmen (vom Beckenboden aus betrachtet).
c) Armzug Rückenschwimmen (von der Seite betrachtet).
d) Armzug Kraulschwimmen (vom Beckenboden aus betrachtet).

2.2 Körperschwerpunkt, Teilkörperschwerpunkt und Volumenmittelpunk

Hinführung

Bei einer horizontalen Position im Wasser sinken die Beine einer Person immer dann ab, wenn der Körperschwerpunkt fußwärts vom Volumenmittelpunkt liegt (➤ Abb. 2.2c).

MERKE

Körperschwerpunkt, Teilkörperschwerpunkte und Volumenmittelpunkt sind wichtige Bezugspunkte und keine anatomischen Marken, es sind konstruierte Punkte und die einfachsten Körpermodelle. Am Körperschwerpunkt greift die resultierende Schwerkraft und am Volumenmittelpunkt der verdrängten Wassermenge die resultierende statische Auftriebskraft an.

Die Körperlage im Wasser ist instabil, wenn der Körperschwerpunkt (KSP) und der Volumenmittelpunkt (VM) in horizontaler Position nicht zusammenfallen. Beispielsweise sinken die Beine, wenn der KSP fußwärts vom VM liegt, bis der Körperschwerpunkt (KSP) sich direkt unterhalb des Volumenmittelpunktes (VM) positioniert (➤ Abb. 2.2c).

2.3 Kinematische Größen

Hinführung

Beim Bizepstraining (der Trainierende steht aufrecht, beide Füße auf einem Theraband, in jeder Hand ein Bandende, die Ellenbogengelenke sind extendiert, das Theraband gedehnt) bei Flexion der Ellenbogengelenke wird das Theraband weiter gedehnt, die Markierung auf dem Band bewegt sich translatorisch, die Flexion im Ellenbogengelenk ist dagegen eine Rotationsbewegung.

Ein Jogger benötigt für die Wegstrecke von 10 km die Zeit 60 min, d. h. er joggt also mit einer Geschwindigkeit von 167 m/min (→ v=10.000 m/60 min) oder v=2,8 m/s (→ v=10.000 m/3600 s). Der Jogger bewältigt die Wegstrecke mit einer bestimmten Zyklusfrequenz pro Minute, und der Körperschwerpunkt des Joggers wird pro Zyklus um einen von der jeweiligen Geschwindigkeit abhängigen Weg (= Zyklusweg) horizontal verlagert. Der Jogger läuft nicht mit konstanter Geschwindigkeit, er beschleunigt und verzögert seinen Körperschwerpunk (KSP) während des Laufs.

Inhalte

Translation Alle Punkte eines Körpers werden bei Translationsbewegungen (zweidimensionale Betrachtung) auf parallelen Kurven bzw. Linien in derselben Richtung um gleich lange Strecken verschoben (➤ Abb. 2.3a).

Rotation Die Bewegungsbahnen von Körperpunkten verlaufen bei Rotationsbewegungen in gleichbleibendem Abstand um eine (Dreh-) Achse (➤ Abb. 2.3b).

MERKE

Sportliche Bewegungen setzten sich häufig aus translatorischen und rotatorischen Bewegungsanteilen zusammen und lassen sich durch jeweils spezifische Größen einfacher beschreiben.

Bei einer physikalischen Größe ist der Maßzahl (z. B. 50) immer einer Maßeinheit (z. B. min^{-1}) zugeordnet. Beispiel Schrittfrequenz: 50 min^{-1}, d. h. 50 Bewegungszyklen pro Minute (➤ Tab. 2.1; s. a. Schwameder 2009, S. 91).

2.3.1 Bewegungszyklus und Wegkennlinie

Ein Bewegungszyklus dauert beim Joggen vom Bodenkontakt, z. B. der rechten Ferse, bis zum nächsten Bodenkontakt der rechten Ferse. Der Körperschwerpunkt wird dann um einen bestimmten Zyklusweg und mit einer bestimmten Geschwindigkeit verlagert.

Die in ➤ Abb. 2.4 dargestellten Wegkennlinien sind Beispiele für kinematische Kennlinien.

2.3.2 Die Größen Schrittlänge, Zyklusweg und Zyklusfrequenz

Hinführung

Ein Jogger bewegt sich mit einer konstanten Geschwindigkeit v, z. B. v=2,8 m/s (→ v=167 m/min) und mit der Zyklusfrequenz (ZF) von 44 min^{-1} und einem Zyklusweg ZW, der nun, nach $v = ZF \times ZW/60$, berechnet werden kann:

$$ZW = v \times 60/ZF$$
$$ZW = 2{,}8\,m/s \times 60/44\,s^{-1} = 3{,}8\,m.$$

Inhalte

Die Schrittlänge entspricht der Verlagerung des Körperschwerpunktes zwischen dem Bodenkontakt der rechten und dem Bodenkontakt der linken Ferse.

Der Zyklusweg entspricht der Verlagerung des Körperschwerpunktes zwischen dem Bodenkontakt der rechten Ferse bis zum nächsten Bodenkontakt der rechten Ferse.

Die Zyklusfrequenz pro Minute kann mit einer Frequenzuhr (in ➤ Abb. 2.5 Frequenzuhr mit der Basis 4, d. h. die Frequenzuhr liefert die Minutenfrequenz direkt, wenn 4 Zyklen berücksichtigt werden) direkt oder mit einer Stoppuhr indirekt gemessen werden. Bei der Datenerhebung wird die Zeit z. B. für 5 Bodenkontakte der rechten Ferse gemessen (= 4 Bewegungszyklen, s. Basis 4 der Frequenzuhr).

Messung mit der Stoppuhr: Die gemessene Zeit für 5 Bodenkontakte der rechten Ferse (also von 4 Zyklen) von z. B. 6 s ergibt eine Zyklusfrequenz von 40/min (60/6=10, d. h. 10 × 4 Zyklen/min).

Das Messverfahren ist in ➤ Abb. 2.5 am Beispiel des Gehens dargestellt.

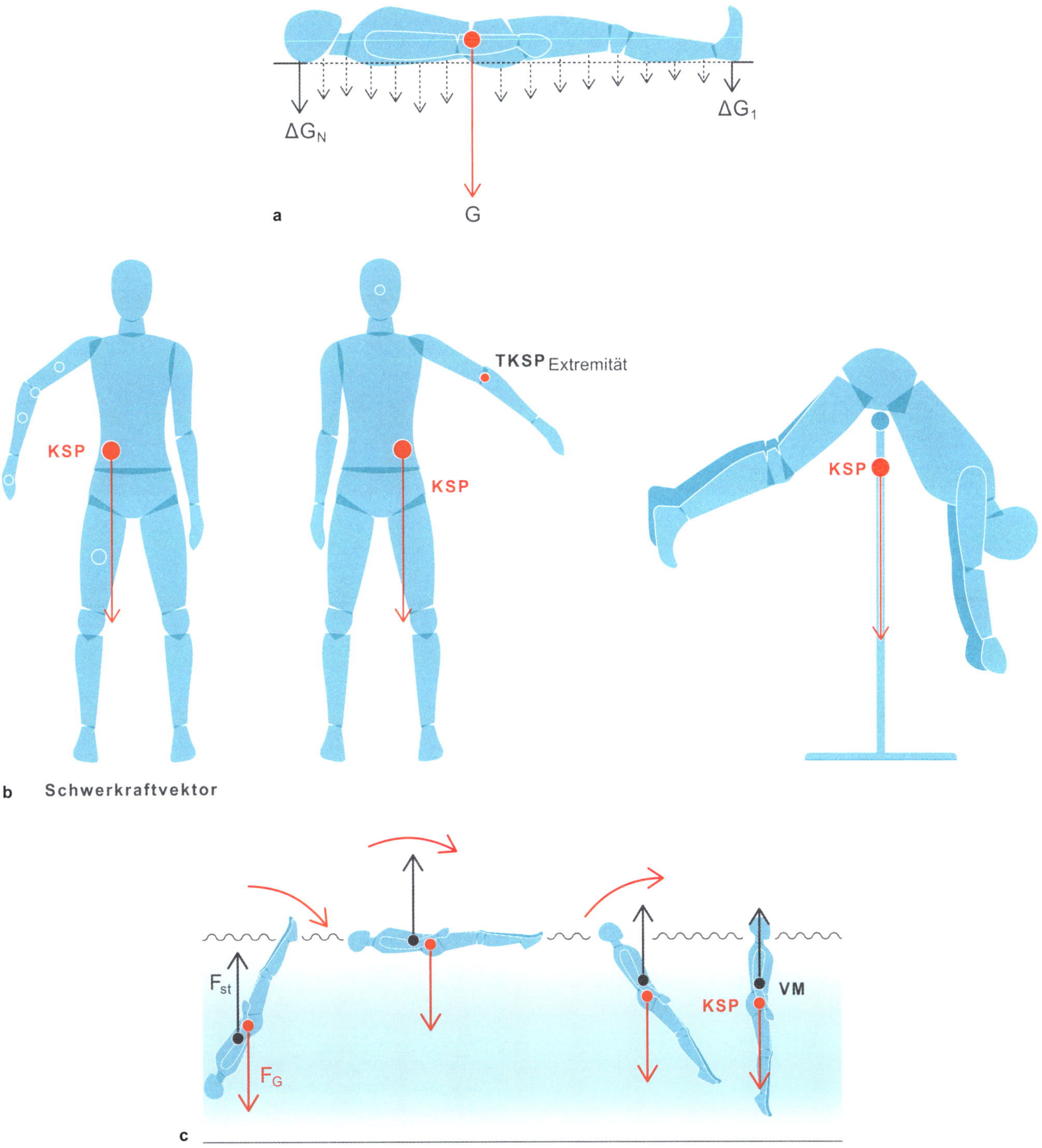

Abb. 2.2 a) Der Körperschwerpunkt ist ein theoretischer Punkt, der in Abhängigkeit von der jeweiligen Bewegungssituation immer wieder neu bestimmt werden muss. ΔG_N bis ΔG_N: Teilgewichtkräfte, G: resultierende Gewichtskraft ($G = \Sigma\ \Delta G_1$) (mod. nach Ballreich und Baumann 1988).
b) Die momentane Position des Körperschwerpunktes (KSP) hängt von der momentanen Körperposition und/oder den momentanen Gelenkstellungen ab (TKSP: Teilkörperschwerpunkt). Der Körperschwerpunkt kann auch außerhalb des Körpers liegen: Beim Überspringen von Hindernissen kann der KSP mehrere Zentimeter unterhalb der zu überspringenden Höhe liegen.
c) Die Positionen des Körperschwerpunktes (rot) und des Volumenmittelpunktes (VM, schwarz) des vom Körper verdrängten Wassers. In einer horizontalen Position im Wasser sinken die Beine ab, wenn der Körperschwerpunkt fußwärts vom Volumenmittelpunkt liegt (F_{st}: resultierende, statische Auftriebskraft, F_G: resultierende Gewichtskraft). [M1645], [L325]

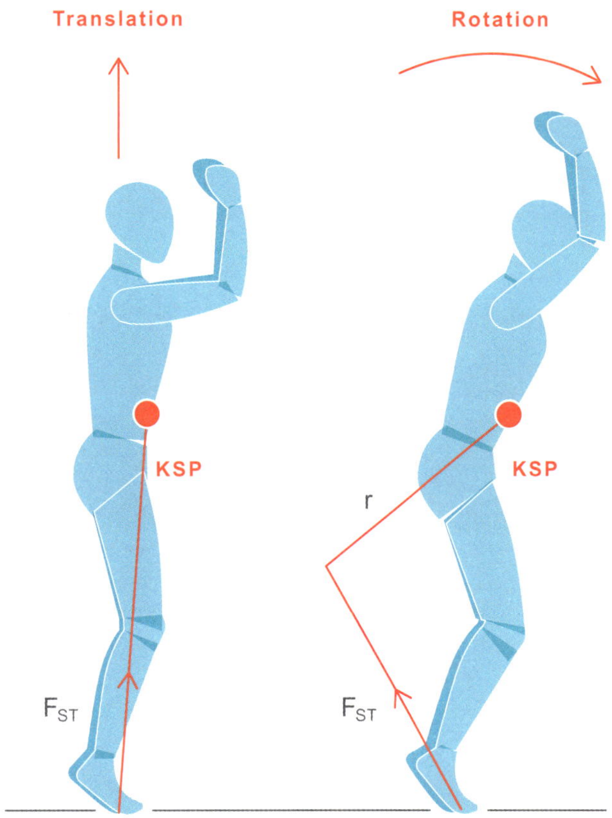

Abb. 2.3 Translation und Rotation am Beispiel einer Absprungbewegung. Translation (links): Die Bodenstützreaktionskraft F_{ST} geht durch den Körperschwerpunkt (KSP). Rotation (rechts): Die Bodenstützreaktionskraft F_{ST} trifft nicht den Körperschwerpunkt (KSP) (r: Hebelarm). Links: Translation bei der Absprungbewegung, rechts: Rotation bei der Absprungbewegung (Absprung zum Salto vorwärts). Sportliche Bewegungen setzten sich häufig aus translatorischen und rotatorischen Bewegungsanteilen zusammen (mod. nach Krug et al. 2009). [G1343], [M1645], [L325]

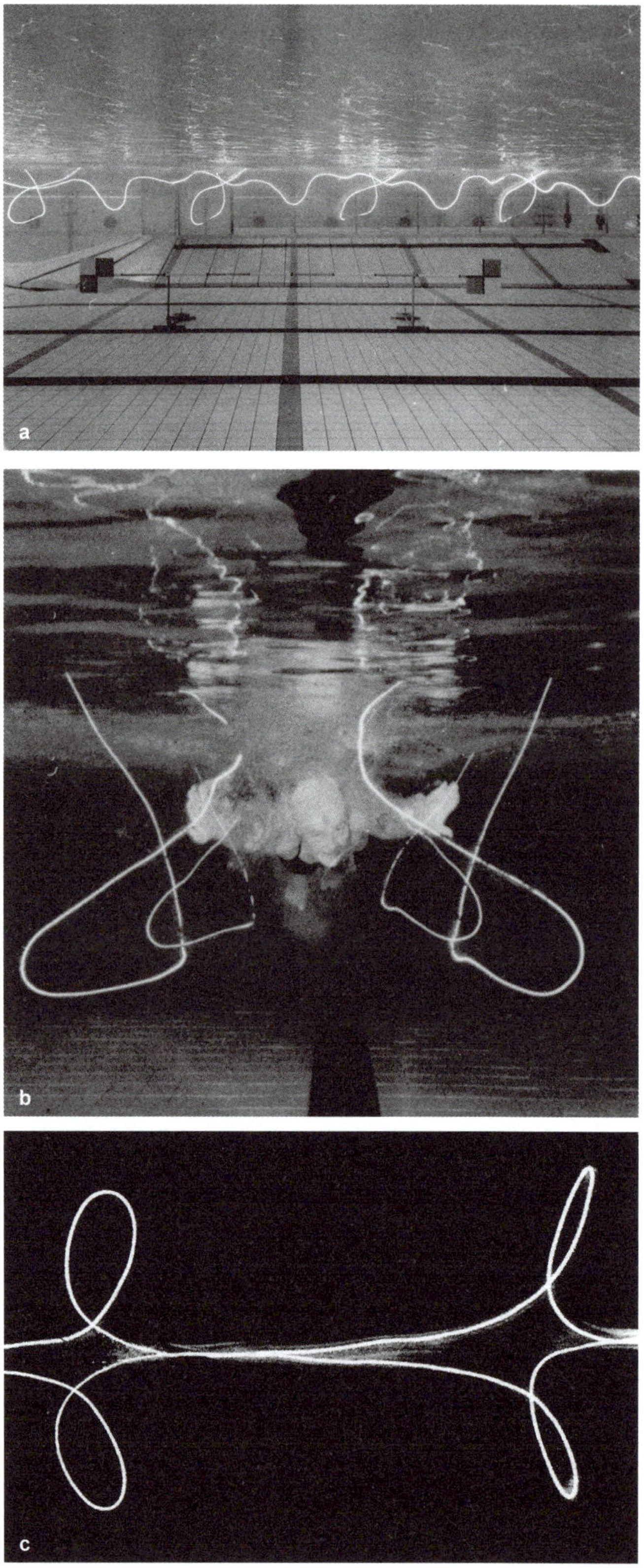

Abb. 2.4 Wegkennlinien beim Schwimmen. a) Lichtspuren von sagittal (Schwimmart Schmetterling, Armzug und Beinschlag). b) Lichtspuren von frontal (Schwimmart Schmetterling, Armzug). c) Lichtspurkennlinie des Armzuges eines Brustschwimmers, in die Frontalebene projiziert (vom Beckenboden aus fotografiert). [M1585, K548]

Tab. 2.1 Kinematische Größen und Einheiten

Translationsbewegungen (Größe, Einheit)	Rotationsbewegungen (Größe, Einheit)
Weg s in m	Winkel α in rad oder °
Geschwindigkeit v in m/s	Winkelgeschwindigkeit ω in rad/s oder °/s
Beschleunigung a in m/s^2	Winkelbeschleunigung α in rad/s^2 oder $°/s^2$
Frequenz f in s^{-1} oder Hz	Rotationsfrequenz f in s^{-1} oder Hz
Zeit t in s	Zeit t in s

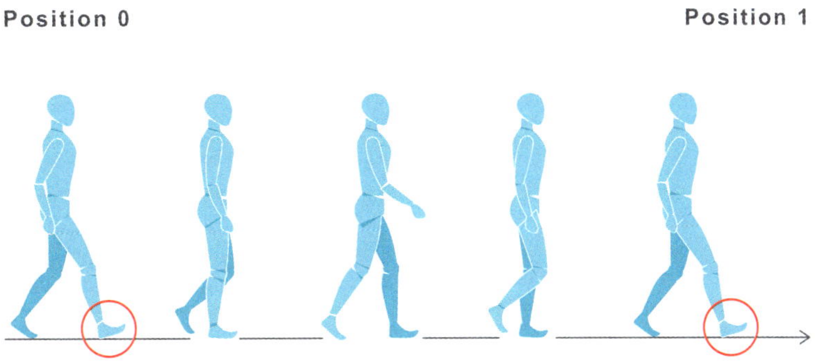

Abb. 2.5 Messverfahren mit der Frequenzuhr (= Schlagzahluhr): Der abgebildete Bewegungszyklus beginnt bei Position 0 (= 1. Abdruck mit dem rechten Vorfuß) und endet bei Position 1 (= 5. Aufsetzen des rechten Ferse). Um die Messgenauigkeit zu erhöhen, werden mehrere Zyklen mit einer Frequenzuhr gemessen. Als Beispiel erfolgt die Messung der Zyklusfrequenz hier mit einer Frequenzuhr mit der Basis 4 (= 4 Zyklen): Beim Start der Frequenzuhr (= Abdruck mit dem rechten Vorfuß) wird mit „0" eingezählt, dann „1", „2", „3", „4". Es wird jeweils gezählt, wenn der rechte Fuß mit der Ferse aufsetzt, und beim 5. Aufsetzen (= 4 Zyklen) wird die Uhr gestoppt. [M1645], [L325]

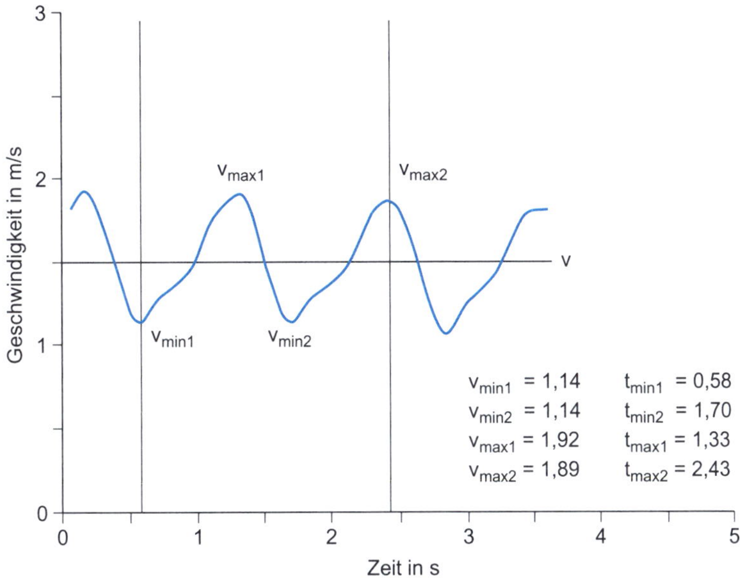

Abb. 2.6 Intrazyklische Geschwindigkeits-Zeit-Kennlinie der Schwimmart Schmetterling (Impulslichtmethode). Kennzeichnend sind die ausgeprägten Geschwindigkeitsmaxima und Geschwindigkeitsminima (Zyklusfrequenz = 54/min, mittlere Geschwindigkeit = 1,52 m/s). v_{min}: minimale Geschwindigkeit innerhalb eines Bewegungszyklus, v_{max}: maximale Bewegungsgeschwindigkeit im Bewegungszyklus. [M1645], [L143]

2.3.3 Die Größen Geschwindigkeit und Beschleunigung

Hinführung

Um eine gewisse Zielgeschwindigkeit zu erreichen, beschleunigt ein Läufer bei einem 100-m-Rennen nach dem Start seinen Körperschwerpunkt. Nachdem er seine Zielgeschwindigkeit erreicht hat, läuft er über eine mehr oder weniger lange Strecke mit einer konstanten Geschwindigkeit.

Inhalte

Bei zyklischen Bewegungsabfolgen mit einem stärker variierenden Geschwindigkeitsprofil eignet sich die Darstellung mithilfe der Geschwindigkeits-Zeit-Kennlinie. Ein Beispiel dafür zeigt ➢ Abb. 2.6.

Die Geschwindigkeit v ist das Verhältnis von zurückgelegtem Weg Δs zu der dafür benötigten Zeit Δt:

- $v = \Delta s / \Delta t$ in m/s: Mittlere Geschwindigkeit des Körperschwerpunktes, bei einer nicht beschleunigten Bewegung, wenn das Wegintervall und das Zeitintervall gegeben sind.

- $v = ZW \times ZF/60$ in m/s: Mittlere Geschwindigkeit bei zyklischen Bewegungen, wenn Zyklusweg und Zyklusfrequenz gegeben sind, bei einer nicht beschleunigten Bewegung.
- $v = a \times t$ in m/s: Geschwindigkeit bei einer beschleunigten Bewegung.
- $v = g \times t$ in m/s: Geschwindigkeit beim freien Fall bei einer beschleunigten Bewegung.

Einflussgrößen:

- t: Zeit in s
- s: Weg in m
- v: Geschwindigkeit in m/s
- a: Beschleunigung in m/s^2
- g: Erdbeschleunigung in m/s^2
- ZF: Zyklusfrequenz in min^{-1} oder 1/min
- ZW: Zyklusweg in m

Der zurückgelegte Weg beim freien Fall beträgt $s = g/2 \times t^2$.

Die Beschleunigung a kennzeichnet die Geschwindigkeitsänderung Δv pro Zeiteinheit Δt:

- a: $\Delta v/\Delta t$ in m/s^2

Die Beschleunigung a kann auch als ein Vielfaches der Erdbeschleunigung ($g = 9{,}81\ m/s^2$) angegeben werden:

- $a = 9{,}81\ m/s^2 = 1\ g$

2.3.4 Die Größen Winkel, Winkelgeschwindigkeit und Winkelbeschleunigung

Hinführung I

Der M. deltoideus pars acromialis entspringt am Akromion (s. unten: ➤ Abb. 2.14), abduziert den Arm und stabilisiert das Schultergelenk gemeinsam mit u. a. dem M. supraspinatus, er ist für den größten Teil der Bewegungen des Oberarms zuständig (= stärkster Abduktor). Ab einer Abduktion von 60° bis 75° unterstützen die Pars clavicularis und die Pars spinalis die Abduktion, ab 90° ist eine weitere Elevation nur durch Rotation des Schulterblattes möglich.

Hinführung II

Eine Person flektiert in Rückenlage ihr Hüft- und Kniegelenk. Die Änderung des Hüft- und des Kniewinkels durch eine Rotationsbewegung kann selbstverständlich mit unterschiedlichen Winkelgeschwindigkeiten und mit unterschiedlichen Winkelbeschleunigungen ausgeführt werden. Die Beträge der jeweiligen Hüft- und Kniewinkel können entweder mit dem Gradmaß (z. B. Winkelgeschwindigkeit: °/s) oder dem Bogenmaß (z. B. Winkelgeschwindigkeit: rad/s oder 1/s), das dimensionslos ist, gemessen und kommuniziert werden. Das dimensionslose Bogenmaß hat den Vorteil, dass mit den Beträgen jederzeit weitergerechnet werden kann.

Inhalte

Die Kinematik beschreibt die rotatorische Bewegungen u. a. mit den folgenden physikalischen **Größen:**

- Winkel im Grad- oder Bogenmaß (Einheiten: ° oder rad).
- Winkelgeschwindigkeit = Winkeldifferenz/Zeitdifferenz (im Winkelmaß: °/s; im Bogenmaß: rad/s oder 1/s).
- Winkelbeschleunigung = Winkelgeschwindigkeitsdifferenz/Zeitdifferenz ($°/s^2$ oder rad/s^2 oder $1/s^2$).
- Die Bahngeschwindigkeit v ist ein Quotient aus der auf dem Kreisbogen zurückgelegten Streckenlänge Δs und der dafür benötigten Zeit Δt:
  - $v = \Delta s/\Delta t$ in m/s oder
  - $v = 2\pi\, r/T$ in m/s oder
  - $v = 2\pi\, r\, f$ in m/s.
- Die Winkelgeschwindigkeit ω ist ein Quotient aus dem vom Radius überstrichenen Winkel $\Delta\phi$ und der dafür benötigten Zeit $\Delta\alpha$:
  - $\omega = \Delta\phi/\Delta t$ in 1/s oder
  - $\omega = 2\,\pi/T$ in 1/s.
- Der Zusammenhang zwischen Bahngeschwindigkeit v und Winkelgeschwindigkeit ω lautet: $v = \omega\, r$ bzw. $\omega = v/r$.
- Die Winkelbeschleunigung ist der Quotient aus der Änderung der Winkelgeschwindigkeit und der dafür benötigten Zeit: $\alpha = \Delta\omega/\Delta t$ mit der Einheit $1/s^2$.
- Die Radialbeschleunigung ist auf die Rotationsachse hin gerichtet und zwingt den Körper bzw. Körperteil auf seine Kreisbahn.
- Die Tangentialbeschleunigung bewirkt die Beschleunigung eines Körpers in Bewegungsrichtung.

Grad- und Bogenmaß

Hinführung

Berechnung der mittleren Winkelgeschwindigkeit ω des KSP bei einer Riesenfelge, die 1 s dauert:

$\omega = 360°/1\ s = 360°/s$

Mit der Einheit °/s (Gradmaß) kann allerdings nicht weitergerechnet werden, d. h. es muss dann das sogenannte Bogenmaß (360° entsprechen im Bogenmaß $2\,\pi$ rad) zur Anwendung kommen:

$\omega = 2\pi/1\ s = 6{,}28$ rad/s

Anmerkung Das Gradmaß für die Winkelgeschwindigkeit °/s ist im Gegensatz zu rad/s keine SI-Einheit (SI: „Système international d'Unités").

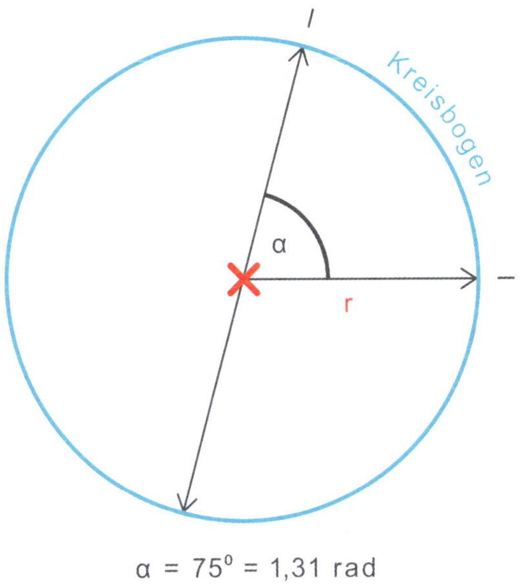

Abb. 2.7 Das Bogenmaß ist ein Verhältnis vom jeweiligen Kreisbogen zum Radius (r). Kreuz: Mittelpunkt. Bei einem Winkel von 75° hat der jeweilige Kreisbogen eine um den Faktor 1,31 größere Länge als der dazugehörige Radius r. [M1645], [L325]

Inhalte

Umrechnung vom Gradmaß in das Bogenmaß
Die Länge eines Kreisbogens (➤ Abb. 2.7) ist ein Indikator für den Betrag eines Winkels.
Beispiel: 360° entsprechen im Bogenmaß 6,28 rad (= 2 π), und 57,3° entsprechen dann 1 rad (= 360°/6,28 rad), 1° entspricht wiederum π/180 rad (360°=2 π; 1° entspricht 2 π/360 = π/180). Der Kniewinkel beträgt im Gradmaß 30° (= 360°/12) und im Bogenmaß 6,28/12 = 0,52 rad, d. h. ein Winkel hat immer einen Wert im Bogenmaß und im Gradmaß, das Bogenmaß ist dimensionslos (rad ist keine Dimension).

HINTERGRUNDINFORMATION

Die Kreiszahl π

Die Kreiszahl π ist eine mathematische Konstante, die für alle Kreise gilt. Sie lässt sich aus dem Umfang und dem Durchmesser eines Kreises berechnen (➤ Abb. 2.7). Mit π können z. B. der Flächeninhalt ($A = \pi \times r^2$) und der Umfang ($U = 2\,\pi \times r$) eines Kreises berechnet werden. Archimedes gelang ca. 250 v. Chr. die erste geometrische Herleitung von π.

2.4 Dynamische (kinetische und statische) Größen

Hinführung I

Die Erdbeschleunigung (9,81 m/s^2) kann auch mit 1 g angegeben werden (ein Formel-1-Pilot wird bei Kurvenfahrten mit bis zu 5 g belastet).

Hinführung II

Gewichtsbelastung ≠ Gelenkbelastung, z. B. wird nach Diemer und Sutor (2014) bei einer Kniebeuge (0° → 30° Kniewinkel) das Kniegelenk mit 100–150 % des Körpergewichts belastet, bei einem Kniewinkel von 100° wird wird das Gelenk bereits mit 250 % des Körpergewichts belastet. Das Körpergewicht ist demnach nur *eine* Komponente der Belastungsplanung.

Hinführung III

Die Skelettknochen reagieren auf dynamische Belastungen mit einer Zunahme des Querschnitts, der Knochendichte und der Ausrichtung der Trabekel. Dementsprechend haben Gewichtheber im Vergleich zu Leistungsschwimmern meist eine größere Knochendichte (Nilsson et al. 1971). Um eine Zunahme der Knochenmasse zu erzielen, sind folgende Belastungsvorgaben empirisch bestätigt (Gottlob 2001, S. 12–14):
- Trainingsdauer 3–18 Monate (mindestens 2 × pro Woche),
- dynamische Belastung 60–70 % der jeweiligen Maximalkraft,
- 8–10 Wiederholungen pro Serie,
- 3 Serien pro Trainingseinheit,
- Serienpause 3 min.

Hinführung IV

Wenn in Rückenlage die Arme im Wasser aus der Hochhalte in die Tiefhalte verlagert werden, dann wird der Körperschwerpunkt (KSP), an dem die Schwerkraft angreift, stärker verschoben als der Volumenmittelpunkt (VM), an dem die statische Auftriebskraft angreift, d. h. der Körper dreht sich dann um den Volumenmittelpunkt. Begründung: Das Gewicht der Arme ist schwerer als die von den Armen verdrängte Wassermasse.

Inhalte

Nachfolgend werden dynamische Größen, die bei Translations- und Rotationsbewegungen entscheidend sind, dargestellt:
Die Größen Masse, Kraft und Impuls sind Beispiele für dynamische Größen bei Translationsbewegungen. Die Größen Trägheitsmoment, Drehmoment und Drehimpuls sind 3 Beispiele für dynamische Größen bei Rotationsbewegungen (➤ Tab. 2.2; Schwameder 2009, S. 107).

Tab. 2.2 Ausgewählte dynamische Größen und Einheiten

Translationsbewegungen (Größe, Einheit)	Rotationsbewegungen (Größe, Einheit)
Masse m in kg	Trägheitsmoment J in kg × m^2
Kraft F in N	Drehmoment M in Nm
Impuls p in kg × m/s	Drehimpuls L in kg × m^2/s
Kraftstoß Δp in Ns	Drehmomentenstoß ΔL in Nms
Arbeit W in Nm	Rotationsarbeit W_{rot} in Nm
Leistung P in W	Rotationsleistung P_{rot} in W

2.4.1 Newtonsche Axiome

Der Physiker und Mathematiker Isaac Newton (1643–1727) hat 3 Gesetze zu der dynamischen Größe Kraft formuliert, die sogenannten newtonschen Axiome.

Hinführung I

Eine Skifahrerin, die von einer glatten Piste („schneller" Untergrund) in den Tiefschnee („bremsender" Untergrund) fährt, stürzt nach vorn, wenn sie nicht rechtzeitig reagiert, d. h. sich gegen die Fahrtrichtung angemessen positioniert, denn der Körper der Skifahrerin ist träge. Die Skifahrerin muss also mit leichter Rücklage von der Piste in den Tiefschnee fahren.

Das 1. newtonsche Axiom (Trägheitsgesetz)
Ein Körper ist träge, d. h. er bleibt in einem Zustand der Ruhe oder der gleichförmigen und geradlinigen Bewegung, es sei denn, er wird durch eine äußere Kraft gezwungen, seinen Bewegungszustand zu ändern.

Anmerkung Kräfte werden an ihren Wirkungen erkannt.

Hinführung II

Beim Bankdrücken ist die Beschleunigung a der Hantel proportional zur investierten Kraft F und umgekehrt proportional zur Hantelmasse m. Für die Translation gilt:
$F = m \times a$ in N → $a = F/m$ in m/s².
Für rotatorische Bewegungen gilt:
$M = J \times \alpha$ in Nm → $\alpha = M/J$ in rad/s².

Das 2. newtonsche Axiom (Aktionsprinzip, Grundgesetz der Dynamik)
Die Beschleunigung a, die ein Objekt erhält, wenn eine Kraft F wirkt, ist umgekehrt proportional zur Masse m des Objekts und erfolgt in Richtung der einwirkenden Kraft.

Anmerkungen $F = m \times a$ in N bzw. kg × m/s²; die Größe m hat nur einen Betrag (= Skalar), die Größe a hat einen Betrag und ist gerichtet (= Vektor), die Kraft als Produkt aus m und a ist damit ebenfalls eine vektorielle Größe. „Eine Kraft verursacht eine Änderung des Impulses eines Körpers in einem Zeitintervall, der Bewegungszustand eines Körpers ist über den Impuls [➤ Kap. 2.4.3] meßbar" (Grosser et al. 1987, S. 61 f.).

Hinführung III

Eine Person, die auf den Boden eine Aktionskraft von 588,6 N ausübt, erzeugt eine Bodenstützreaktion von 588,6 N (➤ Abb. 2.8a).

Ein Junge springt von einem Boot an Land und übt dabei eine Kraft auf das Boot aus (= actio). Diese Kraft bewegt das Boot vom Ufer weg und erlaubt es dem Jungen, trotzdem das Ufer zu erreichen, wenn das Boot in der Nähe des Ufers schwimmt (= reactio).

Ein Weitspringer (➤ Abb. 2.9) bringt vor der Landung seine Beine in eine nahezu horizontale, vorwärts gerichtete Position (= actio), und reaktiv wird der Oberkörper zu den Beinen hin bewegt (= reactio).

Das 3. newtonsche Axiom („actio = reactio")
Nach „actio = reactio" wirkt immer ein Kräftepaar, d. h. zu einer wirkenden Kraft (= actio) wirkt immer eine gleich große Gegenkraft (= reactio) in entgegengesetzter Richtung.

2.4.2 Masse und Kraft

Hinführung

Eine Masse hat auf dem Mond den gleichen Betrag wie auf der Erde, die Gewichtskraft einer Masse beträgt allerdings auf der Mondoberfläche wegen der geringeren Mondmasse nur ein 1/6 der Erdbeschleunigung ($g_{Mond} = 9{,}81\ m/s^2/6 = 1{,}64\ m/s^2$).

Inhalte

Eine Masse m wird beim Bankdrücken in der Endposition gegen die Erdanziehung g mit der Kraft F_{st} gehalten ($F_{st} = m \times g$ in N).

DEFINITION

Kraft

Die physikalische Größe Kraft mit dem Betrag 1 N beschleunigt eine ruhende Masse mit dem Betrag 1 kg in 1 s auf die Geschwindigkeit 1 m/s. Die Masse 1 kg hat auf der Erde die Gewichtskraft 9,81 N und auf dem Mond 1/6 × 9,81 N (s. oben).

Einflussgrößen:
- m: Masse in kg
- g: Erdbeschleunigung in m/s² (g=9,81 m/s²)
- F_{st}: m × g in N

Eine Masse ist schwer (➤ Abb. 2.10a) und träge (➤ Abb. 2.10b); eine Masse ist ein Skalar, d. h. sie hat nur einen Betrag. Die Größe Kraft (Kraft = Masse × Beschleunigung) ist dagegen ein Vektor, d. h. diese dynamische Größe hat einen Betrag, einen Angriffspunkt und eine Richtung. Der physikalischen Größe Kraft bei Translationsbewegungen entspricht bei Rotationsbewegungen die physikalische Größe Drehmoment (➤ Kap. 2.4.4). Die Kräfte, die Translationsbewegungen, resp. die Drehmomente, die Rotationsbewegungen verursachen (➤ Kap. 2.4.4), sind nur über ihre Wirkungen zu identifizieren, d. h. Kräfte und Drehmomente sind nicht direkt beobachtbar.

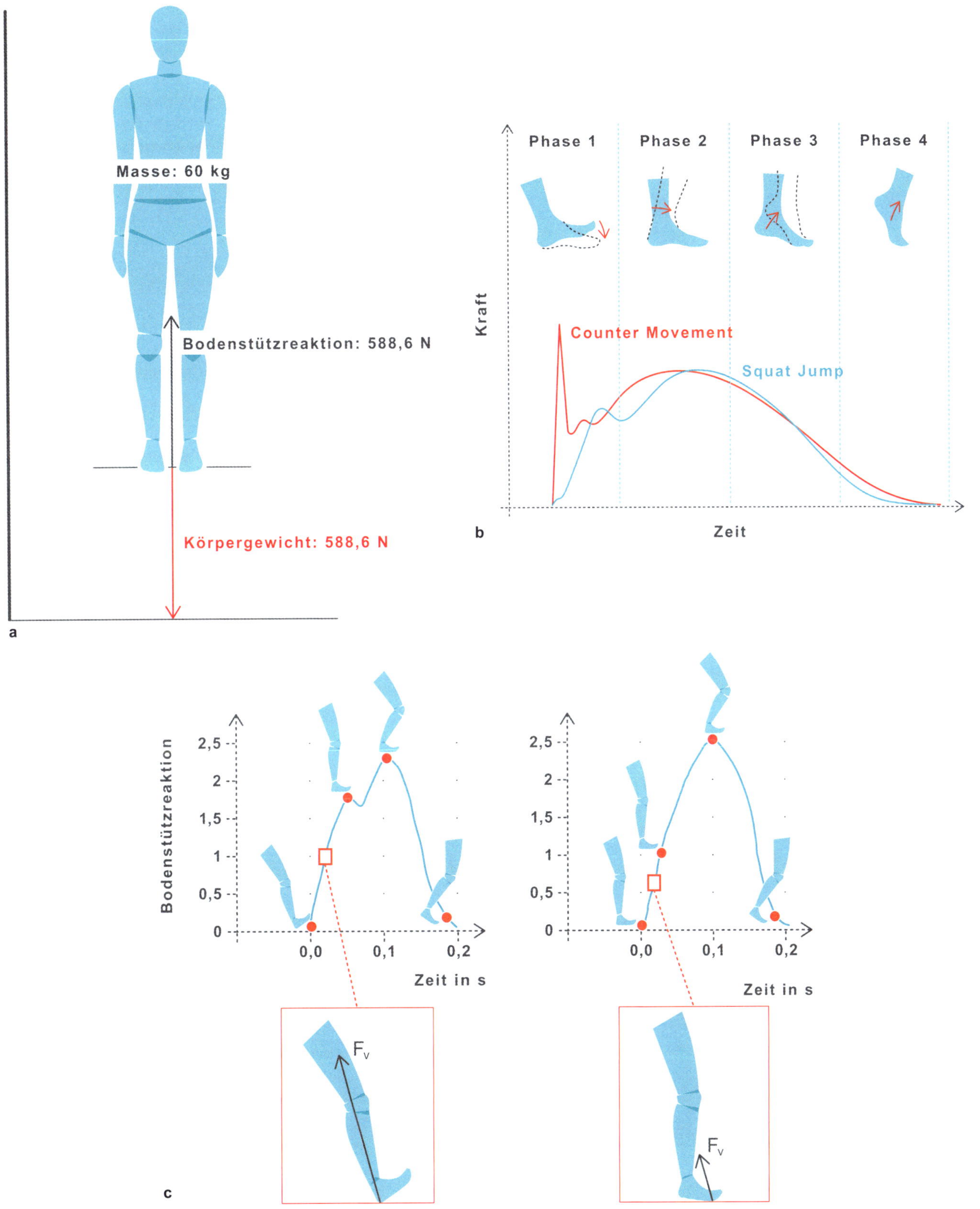

Abb. 2.8 Körpergewicht und Bodenstützreaktionskraft. [M1645], [L325]
a) Dem Körpergewicht (z. B. $F_{Gewicht}$: 588,6 N) entspricht nach „actio = reactio" bei einem stabilen Stand (= statische Situation) die Bodenstützreaktion ($F_{Bodenstützreaktion}$) 588,6 N.
b) Bodenstützreaktion über die Zeit des Abdrucks (= dynamische Situation): Counter Movement Jump und Squat Jump.
c) Bodenstützreaktion (F_v) beim Fersenabdruck (links) und beim Abdruck vom Vorfuß (rechts).

2

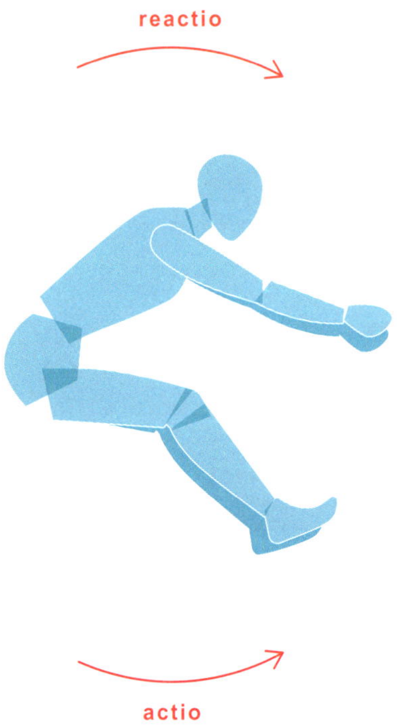

Abb. 2.9 Actio=reactio bei der Landevorbereitung des Weitspringers, d. h. die innere „actio=reactio" wird durch die Kontraktion der geraden Rumpfmuskulatur bedingt. [M1645], [L325]

Kräfte beschleunigen/verzögern Massen und halten Massen im Gleichgewicht; Massen sind träge

Hinführung

Eine Masse m wird z. B. beim Bankdrücken gegen die Erdanziehung g mit der Kraft F_{dyn} beschleunigt, d. h. beim Beschleunigen einer Masse muss immer auch die Trägheitskraft (m × a) bewältigt bzw. berücksichtigt werden, denn die Trägheit der Masse setzt Bewegungsänderungen (Beschleunigungen oder Verzögerungen) immer ein Beharrungsvermögen entgegen.

Inhalte

Für die Kraft, die notwendig ist, um eine Masse m zu beschleunigen, gilt dann:

$$F_{dyn} = m \times (g + a)$$

Einflussgrößen:
- F_{dyn}: Kraft in N
- m: Masse in kg
- g: Erdbeschleunigung in m/s^2
- a: Beschleunigung der Hantel in m/s^2

Kraft-Zeit-Diagramm

Das Kraft-Zeit-Diagramm (➤ Abb. 2.11) eines Absprungs mit Ausholbewegung (z. B. bei einem Counter Movement Jump) steht hier exemplarisch für eine Kraftwirkung.

Rotations- und Stabilisationskomponente und das Kräfteparallelogramm

Hinführung

Eine Modellbetrachtung der Flexion des Ellenbogengelenks, d. h. eine Verkürzung der Wirklichkeit zum besseren Verständnis eines Sachverhaltes (hier: zweidimensionale, statische Perspektive), belegt, dass ein stabiles Gleichgewicht dann entsteht, wenn den Lastmomenten vom Arm und vom Eimer in ➤ Abb. 2.12 „neutralisierende" Kraftmomente (F_{M1}, F_{M2}, F_{M3}) entgegenwirken.

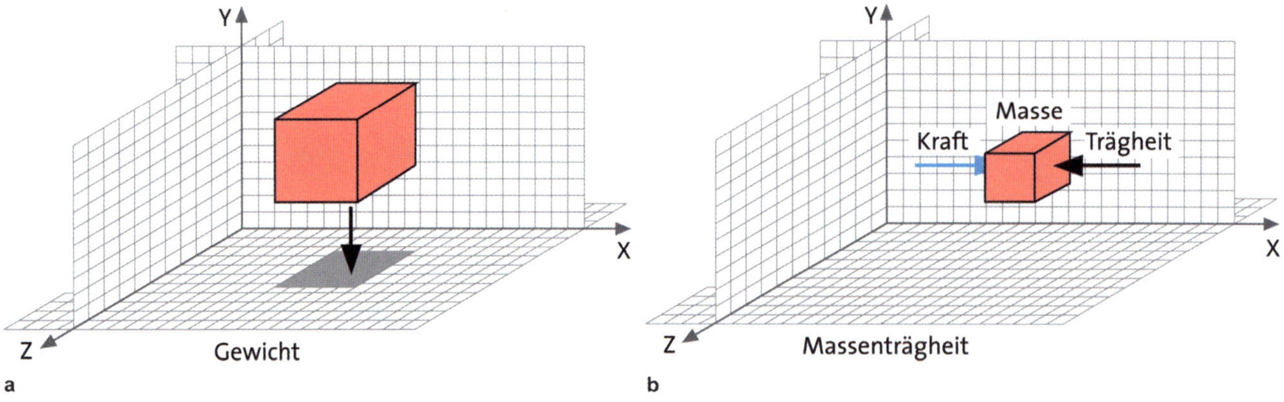

Abb. 2.10 a) Eine Masse ist schwer. b) Eine Masse ist träge, d. h. sie setzt einer beschleunigenden Kraft einen Widerstand entgegen. [G1342]

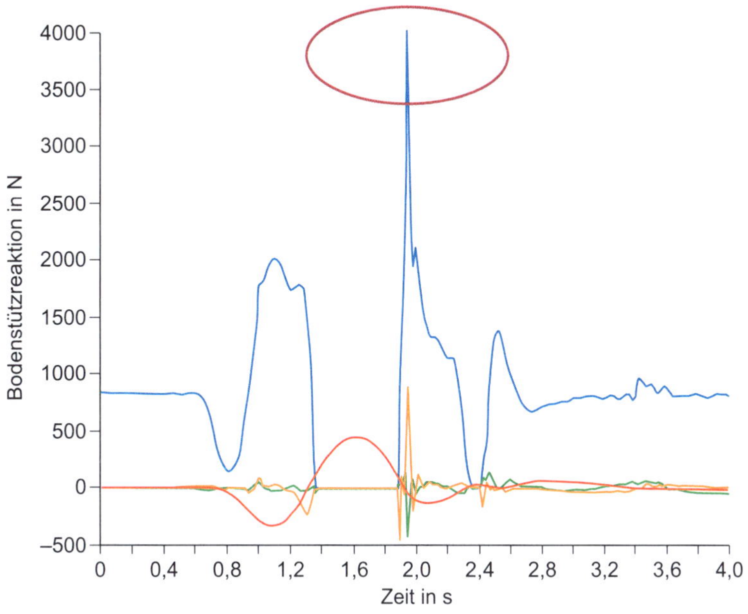

Abb. 2.11 Kraft-Zeit-Diagramm eines beidbeinigen Absprungs mit Ausholbewegung. Die Versuchsperson wiegt 760 N bzw. erzeugt eine Bodenstützreaktion von 760 N (im unbewegten Stand). Nach 0,60 s beginnt die Ausholbewegung, nach 1,38 s verlässt die Versuchsperson die Kraftmessplatte, und nach 1,86 s landet sie wieder. Die Flugzeit beträgt 1,86–1,38 s = 0,48 s, und die maximale Stützreaktion bei der Landung beträgt 4000 N. Aus der Flugzeit kann die Sprunghöhe des KSPs berechnet werden: $h = 1/8\ g \times t^2 = 0{,}28$ m. Nach der Landung erfolgt eine Tiefbewegung mit vollständiger Entlastung bei 2,3 s. [M1645], [L143]

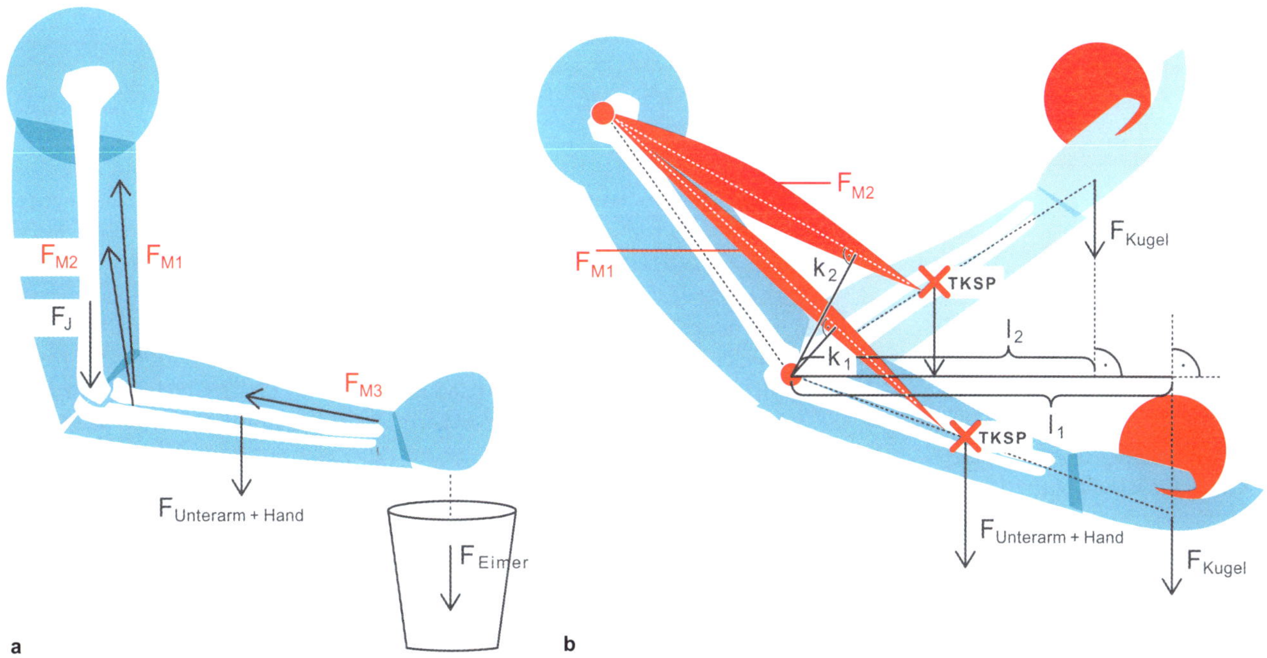

Abb. 2.12 a) Free Body Diagram des Unterarms (= Schnittprinzip), d. h. es wird nur die Funktion der Beuger analysiert, ohne den Effekt auf den Restkörper zu berücksichtigen: F_{M1}: M. biceps, F_{M2}: M. brachialis, F_{M3}: M. brachioradialis. FJ: Gelenkkraft.
b) Isometrische Situation am Ellenbogengelenk. Dem Lastmoment I ($F_{Unteram\ +Hand}$ × Lastarm I) und dem Lastmoment II (F_{Kugel} × Lastarm II) wirkt u. a. das Muskelkraftmoment (Kraft des M. biceps brachii × Lastarm) entgegen und stabilisiert das Gelenk (TKSP: Teilkörperschwerpunkt; Angriffspunkt am Kreuz). [M1645], [L325]

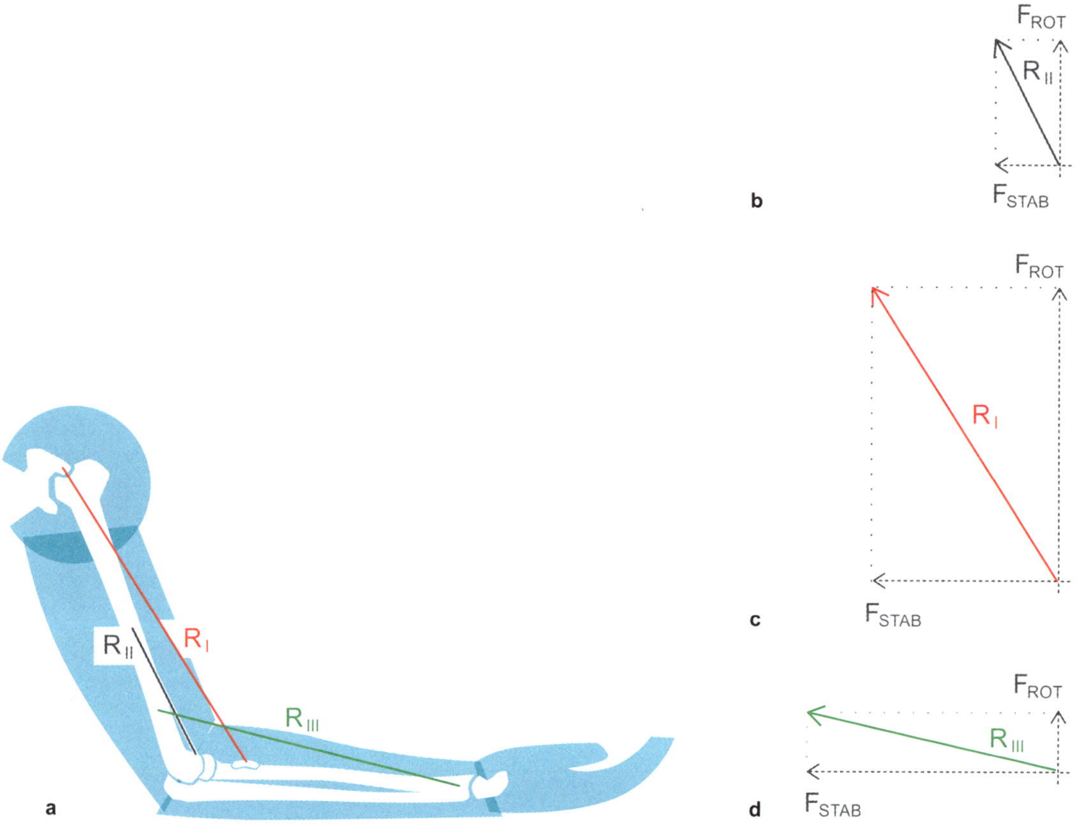

Abb. 2.13 Rotations- und Stabilisationskomponenten der Armbeuger. Die Beuger des Ellenbogengelenks haben jeweils verschiedene Ursprünge und Ansätze, verschiedene Last- und Kraftarme und verschiedene Ausprägungen der Stabilisations- und Rotationskomponenten. R_I: M. biceps, R_{II}: M. brachialis, R_{III}: M. brachioradialis, F_{ROT}: Rotationskomponente, F_{STAB}: Stabilisationskomponente. Die ansatznahen Muskeln (M. biceps und M. brachialis) sind Bewegungsmuskeln (= „Spurt-Muskeln") mit vorwiegendem Rotationseffekt, der ansatzweite M. brachioradialis (= „Shunt-Muskel") ist ein Haltemuskel mit überwiegendem Stabilisationseffekt. [M1645], [L325]

Inhalte

Eine resultierende Kraft F_M kann mithilfe eines Kräfteparallelogramms in ihre Kraftkomponenten F_{Rot} und F_{Stab} zerlegt werden (➢ Abb. 2.13). Die Zerlegung der Flexoren des Ellenbogengelenks belegt, dass die jeweiligen Rotations- und Stabilisationskomponenten der 3 Beuger des Ellenbogengelenks – in Abhängigkeit von ihrer Funktion – unterschiedliche Beträge haben.

Zwei wirkende Kraftkomponenten (F_{ROT} und F_{STAB}), eine Rotations- und Stabilisationskomponente (➢ Abb. 2.14, ➢ Abb. 2.15), können mithilfe eines Kräfteparallelogramms durch eine Resultierende ersetzt werden. Dementsprechend kann der Betrag der Muskelkraft bestimmt werden, z. B. durch eine grafische Addition (➢ Abb. 2.16).

Die Verwendung eines Kräfteparallelogramms kann abhängig vom Zweck des Modells als einfache Addition der Kraftkomponenten ausreichen, die Berücksichtigung von unterschiedlichen Last- und Kraftarmen veranschaulichen oder die Zerlegung in passende Teilkomponenten erklären (➢ Abb. 2.16, ➢ Abb. 2.17, ➢ Abb. 2.18).

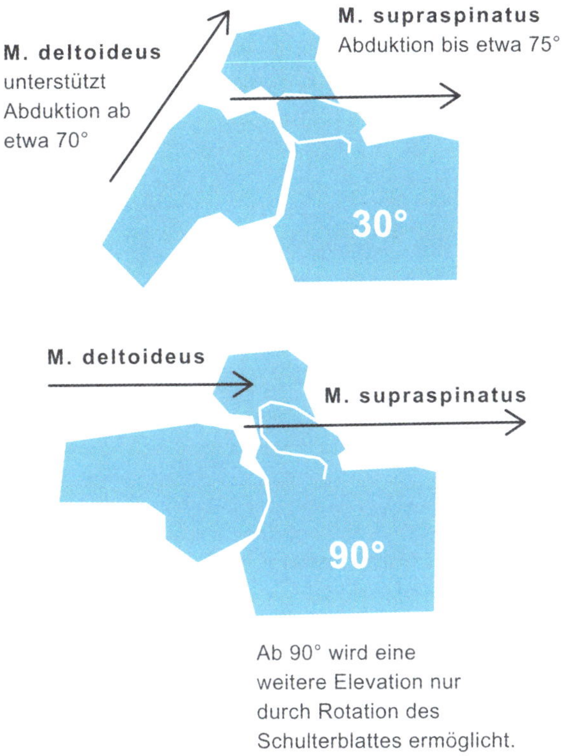

Abb. 2.14 Elevation des Arms bis 90° (M. deltoideus, M. subscapularis und M. infraspinatus [in der Grafik nicht berücksichtigt]) (mod. nach Nordin und Frankel 2012). [M1645], [L325]

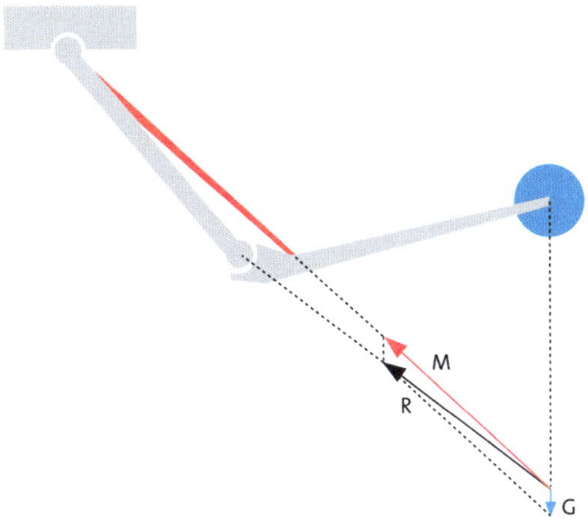

Abb. 2.16 Geometrische Addition der Kraftkomponenten G (Last) und M (Muskelkraft des M. biceps brachii) mithilfe eines Kräfteparallelogramms zur Resultierenden R. Die Komponenten und die resultierende Kraft (R) können entlang ihrer Wirkungslinie verschoben und addiert werden. Die resultierende Kraft belastet das Gelenk. [G1342]

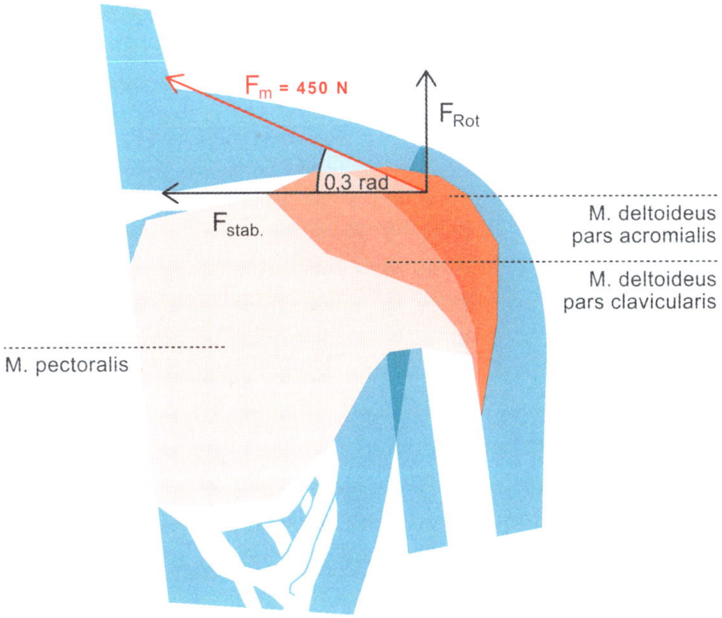

Abb. 2.15 Stabilisations-(F_{Stab}) und Rotationskomponente (F_{Rot}) des M. deltoideus. [M1645], [L325]

2

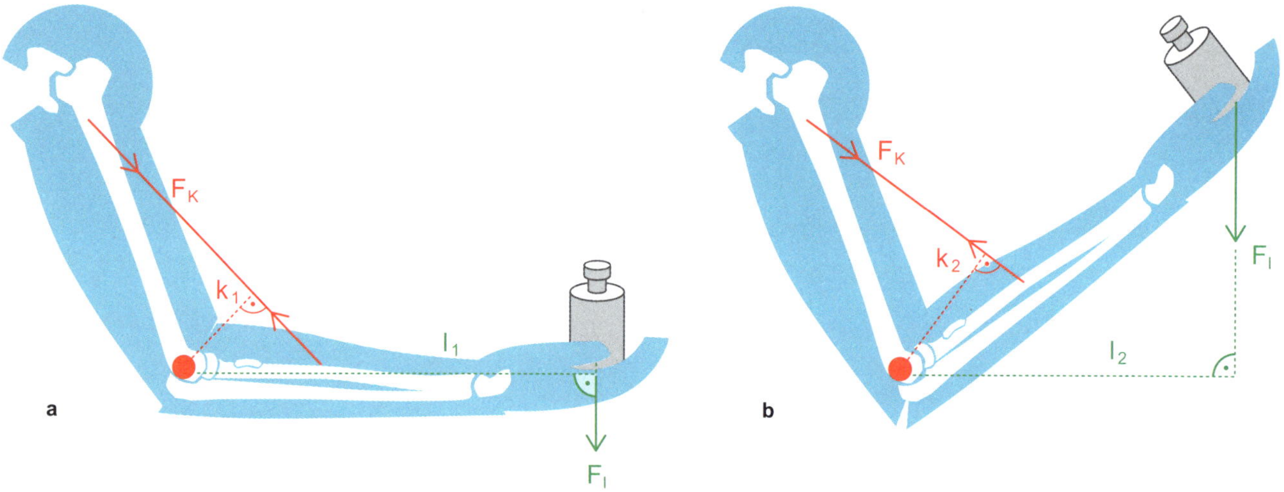

Abb. 2.17 Hebelarme-Arbeitswinkel-Relation des Ellenbogengelenks: a) gehalten bei ca. 115°, b) gehalten bei ca. 56° (= statische Analyse). F_K: Kontraktionskraft, F_l: Last, l_1, l_2: Lastarme, k: Kraftarme ($k_2>k_1$ und $l_2<l_1$). In der Bewegungssituation b) wirkt bei vergleichbarer Kontraktionskraft ein größeres Muskelkraftmoment im Vergleich zur Bewegungssituation a), denn der Kraftarm ist bei b) länger. Darüber hinaus ist bei b) der Lastarm kürzer. [M1645], [L325]

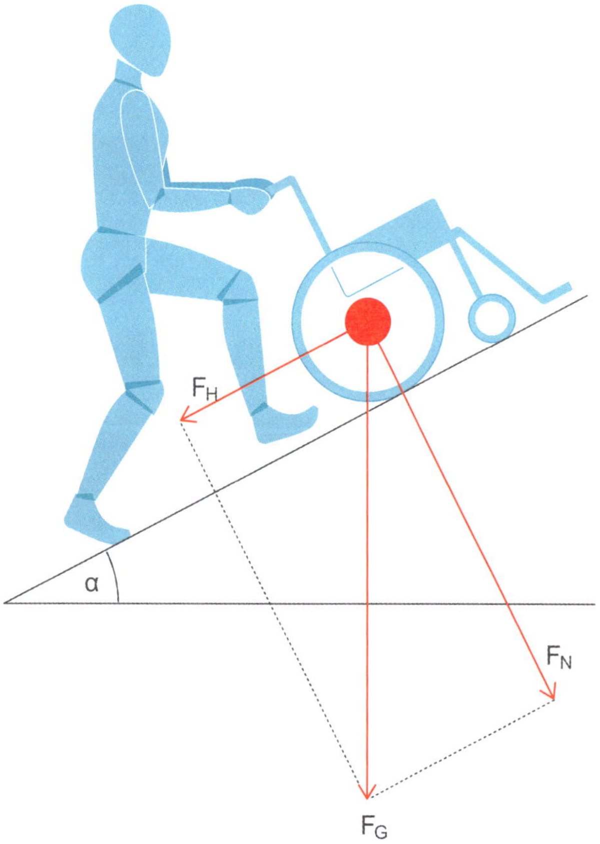

Abb. 2.18 Zerlegung der Gesamtkraft F_G in zwei Komponenten mithilfe des Kräfteparallelogramms. F_G: Gewicht des Rollstuhls, F_H: Hangabtriebskraft, F_N: Bodenstützreaktion. [M1645], [L325]

2.4.3 Kraftimpuls und Bewegungsimpuls

Hinführung

Beim Counter Movement Jump, also einem beidbeinigen Absprung mit einer vertikalen Ausholbewegung, wirkt eine Kraft über eine gewisse Zeit zum Stütz hin (actio) und provoziert eine Bodenstützreaktion (reactio) über eine gewisse Zeit, d. h. der Springer generiert einen Kraftimpuls (= Kraftstoß).

Inhalte

Aus dem Produkt aus Kraft F und der Zeit Δt resultiert eine biomechanische Größe mit der z. B. ein Absprung von einer Kraftmessplatte physikalisch erfasst werden kann (➤ Abb. 1.1).

Kraftimpuls

Der Kraftstoß (= Kraftimpuls) $F \times \Delta t$, der dann auf den Körper wirkt, ändert dessen Bewegungsimpuls um $\Delta p = F \times \Delta t$ in Ns (➤ Abb. 2.19).

Zielgröße und **Einflussgrößen:**

- Δp: Kraftstoß in Ns
- F: Kraft in N
- m: Masse in kg
- Δt: Zeit in s

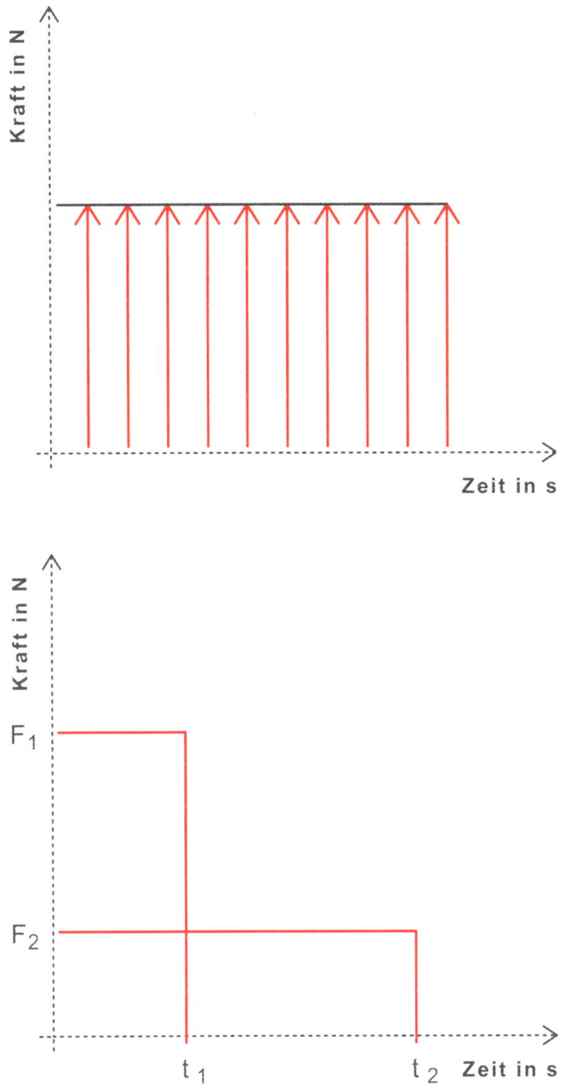

Abb. 2.19 Der Kraftimpuls ist ein Produkt aus der Kraft F_N und der Zeit t. Ein gegebener Kraftimpuls kann entweder mit einem großen Kraftbetrag in kurzer Zeit oder mit einem kleineren Kraftbetrag über eine längere Zeit generiert werden ($F_1 \times \Delta t_1 = F_2 \times \Delta t_2$). [M1645], [L325]

Bewegungsimpuls

Der Bewegungsimpuls p eines Körpers ist das Produkt aus seiner Masse m und der Geschwindigkeit v, mit der er sich bewegt:

$$p = m \times v \text{ in kg} \times \text{m/s oder Ns}$$

Zielgröße und **Einflussgrößen:**

- p: Impuls in Ns
- m: Masse in kg
- v: Geschwindigkeit in m/s

2.4.4 Drehmoment und Hebelgesetz

Hinführung

Der Bewegungszustand, hier: Gleichgewicht oder Ungleichgewicht einer Waage oder Wippe (➤ Abb. 2.20), hängt von der jeweiligen Gewichtskraft beider Personen und vom Abstand (= Hebelarm) der Körperschwerpunkte der beiden Versuchspersonen vom Drehpunkt ab.

Drehmoment

Die physikalische Größe Drehmoment (= Rotationseffekt einer Kraft) ist Voraussetzung, um das Hebelgesetz „in den Griff" zu bekommen.

DEFINITION

Drehmoment

Das Drehmoment M ist das Produkt aus einer wirkenden Kraft $F = m \times g$ in N und einem Hebelarm l in m (➤ Abb. 2.21).
Ein Moment ist immer die Bezeichnung für ein Produkt aus 2 physikalischen Größen (hier: Kraft F und Hebelarm l). Der Betrag des Hebelarms entspricht immer der kürzesten Distanz zwischen Drehpunkt und dem wirkenden Kraftvektor.
Auslöser für Rotationsbewegungen ist damit immer ein Drehmoment:
$M = F \times l$ in Nm

Zielgröße und **Einflussgrößen:**

- M: Drehmoment in Nm
- F: Kraft in N
- l: Lastarm, d. h. senkrechter Abstand der Kraftresultierenden der Beuger, u. a. M. biceps femoris, zum Drehpunkt
- k: Kraftarm, d. h. senkrechter Abstand der Beinstrecker (M. quadriceps femoris) zum Drehpunkt

Im Einbeinstand wirkt auf das Hüftgelenk, wie in ➤ Abb. 2.22 dargestellt, ein Drehmoment in Abhängigkeit vom belastenden Gewicht und dem Lastarm.

Um den Kopf in Balance zu halten, müssen die Nackenextensoren das durch das Gewicht des Kopfes entstehende Drehmoment ausgleichen (➤ Abb. 2.23). Um die belastende Kraft für die Rückenstrecker beim Halten eines Gewichtes zu berechnen, muss man sich vorab Gedanken über die einzelnen Teilkörperschwerpunkte machen (➤ Abb. 2.24).

Die Lastmomente auf den Schenkelhals ändern sich mit dem CCD-Winkel (Centrum-Collum-Diaphysen-Winkel = Winkel zwischen Diaphyse und Schenkelhals). Bei einem Winkel < 120°, also einer Coxa-vara-Situation, ist das Lastmoment vergrößert (➤ Abb. 2.25).

Das in ➤ Abb. 2.26 dargestellte Modell zeigt veränderliche Last- und Kraftarme in Abhängigkeit der Position, eine Grundlage für die Funktionsweise des „Schnell-Trainers" (➤ Abb. 2.27).

Durch Vorneigung und der damit einhergehenden Veränderung der Lage des Körperschwerpunktes im Bezug zur Standfläche wird durch die Bodenreaktionskraft ein Drehmoment erzeugt, das zu einer Rotation führt. In ➤ Abb. 2.28 wird der Strecksprung einem Absprung zum Salto gegenübergestellt.

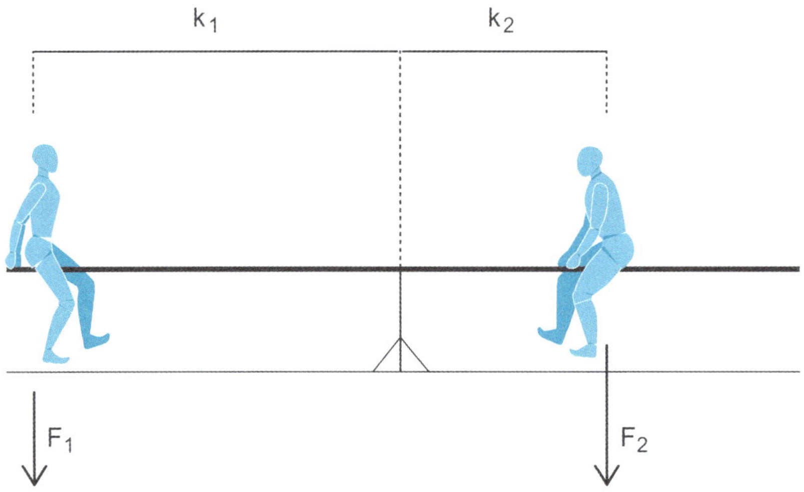

Abb. 2.20 Bei einer Wippe (= zweiseitiger Hebel) wirken 2 Drehmomente $F_1 \times k_1 = F_2 \times k_2$, die hier den gleichen Betrag haben, denn $F_2 > F_1$ und $k_2 < k_1$.Der zweiseitige Hebel ist im Gleichgewicht, wenn die Drehmomente (F × k in Nm) auf beiden Seiten gleich groß sind. [M1645], [L325]

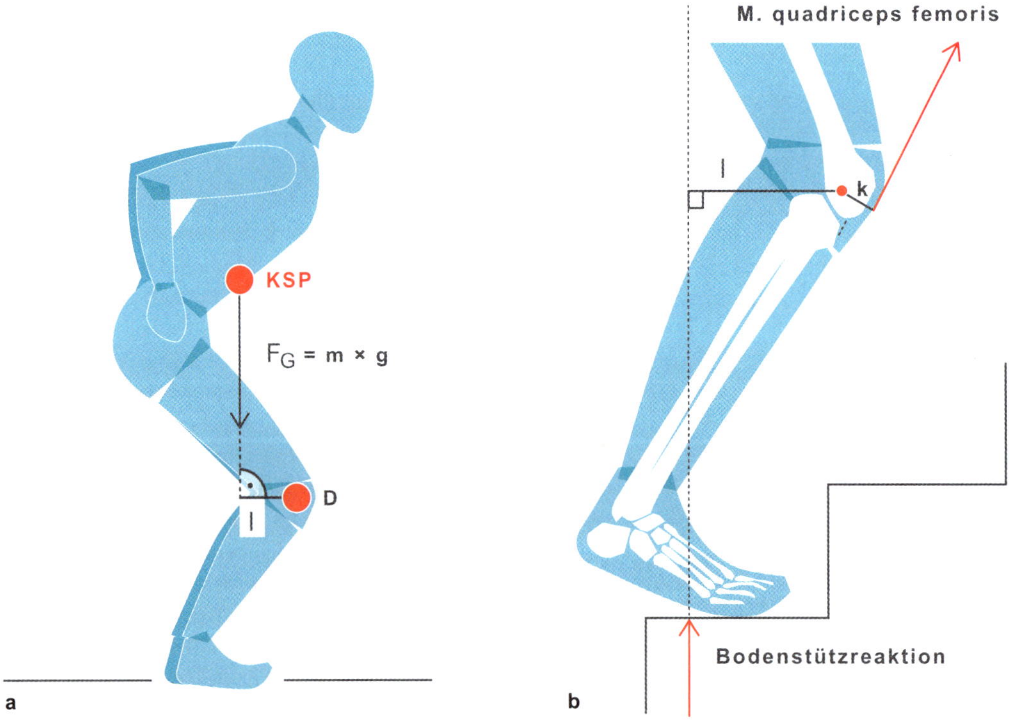

Abb. 2.21 a) Statische Kniebeuge, die Gewichtskraft (= Bodenstützreaktion) wird durch den M. quadriceps femoris (M. rectus femoris, M. vastus medialis, M. vastus intermedius, M. vastus lateralis) neutralisiert; Lastarm bei Flexion des Kniegelenks (l=Lastarm, D=Drehpunkt, F_G= m × g: Gewichtskraft des Körpers; KSP=Körperschwerpunkt).
b) Muskelkraftmoment: Kraftarm k × Kraft bei Beinstreckung (u. a. M. quadriceps), Lastmoment: Lastarm l × Bodenstützreaktion (= Gegenkraft zur Gewichtskraft des Körpers). [M1645], [L325]

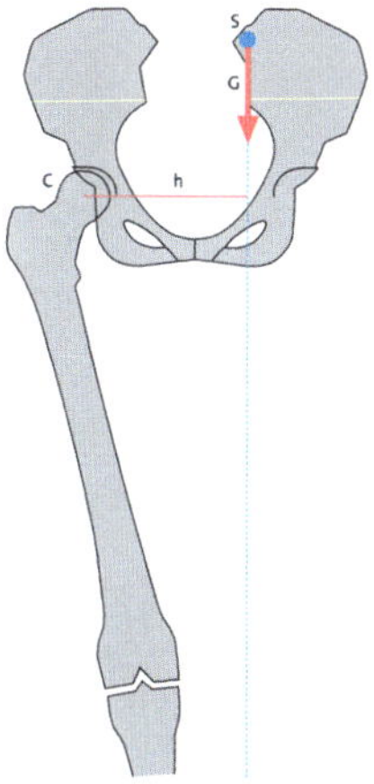

Abb. 2.22 Lastmoment am Hüftgelenk beim Einbeinstand (S: Schwerpunkt der wirkenden Körpermasse, G: Gewicht [Kopf, Körper, Arme, linkes Bein], C: Drehpunkt des Hüftgelenks, h: Lastarm). [G1324]

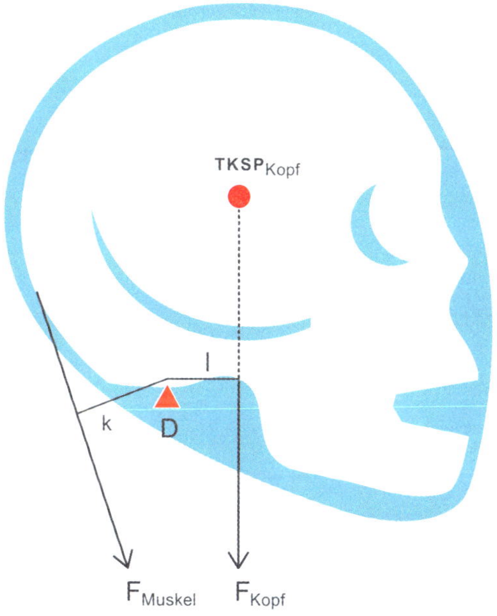

Abb. 2.23 Lastmoment ($F_{Kopf} \times l$ in Nm) und Kraftmoment ($F_{Muskel} \times k$). Anmerkung: Bei 15° Vorneigung wird die Nackenmuskulatur um das 2–3-Fache, bei 45° Vorneigung um das 5-Fache belastet im Vergleich zur Neutralposition. [M1645], [L325]

Hebelgesetz

Das Hebelgesetz – oder die „goldene Regel der Mechanik" – lautet: Kraft $F_1 \times$ Kraftarm k_1 = Last $F_2 \times$ Kraftarm k_2.

DEFINITION

Kraftarm k_1 und Lastarm k_2

Senkrechter Abstand von der Wirkungslinie der Kraft bzw. der Last zum Drehpunkt.
Positive Vorzeichen bei einer Rotation des Hebels gegen den Uhrzeigersinn.
Negatives Vorzeichen bei Rotation des Hebels im Uhrzeigersinn.

Eine Rotation am Skeletthebel wird dann ausgelöst, wenn das Lastmoment (= Drehmoment) größer als das Muskelmoment (= Drehmoment) ist.

- Exzentrik: $M_{Lastmoment} > M_{Muskelmoment}$
- Konzentrik: $M_{Lastmoment} < M_{Muskelmoment}$
- Isometrik bei $M_{Lastmoment} = M_{Muskelmoment}$

Die **Hebelfunktion:** Steigerung der Effektivität, d. h. ein längerer Kraftarm bedingt weniger Kraftaufwand bei gegebenem Lastmoment.

Hinführendes Beispiel

Eine Skifahrerin, die von einer glattgewalzten Piste in den Tiefschnee fährt, wird abgebremst und erfährt eine Trägheitskraft, die in Fahrtrichtung wirkt. Ein Sozius auf dem Beifahrersitz eines Motorrades erfährt beim Beschleunigen die Trägheitskraft, die gegen die Beschleunigungsrichtung wirkt.

Inhalte

Trägheitskraft und Massenträgheitsmoment

Bei translatorischen Beschleunigungen wirkt die Trägheitskraft: Die Trägheitskraft wirkt immer gegen die Beschleunigungsrichtung bzw. gegen die Verzögerungsrichtung. Eine Waage und noch differenzierter eine Kraftmessplatte (➤ Abb. 1.1) zeigt bei einer beschleunigten oder verzögerten Hoch- und einer beschleunigten oder verzögerten Tiefbewegung Entlastung und Belastung an:

- beschleunigte Abwärtsbewegung des KSP: Entlastung, denn die Trägheitskraft wirkt nach oben,
- Verzögerung der Abwärtsbewegung des KSP: Belastung, denn die Trägheitskraft wirkt nach unten,
- beschleunigte Aufwärtsbewegung des KSP: Belastung, denn die Trägheitskraft wirkt nach unten,
- Verzögerung der Aufwärtsbewegung des KSP: Entlastung, denn die Trägheitskraft wirkt nach oben.

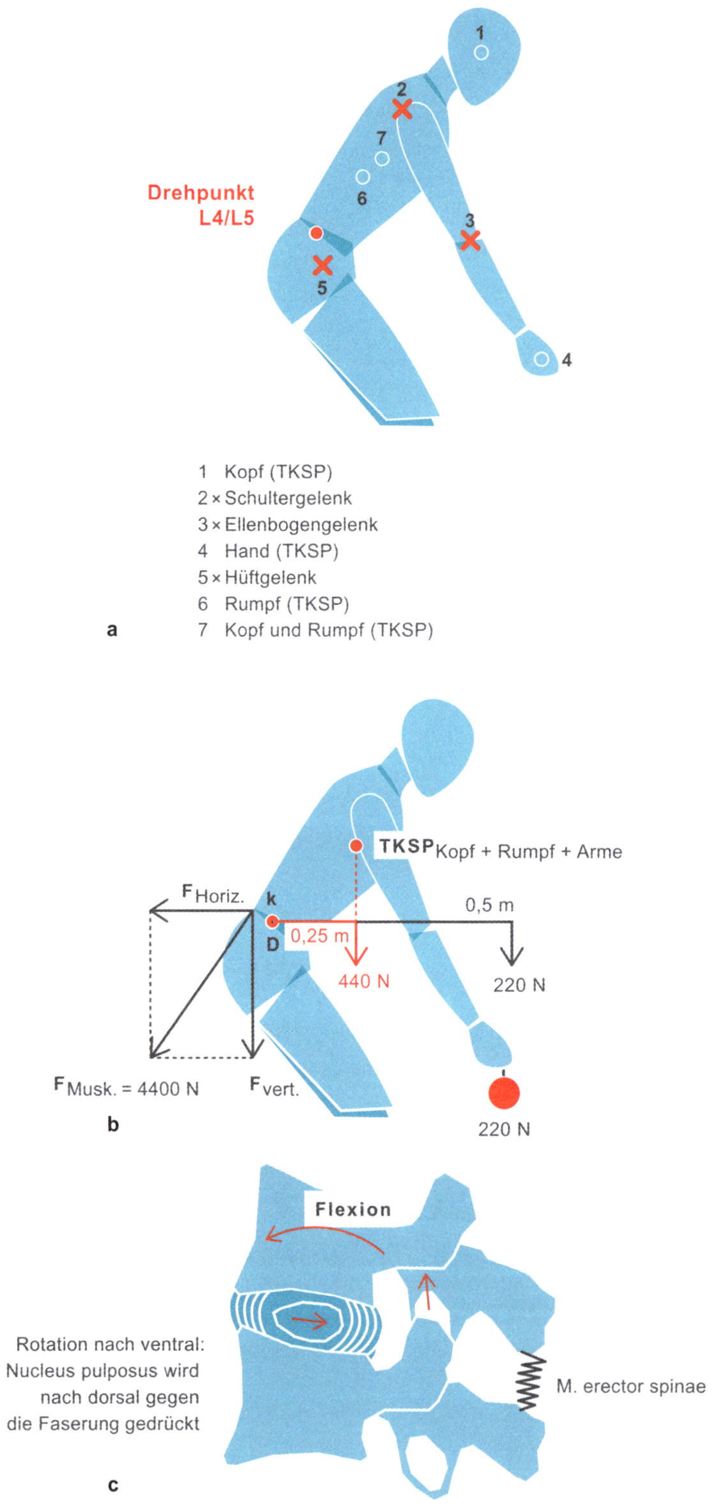

Abb. 2.24 a) Teilkörperschwerpunkte (TKSP) von Oberkörper und Armen. [M1645], [L325]
b) Kalkulation des Kraftbetrags der Rückenstrecker, die die Lastmomente ausgleichen (M_{TKSP}: Lastmoment des Köpers, M_{Last}: Lastmoment der Last, $M_{Rückenstrecker}$: Kraftmoment der Rückenstrecker, Kraftmoment der $F_{Rückenstrecker}$.
Kalkulation der Kraft der Rückenstrecker:
$M_{TKSP} + M_{Last} = M_{Rückenstrecker}$
$440\ N \times 0{,}25\ m + 220\ N \times 0{,}05\ m = F_{Rückenstrecker} \times 0{,}5\ m$
$F_{Rückenstrecker} = 242\ N$
c) Auswirkung der Rotation nach ventral auf die Bandscheibe: Der Nucleus pulposus wird nach dorsal gegen die Faserung gedrückt

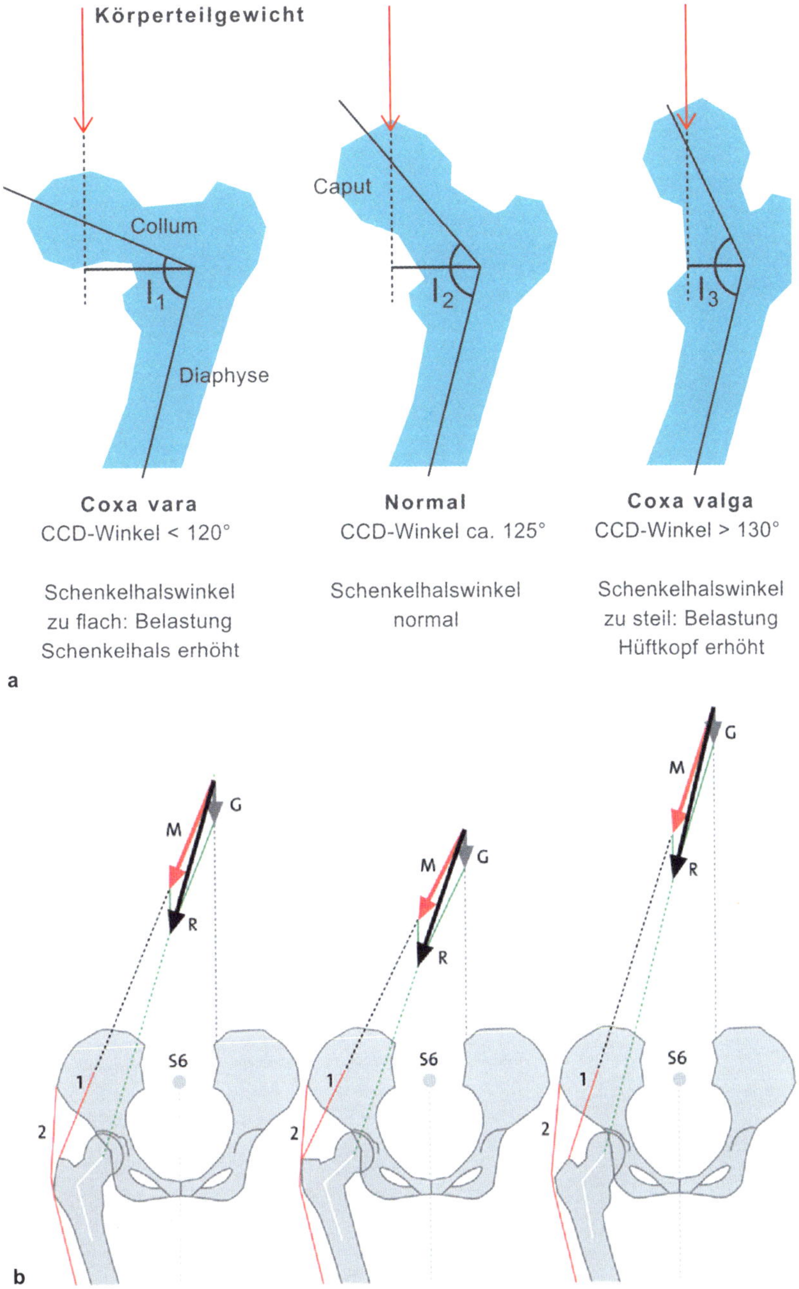

Abb. 2.25 CCD-Winkel (Centrum-Collum-Diaphysen-Winkel = Winkel zwischen Diaphyse und Schenkelhals): a) Normaler CCD-Winkel, b) Coxa vara, c) Coxa valga: Ausprägung der Lastarme (l_1, l_2, l_3) bei Coxa valga, normalem Schenkelhalswinkel und Coxa vara: $l_1 > l_2 > l_3$.
M=Muskelkraft der Abduktoren des Hüftgelenks (M. tensor fasciae latae und M. piriformis)
G: Körpergewicht
R: Resultierende, die das Hüftgelenk belastet (Gelenkresultierende)
1: Hüftabduktoren
2: Tractus iliotibialis
S6: Körperschwerpunkt
[M1645], [L325] (oben), [G1342] (unten)

2

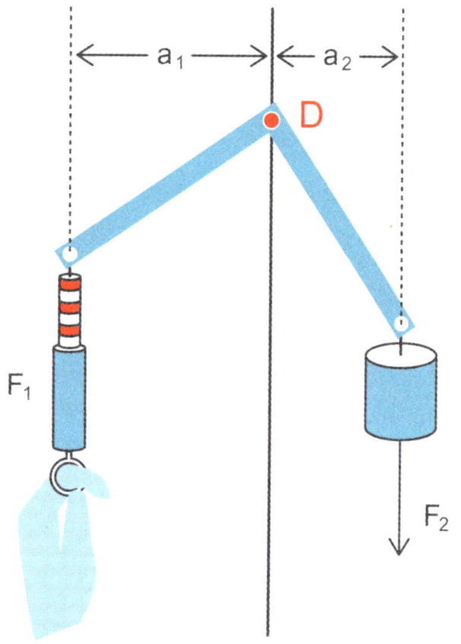

Abb. 2.26 Winkelhebel mit Kraftarm a_1 und Lastarm a_2 (D=Drehpunkt). Es gilt das Hebelgesetz $F_1 \times a_1 = F_2 \times a_2$. [M1645], [L325]

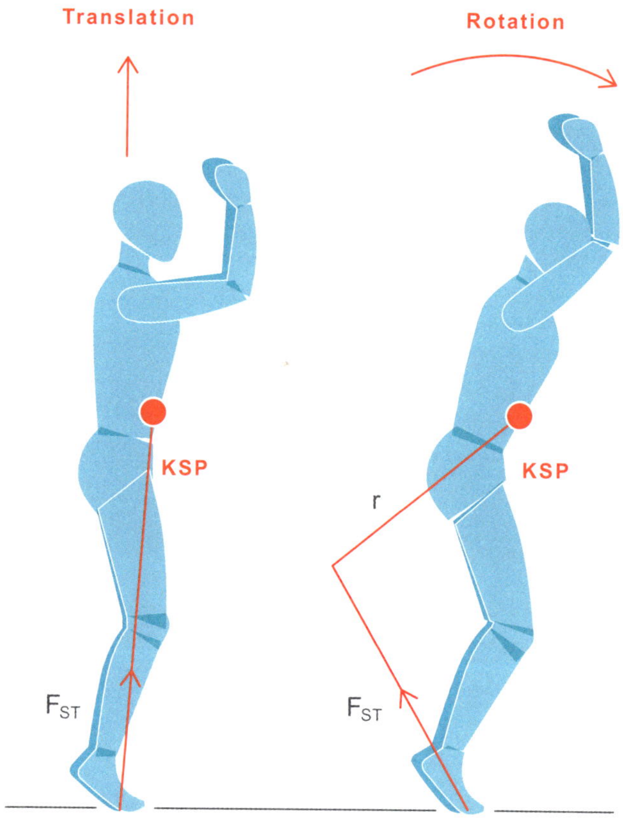

Abb. 2.28 Translation und Rotation. Die Wirkungslinie der Bodenreaktionskraft (F_{ST}) führt durch den KSP beim Strecksprung (links) und mit exzentrischer Wirkung beim Saltoabsprung (rechts), d. h. die Vorneigung bedingt einen Kraftarm k. Bei einer Translationsbewegung trifft die Bodenstützreaktion den KSP, d. h. es wird keine Rotation ausgelöst. Durch die Vorneigung wird ein Kraftarm erzeugt und damit eine Rotation (mod. nach Krug et al. 2009). [M1645], [L325]

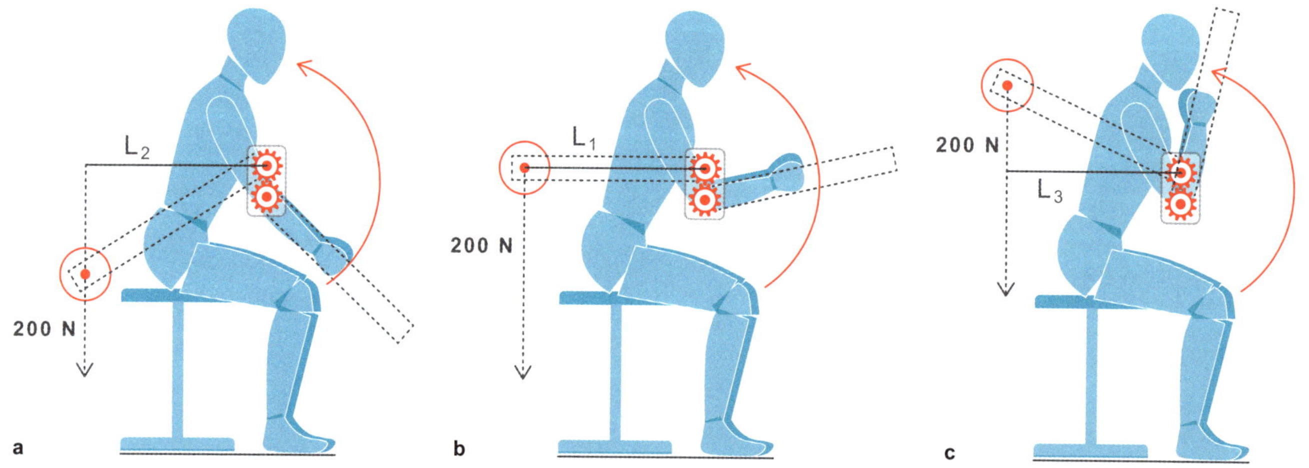

Abb. 2.27 Veränderung der Hebelarme des „Schnell-Trainers" und damit die Veränderung der Lastmomente beim „Schnell-Trainer", d. h. in Position oben (c) müssen und können die Trainierenden das größte Muskelkraftmoment entwickeln, um das Lastmoment zu bewältigen. Das bedeutet: Der „Schnell-Trainer" passt sich den Funktionsmöglichkeiten des Muskel-Skelett-Systems an (= Isokinetik); Anpassung der Lastarme ($L_{1,2,3}$) an das Kraftpotenzial bei Flexion des Ellenbogengelenks (= „accommodating exercise"). [M1645], [L325]

Bei Winkelbeschleunigungen wirkt das Massenträgheitsmoment: Analog zur Masse, die angibt, welchen Widerstand ein Körper einer Kraft entgegensetzt, gemäß $a \times m = F$ (je größer die Masse, desto kleiner ist die Beschleunigung bei gleicher Kraft), gibt das Massenträgheitsmoment J an, welche wirkende Winkelbeschleunigung α bei einem wirkenden Drehmoment M entsteht: $\alpha \times J = M$. Das bedeutet, das Drehmoment M erteilt einem Körper eine Winkelbeschleunigung α, indem der Trägheitswiderstand vom Massenträgheitsmoment J überwunden wird.

Bei translatorischen Beschleunigungen wirkt die Trägheitskraft: $F_{KSP} = m \times a$. Bei rotatorischen Beschleunigungen wirkt das Massenträgheitsmoment J_{KSP}; für die Betrachtung eines Masseteilchens gilt (Ballreich und Baumann 1988):

$$J_{KSP} = m \times r^2 \text{ in kgm}^2$$

Einflussgrößen:

- J_{KSP}: Massenträgheitsmoment (Drehachse geht durch den KSP) in kgm^2
- m: Masse in kg
- r: Abstand zur Drehachse in m

Wenn die Drehachse nicht durch den KSP geht, dann gilt der Satz von Steiner (> Abb. 2.29):

$$J_{Träg} = J_{KSP} + d^2 \times m \text{ in kg} \times m^2$$

Drehimpuls

Der Drehimpuls $L = J \times \omega$ beschreibt den Effekt, den ein Drehmoment M über die Zeit t bewirkt, d. h. es beschleunigt (α) eine drehbare Masse mit dem Massenträgheitsmoment J über die Zeit t (Wick 2009):

$$L = M \times t = J \times \alpha \times t = J \times \omega \text{ in kg m}^2\text{/s}$$

Die physikalische Zielgröße Drehimpuls $L = J \times \omega$ hängt von folgenden Einflussgrößen ab:

Zielgröße und **Einflussgrößen:**

- L: Drehimpuls in kg × m^2/s
- J: Trägheitsmoment in kg × m^2
- ω: Winkelgeschwindigkeit in rad/s

Fazit „Wenn das Drehmoment M über eine gewisse Zeit t wirkt, dann erfährt die sich drehende Masse das Massenträgheitsmoment J über diese Zeit t eine Winkelbeschleunigung α, die in einer bestimmten Winkelgeschwindigkeit ω resultiert" (Wick 2009, S. 63).

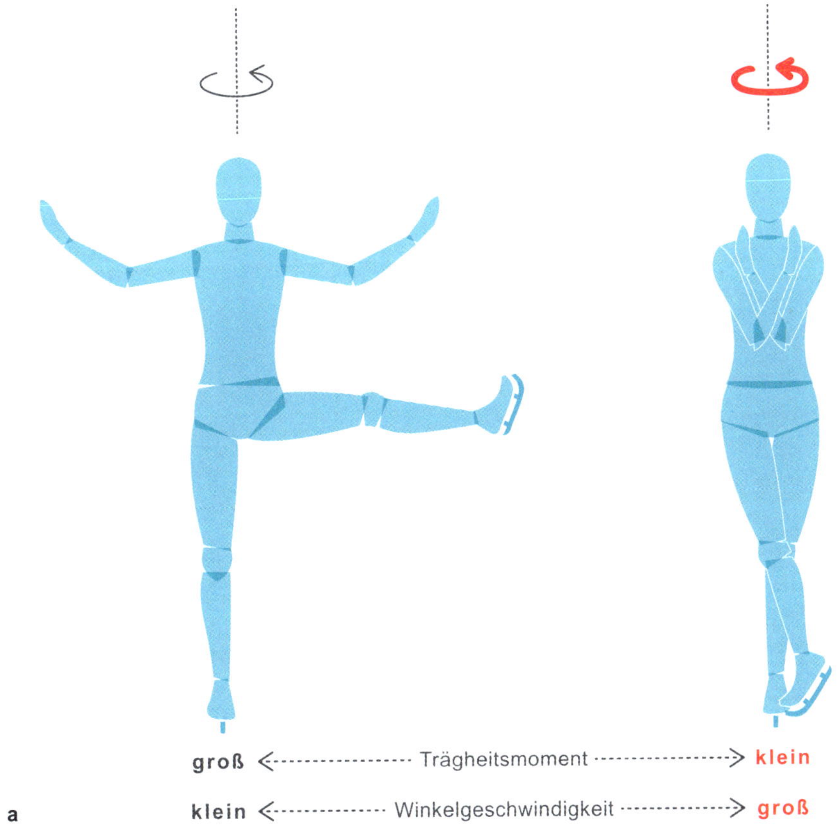

Abb. 2.29 Der Betrag des Trägheitsmoments hängt von der jeweiligen Lage der Rotationsachse und der Körperkonfiguration ab. [M1645], [L325]
a) Rotation um die Longitudinalachse (= Pirouette).

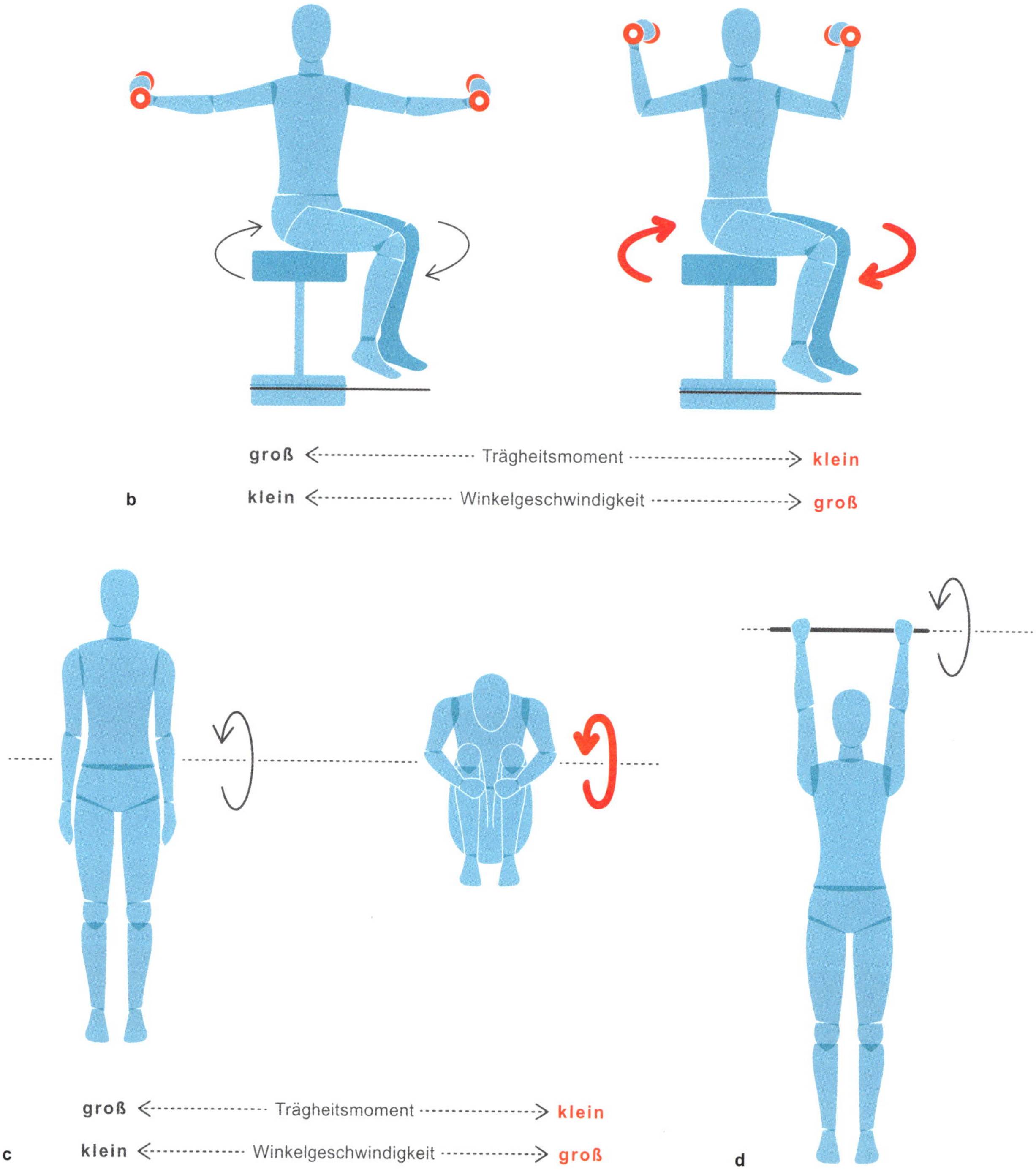

Abb. 2.29 *(Forts.)* [M1645], [L325]
b) Drehschemelexperiment.
c, d) Rotation durch den KSP um die Breitenachse (c) und Drehung um eine dazu parallele Rotationsachse (d) als Beispiel für die Anwendung des Steiner-Satzes bei einem Reckturner.

2.4.5 Druck/Dehnung/Zug (= Stress) und Strain

Hinführende Beispiele

„Ist der Körper genügend lange der Schwerelosigkeit ausgesetzt und der Schweredruck fehlt, dann wird das Skelett nur noch von Muskeln beansprucht und es kommt zu einem extremen Verlust an Knochenmasse“ (Kummer 2005, S. 122). Die Zug- und Druckbelastung am Femur veranschaulicht beispielhaft ➤ Abb. 2.30.

Bei Belastung vergrößert sich die Fläche der Lendenwirbel, z. B. bei Gewichthebern nach einem jahrelangen Hanteltraining, signifikant, d. h. der Druck, denen die Wirbelsegmente ausgesetzt sind, wird dann bei gegebener Gewichtsbelastung durch die Vergrößerung der Fläche geringer (➤ Abb. 2.31, ➤ Abb. 2.32).

„So konnte mit einem Gewichtstraining von mindestens 2 × die Woche über 3–18 Monate eine Steigerung der Knochendichte von bis zu 12 %, je nach Alter der Teilnehmer, Trainingsintensität, und Widerstandshöhe, gemessen werden“ (Gottlob 2001, S. 12, nach Coletti et al. 1989). Die höchste Knochendichte wird bei Gewichthebern gemessen, demgegenüber haben Schwimmer nach einem jahrelangen Leistungstraining die niedrigste Knochendichte im Vergleich zu Sportlern anderer Sportarten.

Inhalte

Druck

Die physikalische Größe Druck/Zug ist ein Skalar, d. h. Druck wirkt in alle Richtungen (➤ Abb. 2.33). Wirkt auf die Fläche A die Kraft F, dann wirkt der Druck p.

$$p = F/A \text{ in bar oder in } N/cm^3$$

Zielgröße p und die **Einflussgrößen:**

- $p = F/A$ in bar oder in N/cm^2
- F: Kraft in N
- A: Fläche in cm^2
- Druckeinheiten: 1 N/cm^2 = 0,1 bar = 75 mm Hg = 10 kPa

Druck/Zug/Dehnung (= Stress) ist der Quotient aus Kraft und Fläche (s. oben u. ➤ Abb. 2.34).

Stress und Strain

Stress (= „load“) ist der Betrag der Belastung (N/cm^2).

Strain ist der Quotient aus einer Längenänderung (Δl), z. B. von einem Knochen und der Länge (l) vor der Änderung ($\varepsilon = \Delta l/l$); ein Maß, das den Betrag einer Veränderung quantifiziert (Nordin und Frankel 2012, S. 8; ➤ Abb. 2.35).

Werden die Skelettknochen belastet (Dehnung oder Stauchung), werden sie aufgebaut, werden sie nicht belastet, bauen sie sich ab.

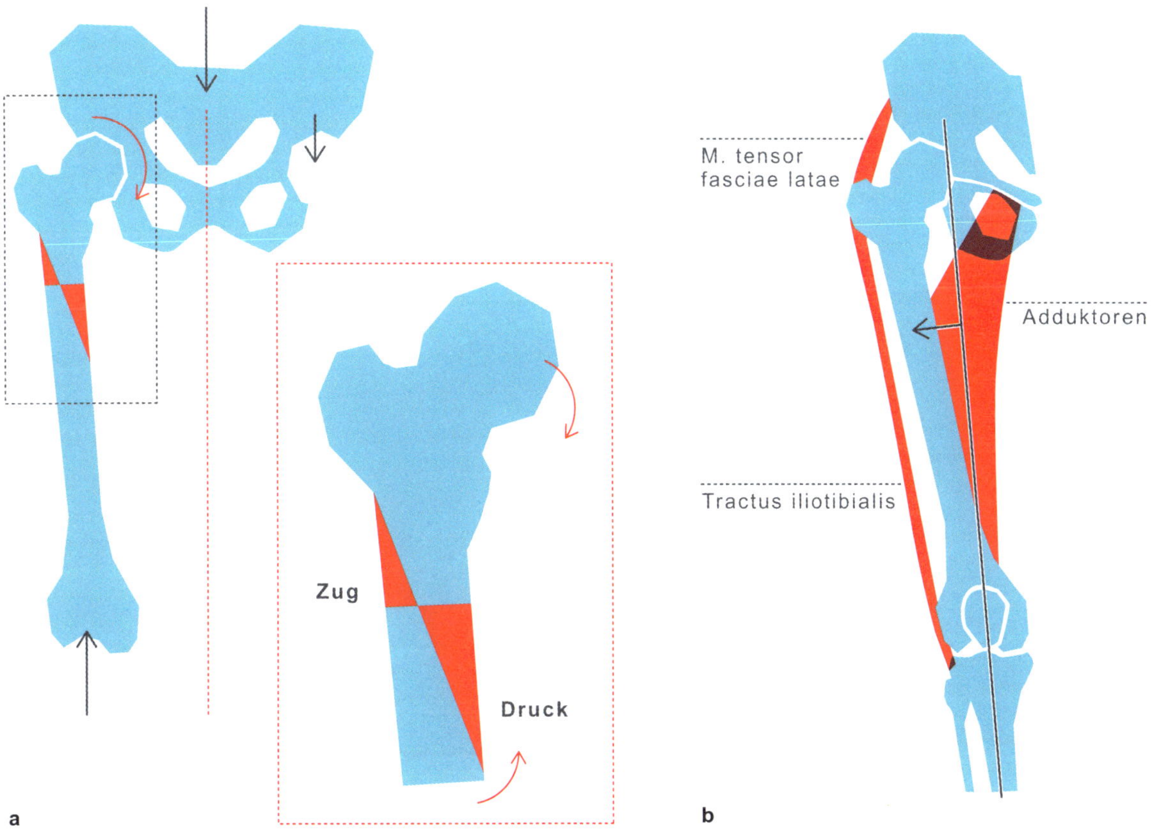

Abb. 2.30 a) Zug- und Druckbelastung am Femur.
b) Die Adduktoren und der M. tensor fasciae latae wirken der Verbiegungskraft entgegen (mod. nach Appell und Stang-Voss 2008) [M1645], [L325]

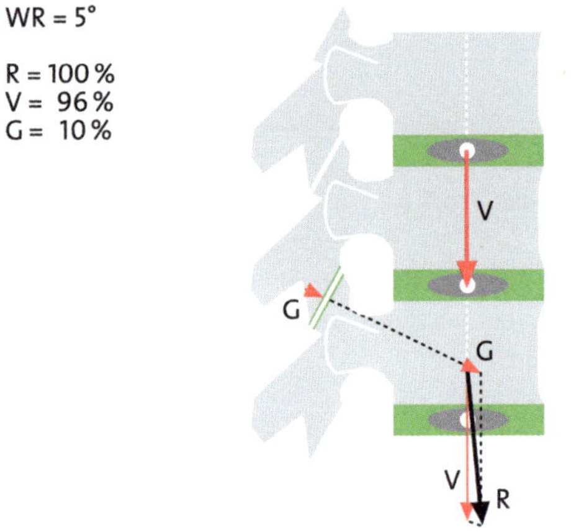

Abb. 2.31 Belastung des Wirbelbogengelenks durch die gelenkbelastende Resultierende R aus Gewicht (G) und Vertikalkomponente der Bandscheibenbelastung (V). WR: Neigungswinkel der Wirklinie der Resultierenden gegen die Vertikale von 25°. Funktion der Wirbelbogengelenke: Sie leisten dem Ventralschub Widerstand. [G1342]

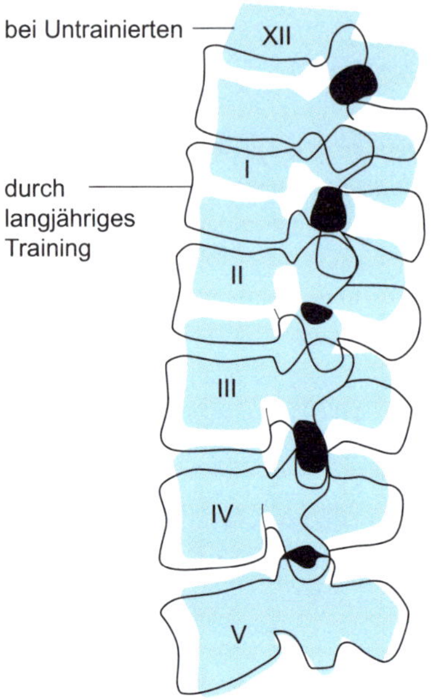

Abb. 2.32 Flächenzunahme der Lendenwirbelkörper nach jahrelanger Trainingsbelastungen bei einem Gewichtheber im Vergleich zum Untrainierten. [E1276], [M1645], [L143]

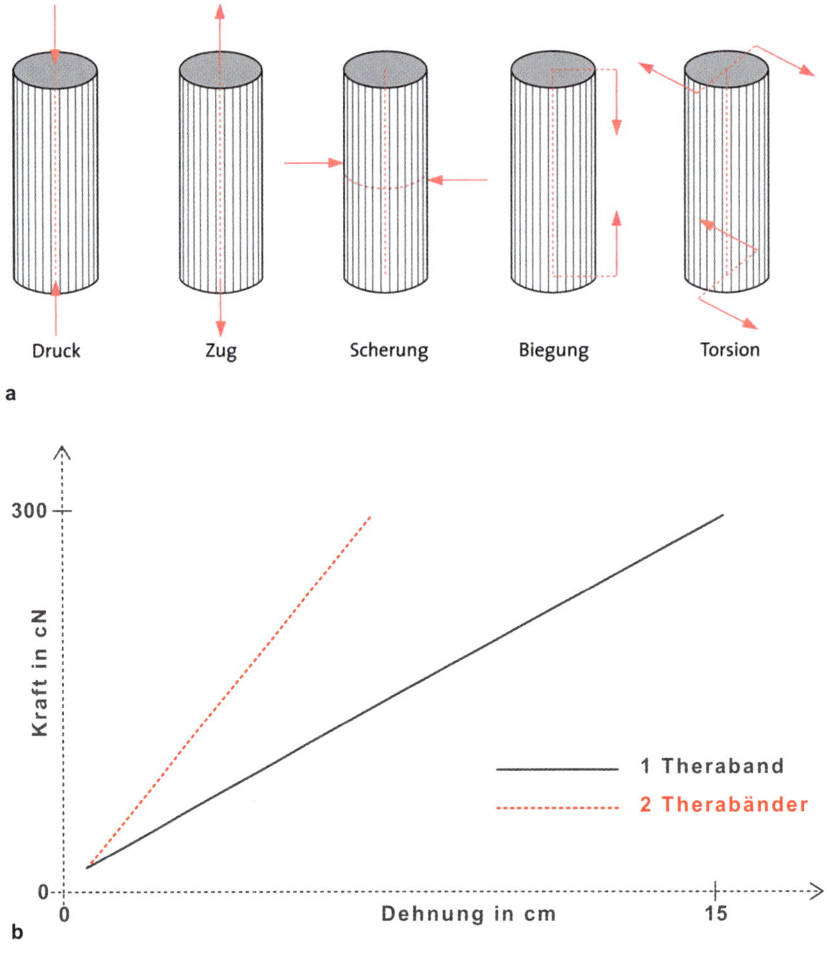

Abb. 2.33 a) Druck, Zug, Scherung, Biegung, Torsion. [G1342].
b) Kraft-Dehnungs-Diagramm von einem und zwei Therabändern (mod. nach Enoka 2008). [M1645], [L325]

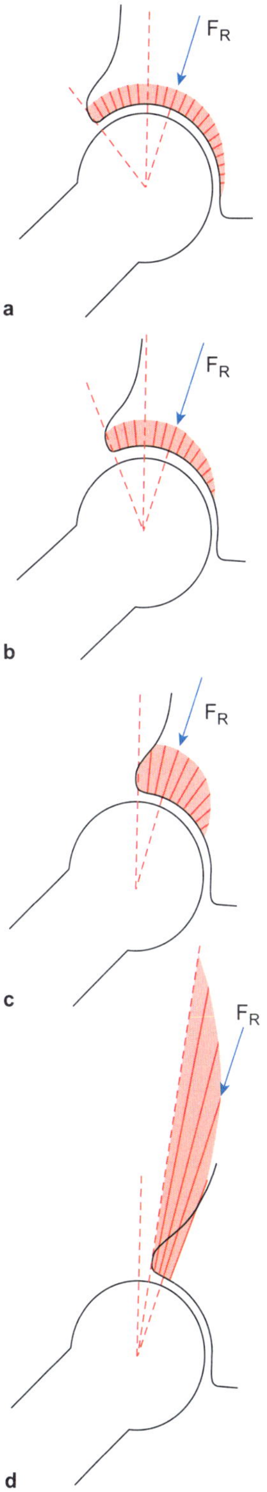

Abb. 2.34 Vergrößerung der Beanspruchung des Caput femoris durch veränderte Gelenküberdachung. Der Druck wird an der Gelenkfläche bei kleiner werdender Fläche größer, d. h. Anstieg des Drucks am kraftnahen Gelenkrand (mod. nach Hüter-Becker und Dölken 2011). [E1275], [M1645], [L143]

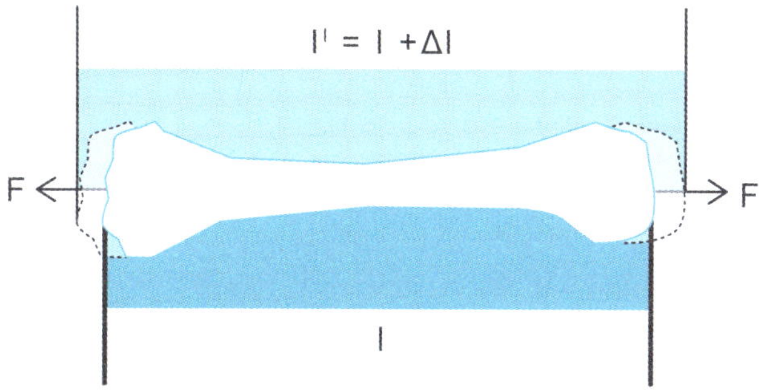

Abb. 2.35 Längenänderung Δl eines Knochens unter Zugbelastung (1000 μ Strain entsprechen einer Zugbelastung um 0,1 %, was auf einer Länge von 1 m einer Länge von 1 mm entspricht). l: Länge des Knochens vor Zugbelastung, Δl: Längenänderung durch Zugbelastung, l': Länge des Knochens nach Zugbelastung l (mod. nach Nordin und Frankel (2012). [M1645], [L325]

Es handelt sich um einen kontinuierlichen Prozess (engl. „bone remodeling"). Für den Knochenabbau sind die Osteoklasten und für den Knochenaufbau die Osteoblasten zuständig (➤ Tab. 2.3, ➤ Abb. 2.36). Das heißt, durch das Bone Remodeling kann sich der Skelettknochen an die jeweiligen äußeren Belastungen anpassen.

Tab. 2.3 Zusammenhang zwischen Knochenumbau (= Remodeling) und Knochenaufbau (= Modeling) und Belastung, ab 0,1 % tritt Deformation ein.

Belastung	Reaktion des Skelettknochens
< 800 μ Strain	Knochenabbau (Atrophie)
Zwischen 800 und 1600 μ Strain	Knochenumbau/-erhalt (= Remodeling)
Zwischen 1600 und 4000 μ Strain	Knochenaufbau (= Modeling)
> 4000 μ Strain	Mikrofrakturen
> 16000 μ Strain	Makrofrakturen

Elastizität und Plastizität

Plastizität bedeutet, dass nach Wegfall des wirkenden Kräftepaares (im Gegensatz zur Elastizität) die Deformation eines Körpers erhalten bleibt.

2.4.6 Arbeit und Energie

Hinführende Beispiele

Die mechanische Arbeit ist bei isometrischen Muskelkontraktionen gleich Null, obwohl der metabolische Energiebedarf in der isometrisch belasteten Muskulatur angestiegen ist. Beim Bankdrücken wird ein Gewicht in die Hochhalte gebracht, d. h. das Gewicht legt einen gewissen Weg zurück und der Trainierende verrichtet Arbeit.

„Die Verlängerung s einer Feder ist innerhalb eines gewissen Bereichs der Kraft F proportional" (Dorn und Bader 1974, S. 32):

$$F \sim s$$

2

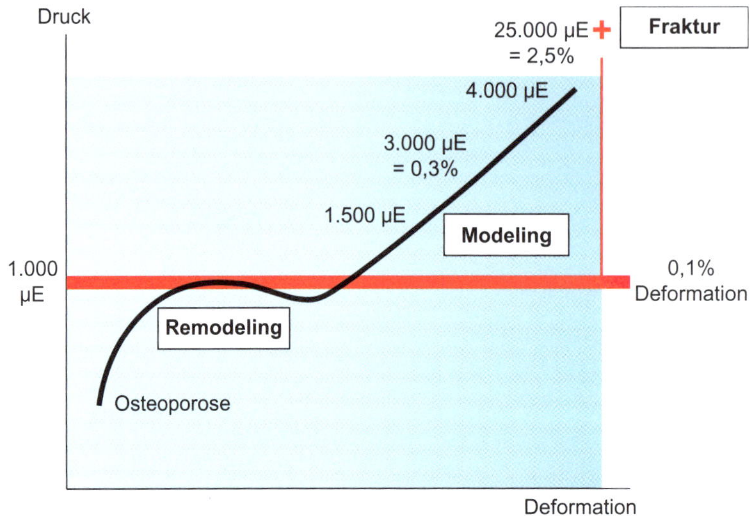

Abb. 2.36 Belastung des Skelettknochens (➤ Tab. 2.3): Knochenumbau, Knochenerhalt (= Remodeling), Knochenaufbau (= Modeling) bei Deformation; bei zu geringer Belastung resultiert Atrophie des Knochens. Der Knochenumbau (engl. „bone remodeling") ist ein kontinuierlicher Prozess: Knochen werden durch die Osteoklasten abgebaut und durch die Osteoklasten wieder neu gebildet (µE: Micro-Strain). [M1645], [L143]

Die Größe k = F/s wird als Stiffness bezeichnet, z. B. von einem Theraband. Ein Theraband mit der Stiffness 22 N/cm (➤ Abb. 2.33b) wird von einem Patienten um s = 30 cm gedehnt, der Patient muss dabei die Kraft 660 N investieren: F = 30 cm × 22 N/cm = 660 N. Die elastische Energie (= Strain), die im Theraband gespeichert ist, kann dann nach $E_{el} = 1/2\ k\ x^2$ berechnet werden (Enoka 2008, S. 84):

$$E_{el} = 1/2 \times 22\ N/cm \times 30^2\ cm^2 = 9900\ N\ cm = 99\ J$$

Das Gesetz von Hooke beschreibt die elastische Verformung eines Körpers unter Krafteinwirkung: Die Verformung ist proportional zur einwirkenden Kraft (solange die Proportionalitätsgrenze nicht überschritten wird).

$$F = k \times l_x$$

- F: Rückstellkraft in N
- k: Elastizitätskoeffizient in N/m
- l_x: Auslenkung bzw. Deformation in m

Inhalte

Die physikalische Größe Arbeit ist ein Produkt aus der wirkenden Kraft F und dem geradlinigen Verschiebungsweg. Die Arbeit, z. B. bei konstantem Kraftaufwand, ist damit eine zeitunabhängige Größe.

Energie bedeutet Arbeitsfähigkeit, ist „gespeicherte Arbeit, um wieder Arbeit zu verrichten" (Kassat 1993, S. 165): „Energy denotes the capacity to perform work" (Enoka 2008, S. 405). Arbeit und Energie unterscheiden sich also nur in formaler Hinsicht: „Der Zusammenhang zwischen Arbeit und Energie ist einfach: ein Körper, an dem die Arbeit 1 Nm verrichtet wurde, ändert seinen Energiebetrag um 1 J" (Ballreich und Baumann 1988, S. 69). „Wird an einem Körper Arbeit verrichtet, so verändert sich sein Energiezustand. Es wird also Energie gespeichert, die.. wieder [in] Arbeit [umgewandelt] werden kann" (Wick 2009, S. 58).

Arbeit bei konstantem, translatorischem Krafteinsatz (W_{Trans}) – die dynamische Größe Arbeit ist zeitunabhängig – wird folgendermaßen ausgedrückt:

$$W_{Trans} = F \times (s_2 - s_1) \text{ in Nm oder J oder kg } m^2/s^2$$

Zielgröße und **Einflussgrößen:**

- W: Arbeit in Nm
- F: Kraft in N
- s: Weg in m

Arbeit bei Rotationsbewegungen:

- $W_{Rot} = M \times \alpha$ in Nm

Zielgröße und **Einflussgrößen:**

- W: Arbeit in Nm
- M: Drehmoment in Nm
- α: Winkel, z. B. im Bogenmaß 1/rad

Kinetische Energie, potenzielle Energie und Deformationsenergie

Hinführendes Beispiel

➤ Tab. 2.4 zeigt den Energieverbrauch bei unterschiedlichen Belastungen (Hegner 2006, S. 27).

Tab. 2.4 Energieverbrauch bei unterschiedlichen Belastungen auf dem Fahrradergometer (mod. nach Hegner 2006, S. 27).

Dauer	Energieverbrauch	Energiemenge entspricht etwa
1 Stunde lockeres Radfahren (100 W)	370 kcal	44 g Fett
1 Stunde flotteres Radfahren (150 W)	560 kcal	67 g Fett

Inhalte

Kinetische Energie

Um einen Körper der Masse m, z. B. beim Joggen, aus der Ruhe auf die Geschwindigkeit v zu beschleunigen, braucht man die Beschleunigungsarbeit W_B. bzw. kinetische Energie E_{kin}, d. h. Arbeit und Energie unterscheiden sich nur formal:

$$W_B = F \times s = m \times a \times 1/2 \times a \times t^2 = 1/2 \times m \times v^2 = E_{kin}$$

in Nm oder J

Zielgröße und **Enflussgrößen:**

- W_B: Arbeit in Nm oder J
- F: Kraft in N
- s: Weg in m
- a: Beschleunigung (m/s^2)
- v: Geschwindigkeit (m/s)

Ein Körper, der in der Horizontalen bewegt, wird ändert seine potenzielle Energie nicht. Der Betrag der kinetischen Energie, die der Körper besitzt, hängt dann von der Körpermasse m und von der Geschwindigkeit v im Quadrat ab:

$$E_{kin} = 1/2\ m \times v^2 \text{ in Nm oder J}$$

Zielgröße und **Einflussgrößen:**

- E_{kin}: kinetische Energie in Nm oder J
- m: Masse in kg
- v: Geschwindigkeit in m/s

Energieeinheiten:

1 Joule (1 J) entspricht derjenigen Arbeit, die verrichtet wird, wenn die Kraft von 1 Newton (1 N) über 1 Meter (1 m) wirkt.

1 Kilokalorie (1 kcal) ist die Wärmemenge, die benötigt wird, um 1 kg Wasser von 14,5 °C auf 15,5 °C zu erwärmen.

- 1 Nm = 1 Joule (J)
- 1 J ~ 0,24 kcal
- 1 kcal ~ 4,19 J
- 1 Kilojoule = 10^3 J
- 1 kcal ~ 4,18 Kilojoule ~ 4,18 × 10^3 J
- 1 Kilojoule ~ 0,24 kcal

Potenzielle Energie

Ein Körper hat aufgrund seiner Position im Schwerefeld der Erde Energie gespeichert. Diese Lageenergie ist proportional der Körpermasse, der Erdbeschleunigung und der Höhe:

$$E_{pot} = m \times g \times h \text{ in J oder Nm}$$

Zielgröße und Einflussgrößen:

- E_{pot}: potenzielle Energie in J oder Nm
- m: Masse in kg
- g: Erdbeschleunigung in m/s^2
- h: Höhe in m

Beispiel: Eine Person (Masse: 70 kg) hüpft beim Seilspringen 0,15 m hoch. Am oberen Umkehrpunkt beträgt ihre potenzielle Energie:

$$E_{pot} = 70\ kg \times 0{,}15\ m \times 9{,}81\ m/s^2 = 103\ J$$

Eine gespannte Feder und ein verformtes Sprungbrett besitzen ebenfalls eine Form der potenziellen Energie, die dann auch als Spannenergie oder elastische Energie bezeichnet wird. (Definition potenzielle Energie = ½ × Federkraft × Federweg).

➤ Abb. 2.37 veranschaulicht die kinetische, die potenzielle die Verformungsenergie anhand eines Teeterboards.

Rotationsenergie

In rotierenden Systemen steckt Rotationsenergie

$$E_{rot} = ½ \times J \times \omega^2 \text{ in J oder Nm.}$$

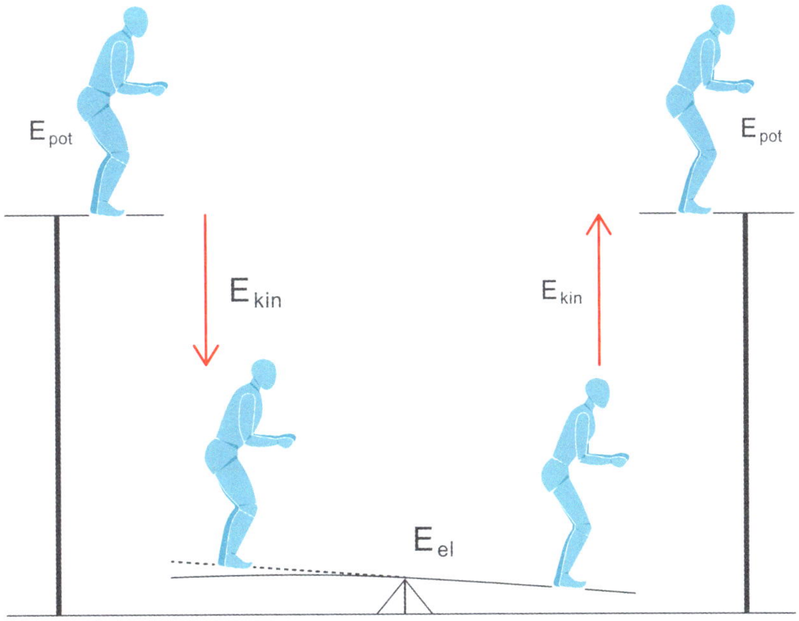

Abb. 2.37 Kinetische Energie (E_{kin}), potenzielle Energie (E_{pot}) und Verformungsenergie (E_{el}) (mod. nach Kassat 1993). [M1645], [L325]

2

2.4.7 Mechanische Leistung

Hinführende Beispiele

Rost und Hollmann 1982 (zit. nach de Marées 2003, S. 456) schlagen folgende Richtwerte für die relative maximale Leistungsfähigkeit (= auf die Körpermasse bezogene Leistungsfähigkeit) vor: Untrainierte Männer leisten 3 Watt (W) pro kg Körpermasse und untrainierte Frauen 2,5 W/kg. Zum Vergleich: International erfolgreiche Radrennfahrer leisten 6,5–7,5 W/kg (de Marées 2003, S. 456).

- Männer > 30 Jahre: Soll-Leistung P in Watt (W)= 3 × Körpermasse/kg × (130–Lebensalter in Jahren)/100)
- Frauen > 30 Jahre: Soll-Leistung P in W= 2,5 × Körpermasse/kg × (124–0,8 × Lebensalter in Jahren)/100

Beispiele:

Ein Mann wiegt 72 kg und ist 82 Jahre alt:

- Soll-Leistung= 3 × 72 (130–82)/100 W =108 W.
  Eine Frau wiegt 55 kg und ist 35 Jahre alt:
- Soll-Leistung= 2,5 × 55 (124–0,8 × 35)/100 W= 132 W.

Die Leistung und den Zeitbedarf, um 1 kg Fett zu „verbrennen", zeigt ➤ Tab. 2.5 (Hegner 2006, S. 27).

Tab. 2.5 Leistung und Zeitbedarf um 1 kg Fett zu „verbrennen" (Angaben nach Hegner 2006, S. 27).

Mechanische Leistung, Herzfrequenz, Energieverbrauch	Anzahl der Stunden für die Umsetzung einer Energiemenge, die 1 kg Fett entspricht
50 Watt Herzfrequenz etwa 120/min Energieverbrauch ca. 180 kcal/h	45 h

Inhalte

Die mechanische Leistung P ist der Quotient aus Arbeit W und Zeit t (der Arbeitsbetrag pro Zeiteinheit) bzw. das Produkt aus der aufgewendeten Kraft F und der erzielten Durchschnittsgeschwindigkeit v. Die nachfolgende Gleichung gilt nur für konstante Geschwindigkeiten, denn bei Beschleunigungen und Verzögerungen muss immer auch noch die Massenträgheit berücksichtigt werden.

Mechanische Leistung bei Translationsbewegungen an Land
Zielgröße:

$P_{Land/Trans} = W/t = F_L \times s/t = F_L \times v$ in Nm/s oder W oder J/s

Einflussgrößen:

- W: Arbeit in Nm
- F: Kraft in N
- v: Geschwindigkeit in m/s
- s: Weg in m
- t: Zeit in s

Lauftraining

Beispiel für einen Läufer (nach Enoka 2008, S. 65):

$F_{Luftwiderstand} = 0{,}72\ kg/m^3 \times 0{,}45\ m^2 \times 6{,}0^2\ m^2/s^2 = 11{,}7\ N$

$P_{Luft/Trans}$=Leistung in W

$P_{Luft/Trans} = F_{Luft} \times v = k \times A \times v^3$ in W (k steht für 1/2 $c_W\ \rho$)

$P_{Luft/Trans} = 0{,}72\ kg/m^3 \times 0{,}45 m^{2\times}\ 6{,}0^3\ m^3/s^3 = 70\ W$

Zielgröße und **Einflussgrößen:**

$F_{Luft} = k \times A \times v^2$ in N (k steht für 1/2 $c_W\ \rho$)

- v: Anströmungsgeschwindigkeit=6 m/s
- k: Widerstandsbeiwer=0,72 kg/m^3
- A: Frontfläche des angeströmten Körpers=0,45 m^2

Mechanische Leistung bei Rotationsbewegungen an Land
Zielgröße:

$P_{Land/Rot} = M \times \omega$ in Nm/s oder W oder J/s

Einflussgrößen:

- M: Drehmoment in Nm
- ω: Winkelgeschwindigkeit in 1/s

2.4.8 Ausgewählte biomechanische Begriffe und Parameter

In diesem Abschnitt werden ausgewählte biomechanische Begriffe bzw. Parameter vorgestellt, die für die Physio-, Trainings- und Sportpraxis wichtig sind, aber nicht passgenau zu den Inhalten der vorigen Ausführungen sind.

Freiheitsgrade

Im Glenohumeralgelenk rotiert das Caput humeri um die sagittale Achse (Außen- und Innenrotation), in der Frontalebene ad- und abduziert der Humerus, und in der Sagittalebene ist er flektiert und extendiert, d. h. das Schultergelenk besitzt demnach 3 rotatorische Freiheitsgrade. „Für die Bewegung im Raum werden Freiheitsgrade definiert, d. h. die Möglichkeit der Positionsänderung in verschiedenen Richtungen" (Kummer 2005, S. 137), z. B. 3 rotatorische Freiheitsgrade des Schulter- oder auch des Hüftgelenks (➤ Abb. 2.38). Reine Translationen oder reine Rotationen sind bei menschlichen Bewegungen selten, d. h. es sind meist Kombinationen von Rotationen und Translationen.

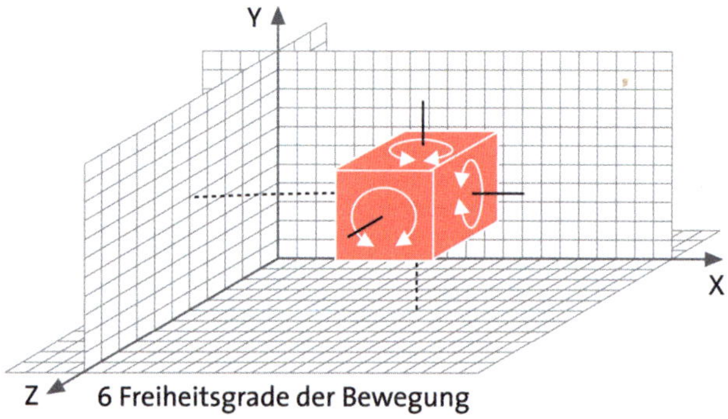

Abb. 2.38 Prinzipiell werden 6 Freiheitsgrade (3 translatorische und 3 rotatorische) unterschieden. [G1342]

Neutral-Null-Methode

Mithilfe der Neutral-Null-Methode (Debrunner 1997) werden die Beträge der Gelenkwinkel in der Frontal-, Sagittal- und Transversalebene kommuniziert. Die Bewegungsausschläge werden in Grad im Verhältnis zu einer vordefinierten anatomischen Gelenkstellung (=Nullstellung) angegeben.

DEFINITION

Neutral-Null-Position

Die Neutral-Null-Position ist eine definierte Stellung der Extremitätengelenke zur standardisierten Messung. Im aufrechten Stand sind die Arme nach unten hängend entspannt, die Daumen nach vorn gerichtet, die Füße stehen parallel. Die maximalen Bewegungsausschläge (Endpositionen) aus dieser Position werden jeweils in den gegensinnigen Bewegungsrichtungen gemessen, z. B. Extension und Flexion.
Beispiel: Extension und Flexion des Kniegelenks nach der Neutral-Null-Methode quantifiziert: 5°–0°–120°.

Zuggurtung und Kopflot

Eine Wippe oder eine Waage ist dann im Gleichgewicht, wenn die Momente beiderseits des Drehpunktes, den gleichen Betrag haben. Die Belastung der Drehachse (➤ Abb. 2.39) errechnet sich aus der Summe der Lasten beiderseits des Drehpunktes; ➤ Abb. 2.40 zeigt dies am Beispiel des Kopflots.

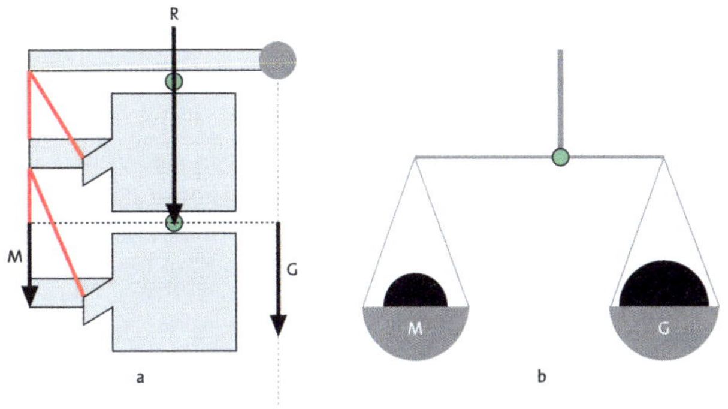

Abb. 2.39 Zuggurtung ist die Voraussetzung, dass Teilkörper im Gleichgewicht bleiben (z. B. der Oberkörper bei Zuggurtung der Wirbelsäule), außerdem wird die Zugkraft (F) reduziert, wenn der Kraftarm länger ist als der Lastarm: Zuggurtung ist Bedingung für ein „Gleichgewicht am Bewegungssegment" (G: Gewicht, M: Muskelkraft, R: resultierende Kraft zentral auf die Bandscheiben). Das Gewicht (die Muskelkraft) M am längeren Hebel ist kleiner als das Gewicht G am kürzeren Hebel, die Gewichtskraft wird von der Muskelkraft der autochthonen Rückenstrecker im Gleichgewicht gehalten. [G1342]

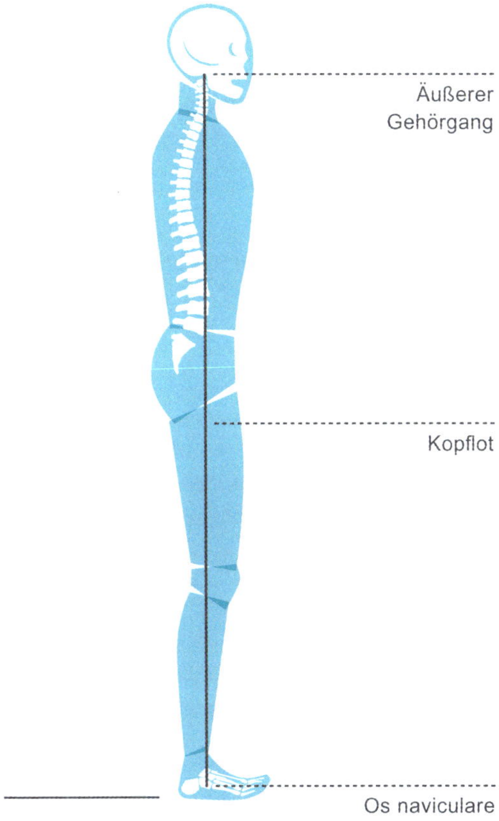

Abb. 2.40 Das Kopflot verbindet den äußeren Gehörgang mit dem Os naviculare. In dieser Position sind die Lastmomente, die die Gelenke belasten, minimal: „In einer statisch gut ausbalancierten Position ist die stabilisierende Muskulatur der Wirbelsäule nur geringfügig aktiviert" (mod. nach Niemier und Seidel 2012). [M1645], [L325]

Mechanischer Wirkungsgrad

Der mechanische Wirkungsgrad definiert demnach, welcher Anteil der investierten Energie in verwertbare Energie umgesetzt wird: Ein Wirkungsgrad von 10 % besagt, dass nur 10 % der aufgewandten Energie genutzt wird.
Beispiele: Schwimmen 3 %, Gehen 20 %, Radfahren 25 % (Dobner und Perry 2001, S. 136).

Free Body Diagram (= Schnittprinzip)

Bei biomechanischen Problemstellungen wird immer wieder die Komplexität reduziert, um durch die Vereinfachung vorläufige und anschauliche Einblicke in eine Bewegungssystem zu bekommen. Wenn z. B. bei der Darstellung des Trainings der Flexoren des Ellenbogengelenks die stabilisierende Schulter- und Rumpfmuskulatur nicht berücksichtigt wird, wird diese diese Vereinfachungsstrategie als Schnittprinzip (engl. „free body diagram") bezeichnet.

MERKE

Um die Komplexität des menschlichen Bewegungssystems zu reduzieren, wird in der Biomechanik u. a. das Schnittprinzip (Free Body Diagram) angewandt.

Beispielsweise wird der Arm vom Restkörper freigeschnitten, und die inneren Kräfte, z. B. die Kräfte der Flexoren des Ellenbogengelenks, werden zu äußeren Kräften. Bei der Kontraktion der Flexoren wird dann nur der Effekt auf den Unterarm berücksichtigt, der Effekt auf den Restkörper wird vernachlässigt: „Free body diagrams show only forces acting on the system and not those within the system" (Enoka 1994, S. 43).

Schiefe Ebene

Weinfässer können vom Winzer über angelegte Bohlen (schiefe Ebene) kraftsparend über eine längere Strecke auf die Ladefläche eines LKWs gerollt werden. Der Arbeitsaufwand bleibt im Vergleich zum Heben der Fässer (vertikale Positionsveränderung) gleich.

Die Gewichtskraft F_G, z. B. eines Rollstuhls, kann auf einer schiefen Ebene in eine Hangabtriebskomponente F_H, die von den Patienten oder den Physiotherapeuten zu bewältigen ist, und eine Normalkomponente F_N, die eine Unterlage belastet, zerlegt werden (➤ Abb. 2.18).

Berechnung des Neigungswinkels einer schiefen Ebene:

$\sin \alpha = h/l$

$\tan \alpha = h/b$

- l: Aufstiegsweg in m
- h: Höhenzunahme in m
- b: Strecke in waagerechter Richtung in m

Beispiel: Eine Steigung bezieht sich auf die Basis b (z. B. 10 m) und die Höhe h (z. B. 5 m):

$\alpha = \arctan (5\ m/10\ m) = 26{,}6°$

Dies entspricht einer Steigung von 0,5 oder den vom Straßenverkehr geläufigen Steigungsprozenten von 50 %.

Flaschenzug

Der Flaschenzug nimmt einem Bauarbeiter die Arbeit beim Heben einer Last nicht ab, sondern macht sie manchmal erst möglich. Der Flaschenzug ist „kraftsparend", die Arbeit jedoch bleibt im Vergleich zum Vertikaltransport ohne Flaschenzug gleich.

Prinzip des Flaschenzugs

Die benötigte Kraft F_z wird, im Vergleich zu einem Seilzug mit fester Rolle (➤ Abb. 2.41a), bei einer losen Rolle halbiert (➤ Abb. 2.41b), der Seilweg s wird dann doppelt so lang, und der aufzuwendende Kraftbetrag wird halbiert.

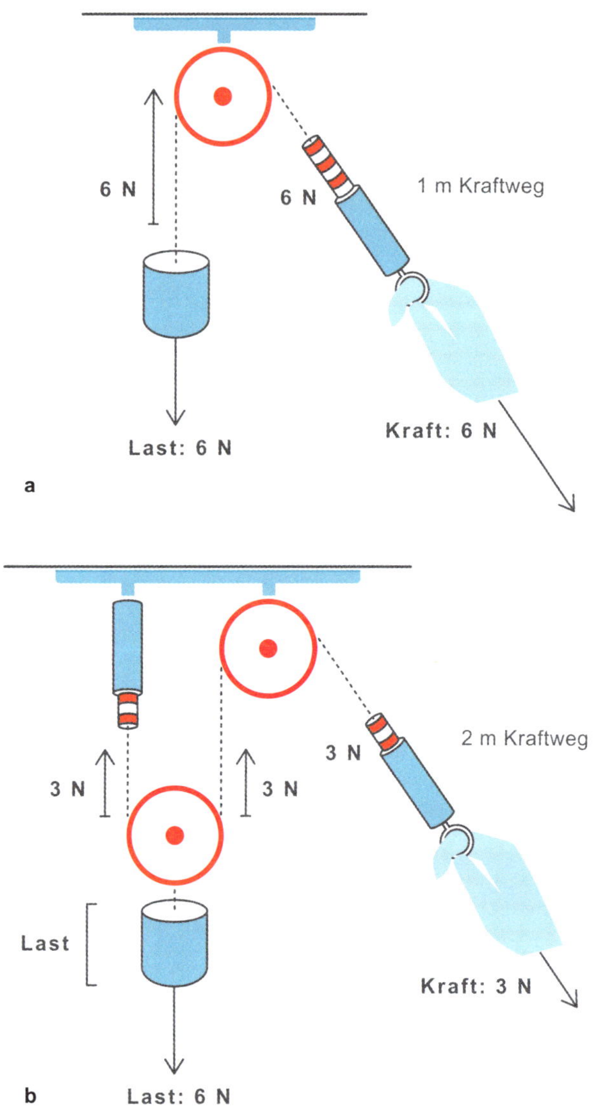

Abb. 2.41 Flaschenzug (s: Strecke des Zugseils, F: Zugkraft, L: Last). Kraft- und Lastweg bleiben beim Flaschenzug mit einer ortsfesten Rolle gleich (a). Beim Flaschenzug mit einer losen (ortsveränderlichen Rolle) ist der Kraftweg doppelt so lang wie der Kraftweg (b). Die „feste Rolle" verursacht eine Umlenkung der Zugkraft (Zugkraft = Last, Zugweg = Lastweg), eine „lose Rolle" bedingt eine Kraftreduzierung, d. h. auf jedes Seil wirkt nur noch die halbe Last: ½ Last = ½ Zugkraft, Lastweg = doppelter Zugweg (mod. nach Dorn und Bader 1974). [M1645], [L325]

2.4.9 Hydromechanik

Dichte und spezifisches Gewicht bzw. Wichte

Hinführendes Beispiel

Nach vollständiger Einatmung schweben oder schwimmen die meisten Menschen im Wasser, nach vollständiger Ausatmung sinken viele Menschen im Wasser ab.

Inhalte

Bei vollständiger Einatmung vergrößert sich das Körpervolumen, und der Betrag der Dichte bzw. des spezifischen Gewichts nimmt ab (nach Wick 2009, S. 157):

- Spezifisches Gewicht bei vollständiger Einatmung: 0,94–0,98 cN/cm^3.
- Spezifisches Gewicht bei vollständiger Ausatmung: 1,01–1,07 cN/cm^3.

Die Dichte δ ist ein Quotient aus Masse und Volumen:

$$\delta = m/V \text{ in } g/cm^3$$

Das spezifische Gewicht γ ist der Quotient aus Gewicht und Volumen:

$$\gamma = m \times g/V \text{ in } cN/cm^3 \text{ bzw. } kg/m^3$$

Die Dichte des Wassers ist ca. 850-mal größer als die Dichte von Luft:

- Dichte von Wasser: 996,6 kg/m^3;
- Dichte von Luft: 1,18 kg/m^3.

Hydrostatischer Druck

Hinführende Beispiele

Beim Tieftauchen im Sprungbecken (Wassertiefe: 5 m) treten Schmerzen im Mittelohr auf, die bei einem Druckausgleich wieder verschwinden.

Die Pulsfrequenzreduktion bei Immersion in vertikaler Position hängt u. a. von der Eintauchtiefe ab (Onodera et al. 2010, ➤ Abb. 2.42).

Inhalte

Der hydrostatische Druck nimmt mit der Wassertiefe zu (➤ Abb. 2.43, ➤ Abb. 2.44) und bewirkt bei vertikaler Immersion ab einer Eintauchtiefe, deren Betrag höher ist als die Lage des Xiphoids, eine Zentralisierung des Blut- und des Lymphvolumens. Als Folge der Volumenverschiebung, z. B. bei brusttiefer Immersion, nimmt im Vergleich zum Aufenthalt an Land das Schlagvolumen zu, und die Pulsfrequenz sinkt.

Für den hydrostatischen Druck p_{hyd} gilt, wenn $\gamma = F_G/V$ und $F = \gamma \times A \times h$:

$$p_{hyd} = A \times h \times \gamma / A = h \times \gamma$$

Zielgröße und **Einflussgrößen:**

- F_G: Gewichtskraft des eingetauchten Körpers in N
- γ: spezifisches Gewicht des Wassers in cN/cm^3
- V: Volumen in cm^3
- h: Eintauchtiefe in cm
- A: Fläche in cm^2
- p_{hyd}: hydrostatischer Druck in bar oder N/cm^2

Hydrostatischer Druck in 10 m Wassertiefe (Luftdruck nicht berücksichtigt):

1 bar = 10 N/cm^2

Gesetz von Boyle-Mariotte

Hinführendes Beispiel

Die Vitalkapazität bei schultertiefer Immersion ist im Vergleich zur Situation an Land etwa 9 % geringer, denn der hydrostatische Druck bedingt eine leicht exspiratorische Ausgangssituation. Die kompressible Luft in der Lunge wird in verschiedenen Wassertiefen verschieden stark zusammengepresst.

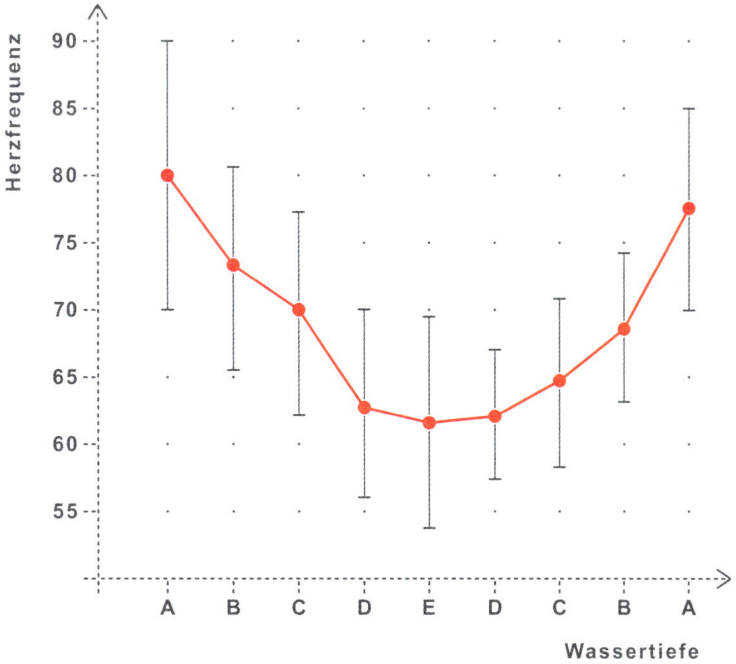

Abb. 2.42 Werte bei A: Pulsfrequenz an Land, B: Pulsfrequenz bei knietiefer Immersion, C: Pulsfrequenz bei Immersion bis Trochanter major, D: Pulsfrequenz bei Immersion bis Processus xiphoideus, E: Schultertiefe Immersion (mod. nach Onodera et al. 2010). [M1645], [L325]

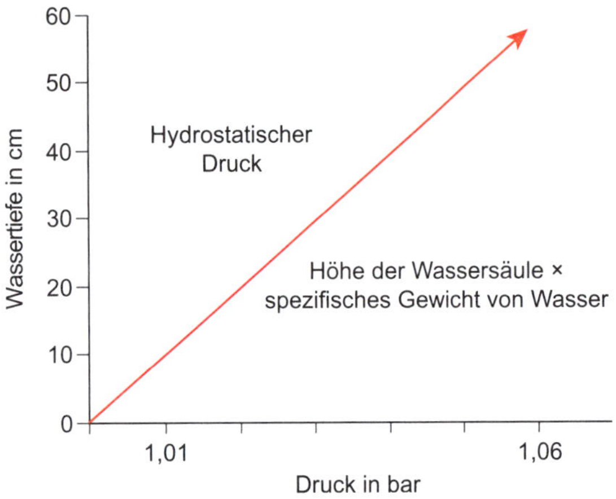

Abb. 2.43 Der Betrag des hydrostatischen Druckes einer Wassersäule (spezifisches Gewicht des Wassers: 1 cN/cm³ (1 cN = 1/100 N) wirkt in alle Richtungen und nimmt mit der Wassertiefe zu. Hydrostatischer Druck in 0,7 m Wassertiefe: p_{hyd} = 70 cm × 1 cN/cm³ = 70 cN/cm² = 0,7 N/cm² (Luftdruck nicht berücksichtigt) (mod. nach Reischle 2003). [M1645], [L143]

Inhalte

Das Gesetz von Boyle-Mariotte besagt: Das Produkt aus dem Druck p und dem Volumen V einer eingeschlossenen Gasmenge ist bei gleichbleibender Temperatur konstant:
Druck p × Volumen V = konst.
Der Druck in 10 m Wassertiefe beträgt 1 bar, wenn der Luftdruck von etwa 1 bar nicht berücksichtigt wird. Wird der Luftdruck an der Wasseroberfläche mitberücksichtigt, ist der Druck in 10 m Wassertiefe doppelt so hoch. Das Gasvolumen in der Lunge wäre dann nach Boyle-Mariotte bis auf die Hälfte zusammengepresst:
2p × 1/2 V = konst.

Anmerkung Der Druck ist ein Skalar und wirkt aus allen Richtungen: $p_2 - p_1$: Druckdifferenz einer Wassersäule in N/cm², $h_2 - h_1$: Höhe der Wassersäule in cm (Reischle 2000, S. 32, s. unten: ➤ Abb. 2.49a, b).

Kräfte, die im Wasser wirken

Hinführende Beispiele

In Abhängigkeit vom spezifischen Gewicht schwimmt ein Körper (spezifisches Gewicht des Körpers < 1 cN/cm³; ➤ Abb. 2.45), oder er schwebt (spezifisches Gewicht des Körpers = 1 cN/cm³), oder er sinkt (spezifisches Gewicht des Körpers > 1 cN/cm³), wenn er vollständig eingetaucht ist. Vollständig eingeatmet ist das spezifische Gewicht des Menschen oft kleiner als 1 cN/cm³, d. h. dieser Körper schwimmt im physikalischen Sinne.

Inhalte

Im Wasser wirken auf die ruhenden Körperteile die Schwerkraft und der statische Auftrieb, auf die bewegten Körperteile wirken noch zusätzlich der Strömungswiderstand und der dynamische Auftrieb (= Querkraft oder „Lift“, ➤ Abb. 2.46), bei beschleunigten Bewegungen wirkt noch zusätzlich die Trägheitskraft (➤ Tab. 2.6).

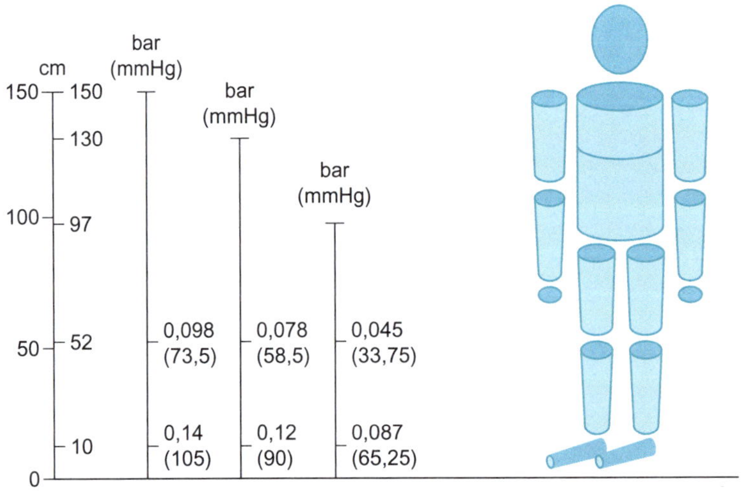

Abb. 2.44 Hydrostatische Druckbeträge bei verschiedenen Immersionstiefen: 150 cm (2. Balken von links), 130 cm (3. Balken von links), 100 cm (Balken ganz rechts). Dargestellt sind die Drücke auf Höhe der Kniegelenke (52 cm) sowie der Sprunggelenke (10 cm). Beispielsweise beträgt bei einer 100 cm tief eingetauchten Person (im rechten Balken dargestellt) der hydrostatische Druck auf Höhe der Knie (52 cm ab Fußsohle) 0,045 bar bzw. 33,75 mm Hg; bei einer 150 tief eingetauchten Person ist der hydrostatische Druck auf Höhe der Kniegelenke mehr als doppelt so hoch (0,098 bar bzw. 73,5 mm Hg; 2. Balken von links) (mod. nach Reischle 2003). [M1645], [L143]

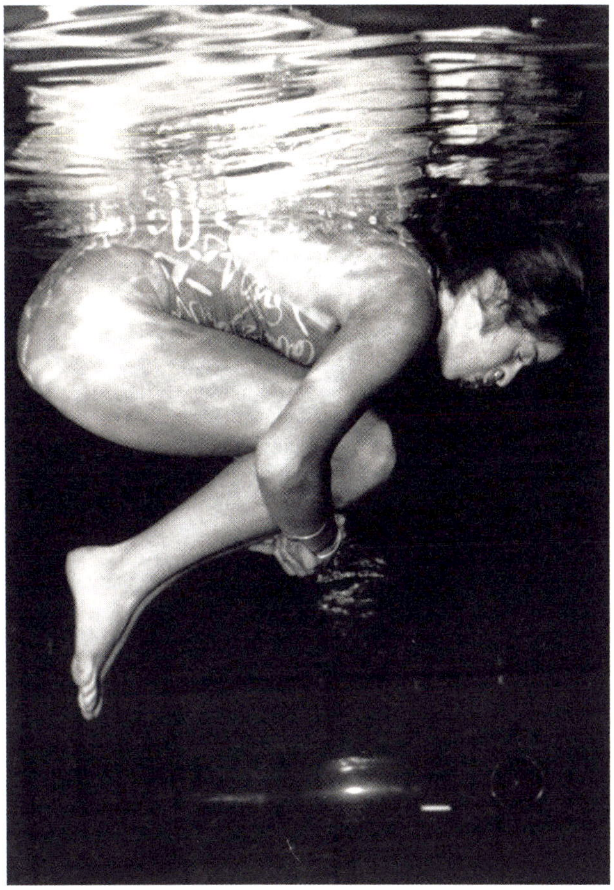

Abb. 2.45 Ein Körper schwimmt. [M1585, K548]

Körperschwerpunkt und Volumenmittelpunkt

Hinführendes Beispiel

Bei den meisten Menschen fallen der Mittelpunkt des bei Immersion verdrängten Wasservolumens (VM) und der Körperschwerpunkt (KSP) nicht zusammen (➤ Abb. 2.47), d. h. es wirkt ein Drehmoment, dessen Betrag vom Abstand des Volumenmittelpunktes (= Drehpunkt) vom Körperschwerpunkt und vom Betrag des Körpergewichts abhängt (Reischle 2000).

Inhalte

Der Körperschwerpunkt des eingetauchten Körpers und der Volumenmittelpunkt des verdrängten Wasservolumens sind theoretische Punkte, die für jede Körperposition neu zu konstruieren sind. Am Körperschwerpunkt greift die resultierende Schwerkraft und am Volumenmittelpunkt die resultierende statische Auftriebskraft (➤ Abb. 2.47) an. Wenn beide Punkte zusammenfallen, dann verursachen die beiden Kräfte *kein* Drehmoment, denn es fehlt ein Hebel.

Tab. 2.6 Kräfte, die im Wasser wirken.

Kraft	Einflussgrößen der Kraft	Richtung	Angriffspunkt
Schwerkraft	Masse und Erdbeschleunigung	Nach unten	Körperschwerpunkt
Statischer Auftrieb	Volumen des Körpers und spezifisches Gewicht des Wassers	Nach oben	Mittelpunkt des verdrängten Wasservolumens (= Volumenmittelpunkt)
Strömungswiderstand	Angeströmte Fläche, Anströmungsgeschwindigkeit, Dichte des Fluids, Widerstandsbeiwert	Gegen die Bewegungsrichtung	Angeströmte Fläche
Dynamischer Auftrieb (= „Lift" oder Querkraft)	Angeströmte Fläche, Anströmungsgeschwindigkeit, Dichte des Fluids, Widerstandsbeiwert	Senkrecht zur Bewegungsrichtung	Angeströmte Fläche
Trägheitskraft	Betrag der Beschleunigung bzw. Verzögerung	Gegen die Beschleunigungsrichtung	Körperschwerpunkt oder Teilschwerpunkt eines Körperteils
Anmerkung: Der hydrostatische Druck ist nicht gerichtet und nimmt mit der Eintauchtiefe linear zu, der Betrag des statischen Auftriebs wird demnach von der Druckdifferenz zwischen Unter- und Oberseite eines Körpers bestimmt.			

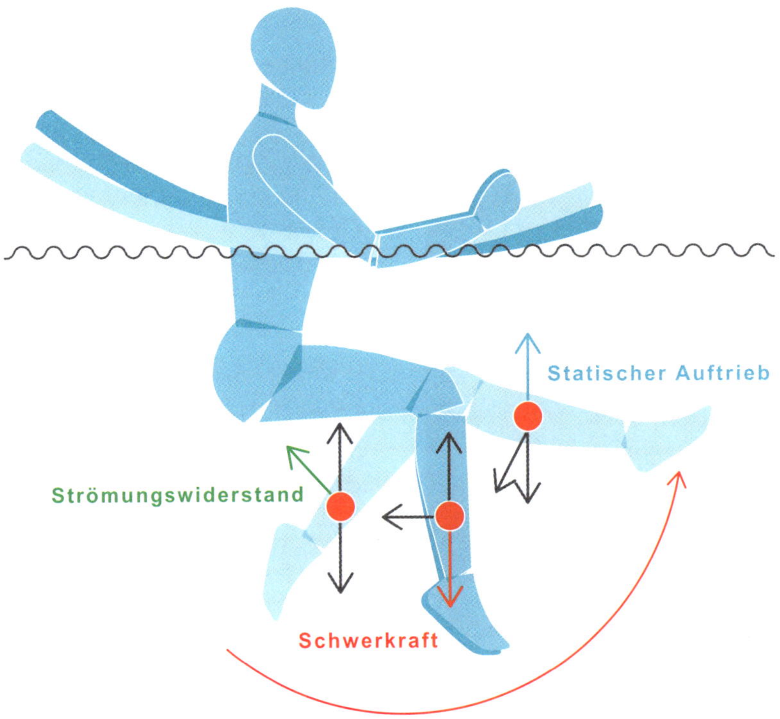

Abb. 2.46 Schwerkraft, statischer Auftrieb, Strömungswiderstand (s. a. ➤ Tab. 2.6). [M1645], [L325]

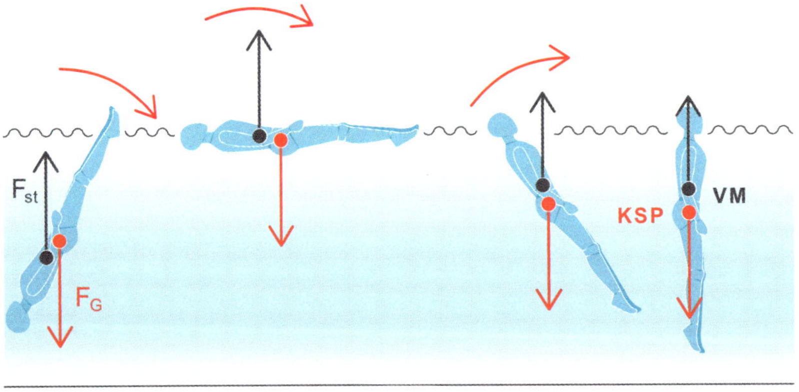

Abb. 2.47 Angriffspunkte und Richtungen der Schwerkraft- und Auftriebsresultierenden beim Schweben (KSP: Körperschwerpunkt [schwarzer Kreis], VM: Volumenmittelpunkt des verdrängten Wasservolumens [weißer Kreis], F_G: Gewichtskraft; F_{st}: statische Auftriebskraft. Die Schwerkraft dreht den einseitigen Hebel gegen den Wasserwiderstand, Drehpunkt ist der Volumenmittelpunkt. [M1645], [L325]

Statische Auftriebskraft

Hinführendes Beispiel

Nach einer Hüftoperation wird beim Immersionstraining in Abhängigkeit von der Immersionstiefe das Hüftgelenk durch die statische Auftriebskraft entlastet.

Inhalte

Der statische Auftrieb eines Körpers im Wasser ist gleich dem Gewicht des von ihm verdrängten Wasservolumens V_W, er hängt also vom spezifischen Gewicht des Fluids (hier: Wasser) und vom Volumen des Körpers ab (➤ Abb. 2.48, ➤ Abb. 2.49, ➤ Abb. 2.50; Reischle 2000).

$$F_{st} = A\,(p_2 - p_1) = A\,\gamma_W\,(h_2 - h_1) = V_W \times \gamma_W$$

Zielgröße:

- F_{st}: statischer Auftrieb in N

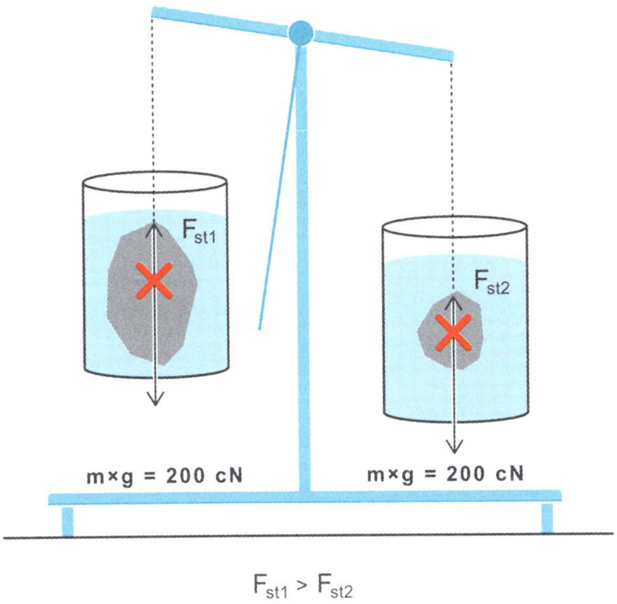

Abb. 2.48 Beide Körper sind gleich schwer, an dem Körper mit dem größeren Volumen wirkt auch bei vollständiger Immersion eine größere statische Auftriebskraft ($F_{st1} > F_{st2}$). [M1645], [L325]

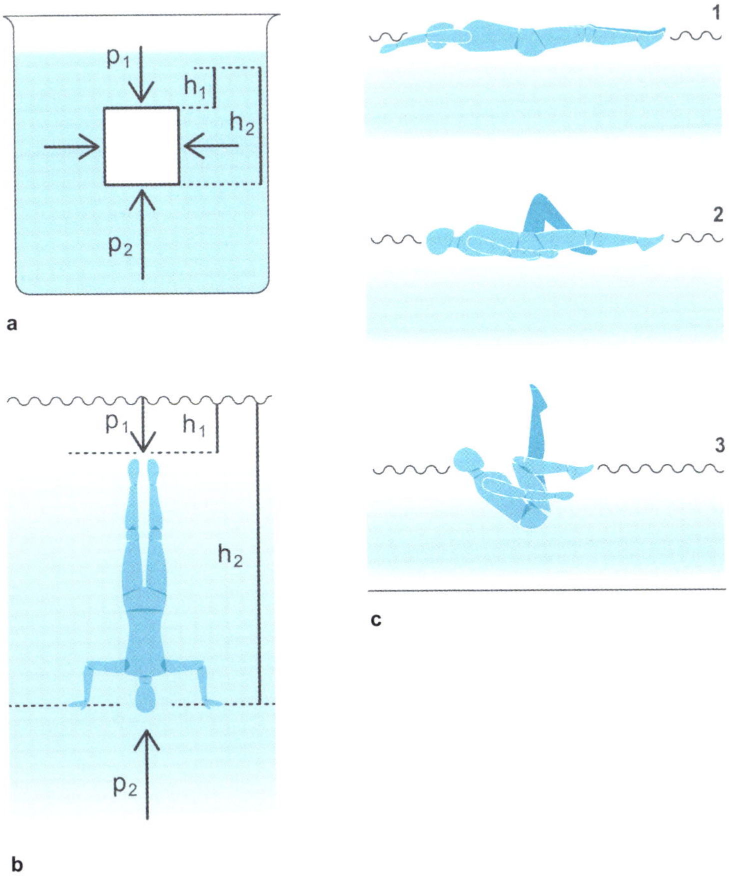

Abb. 2.49 a) Der Betrag des verdrängten Wasservolumens bzw. die Differenz des hydrostatischen Druckes von Ober- und Unterseite des eingetauchten Körpers erklärt den Betrag des statischen Auftriebs. [M1645], [L325]
b) Der hydrostatische Druck ist am Kopf höher als an den Füßen, denn sein Betrag ist u. a. von der Wassertiefe abhängig.
c) Bei der Beugeknie-(c2) und Ballettbeinposition (c3) muss im Vergleich zur horizontalen Rückenlage (c1) u. a. das Zusatzgewicht des linken Beins durch zusätzliche Stützaktionen (erzeugt mit Paddelbewegungen) ausgeglichen werden.
p_2, p_1: Druck in N/cm^2
h_2, h_1: Höhe der Wassersäule in cm

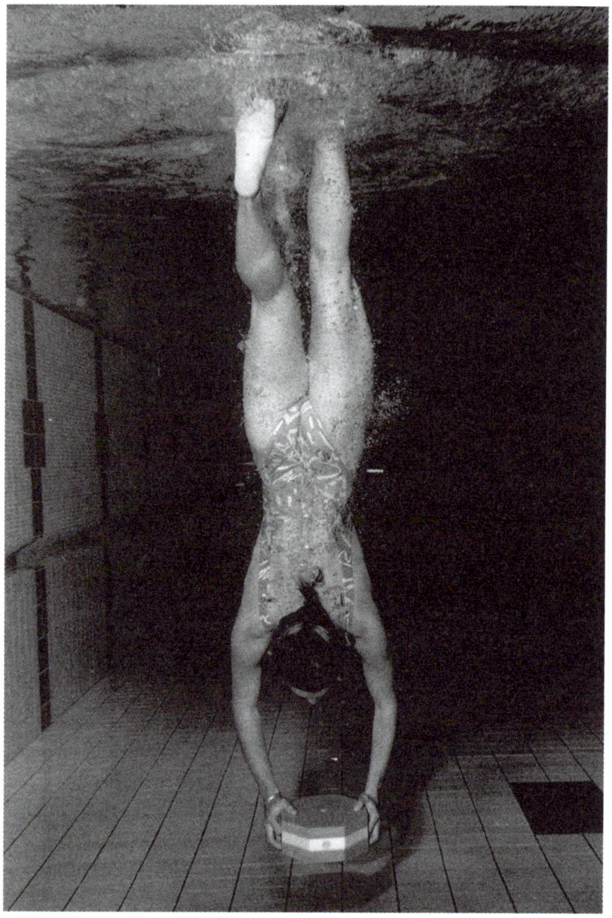

Abb. 2.50 Tiefentransport eines Kunststoffkörpers gegen den Strömungswiderstand und gegen den statischen Auftrieb. [M1585, K548]

Einflussgrößen:

- A: Fläche in cm^2
- p_2-p_1: Druckdifferenz in N/cm^2
- h_2-h_1: Höhe der Wassersäule in cm
- $V_W \times \gamma_W$: Gewicht des verdrängten Wasservolumens in N

Die Bodenstützreaktion beim Stehen und Gehen im Wasser bei verschiedenen Wassertiefen bzw. verschiedenen Geschwindigkeiten illustrieren ➤ Abb. 2.51 und ➤ Abb. 2.52. Das Restgewicht von 3 beispielhaft ausgewählten Personen bei schultertiefer Immersion fasst ➤ Tab. 2.7 zusammen.

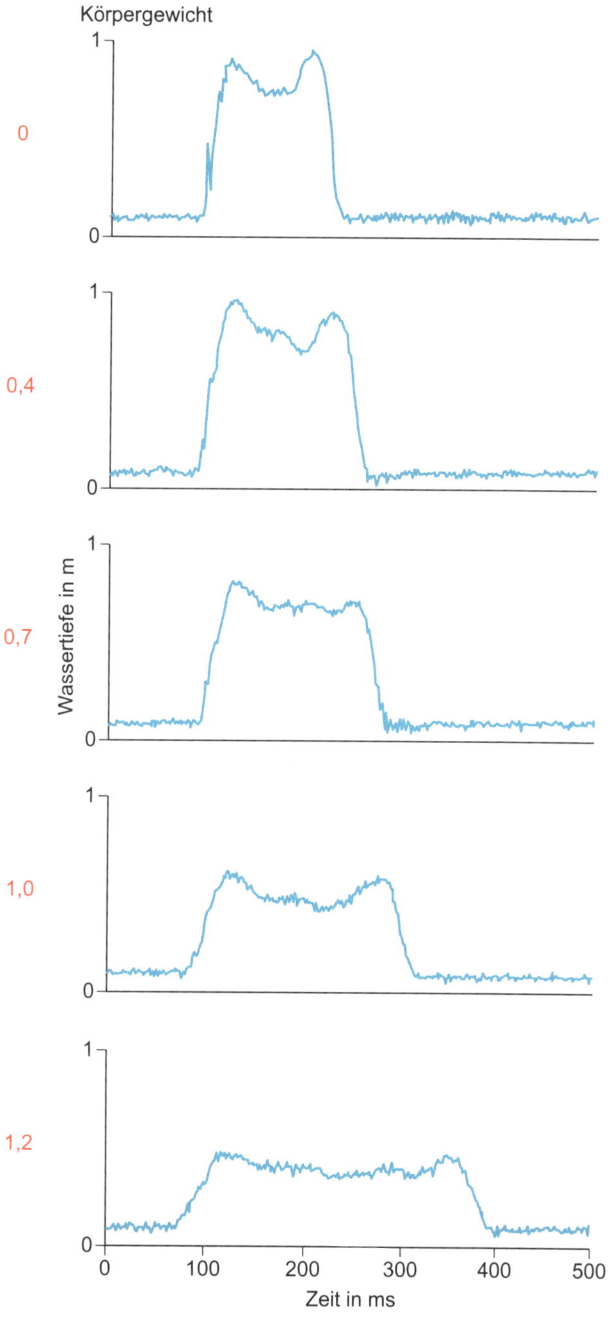

Abb. 2.51 Bodenstützreaktionen bei verschiedenen Wassertiefen. Rote Zahlen bedeuten (beispielsweise „0,4"): Der komplette Graph repräsentiert das normalisierte Körpergewicht in 0,4 m Wassertiefe. (mod. nach Nakazawa et al. 1994). [M1645], [L143]

Tab. 2.7 Restgewicht von 3 Personen bei schultertiefer Immersion (Messmethode: Personenwaage auf dem Beckenboden). Stefanie war zum Messzeitpunkt hochschwanger, d.h. sie hatte das größte Körpervolumen, und Holger ist ein athletischer Typ.

Versuchsperson	Körpergewicht an Land (in N)	Restgewicht im Wasser (in N)	Restgewicht im Wasser in % des Körpergewichts
Martina	670	48,50	7,20
Stefanie (im 8. Monat schwanger)	874	35,75	4,10
Holger	786	74,00	9,41

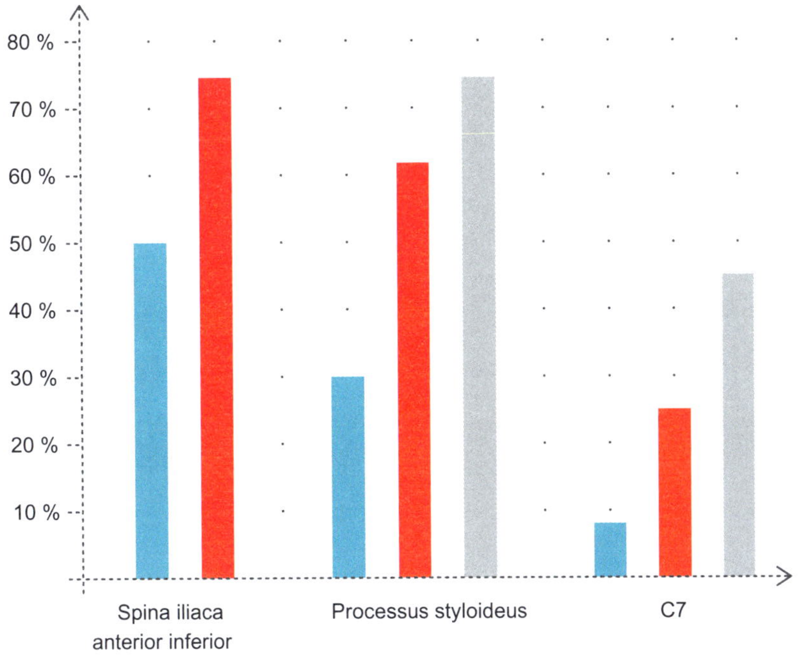

Abb. 2.52 Bodenstützreaktionen in % des Körpergewichts beim Stehen (blau), beim langsamen Gehen (rot) und beim schnellen Gehen im Wasser (grau) in verschiedenen Eintauchtiefen (mod. nach Nakazawa et al. 1994). [M1645], [L325]

Strömungswiderstand

Hinführendes Beispiel

Bei Aquafiteinheiten können die Teilnehmerinnen und Teilnehmer in bauchtiefer Position ein senkrecht gestelltes Schwimmbrett mehr oder weniger schnell bzw. mehr oder weniger tief eingetaucht verschieben. Je nach Bewegungsgeschwindigkeit bzw. Positionierung verändert sich der Wasserwiderstand und dementsprechend der Kraftaufwand der Teilnehmer.

Inhalte

Bei Bewegungen im Wasser belastet vor allem der Strömungswiderstand:

$$F_W = 1/2\, c_W \times \rho \times A \times v^2$$

Zielgröße:
- F_W: Strömungswiderstand in N

Einflussgrößen:
- $c_{W:}$ Widerstandsbeiwert (Größe hängt von der Körperform ab)
- ρ: Dichte des Wassers in g/cm^3
- A: angeströmte Fläche in cm^2
- v^2: Anströmungsgeschwindigkeit in m/s

Oder (nach Enoka 2008, S. 65):

$$F_W = k \times A \times v^2 \text{ in N (k ist eine Abkürzung für } 1/2\, c_W\, \rho)$$

Der Strömungswiderstand wirkt immer gegen die Bewegungsrichtung bzw. in Anströmungsrichtung, der gleichzeitig wirkende dynamische Auftrieb wirkt bei den im Wasser bewegten Körpern immer senkrecht zur Bewegungsrichtung, und sein Betrag hängt von den gleichen Größen wie der Strömungswiderstand ab (➤ Abb. 2.46).

KAPITEL

3 Trainingswissenschaftliche und motorische Aspekte – an der Physio- und Sportpraxis orientiert

3.1 Optimierung der Muskelkraft

Hinführende Beispiele

Beispiel 1

Für eine Bewegung sind immer 2 Gruppen von Muskeln maßgeblich, die erstens für die Beschleunigung (Agonist) und zweitens für die Abbremsung (Antagonist) des Skelettthebels verantwortlich sind (Schubert 2009, S. 11). „The agonist muscle provides the acceleration toward the target and the antagonist the acceleration in the opposite direction" (Enoka 2008, S. 298).

Beispiel 2

Eine Versuchsperson hält einen Eimer mit dem 90° abduzierten Arm. Der Eimer wird langsam mit Wasser gefüllt. Zunächst ist die Muskelkraft größer als die Last (konzentrische Situation), dann ist die Muskelkraft gleich der Last (isometrische Situation), und irgendwann ist die Last, nachdem der Eimer fast vollständig gefüllt wurde, größer als die Muskelkraft (exzentrische Situation).

Beispiel 3

Nach Hüter-Becker und Dölken (2005) muss bei Immobilisation mit 2–5 % Kraftverlust pro Tag gerechnet werden. „Die Belastbarkeit einer Sehne sinkt ebenfalls, vor allem nach längerer Ruhigstellung, erheblich und beträgt nach vierwöchiger Immobilisation nur noch 20 % des Betrags vor der Ruhigstellung" (Alt 2009, S. 76).

Beispiel 4

„[…]bei Sprüngen werden 17–34 % der mechanischen Muskelarbeit in der Achillessehne gespeichert und wieder abgegeben" (Alt 2009, S. 75).

Beispiel 5

Cross Education (= kontralateraler Transfer): Nach einer Verletzung des rechten Kniegelenks und der verordneten Ruhigstellung resultiert durch ein Krafttraining mit dem linken Bein ein Effekt für das rechte, eingegipste Bein (➤ Abb. 3.1). („Cross-education is mediated by adaptions […] in cortical, subcortical and spinal pathways; Carroll et al. 2006. „This occurs, for example, when subjects train one limb. This effect is known as cross-education […] the strength gain in the contralateral limb averaged 7,8 %, which corresponded to 35,1 % of the increase achieved in the trained limb"; Enoka 2008, S. 364).

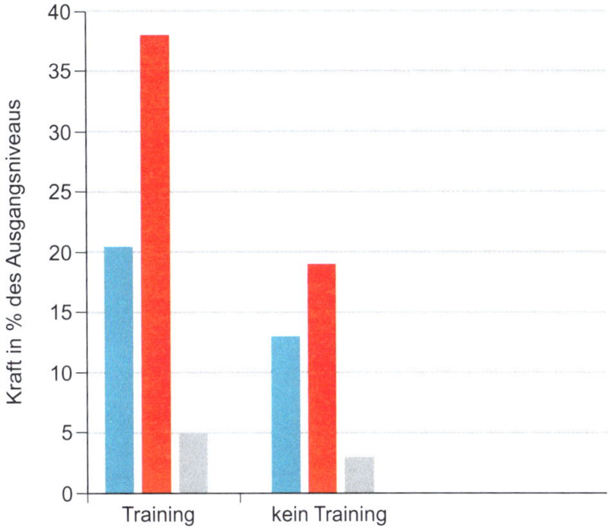

Abb. 3.1 Vergleich des Trainingseffektes eines nicht eingegipsten Beins (links, „Training") mit dem Trainingseffekt des eingegipsten Beins (rechts, „kein Training"). Bei dem eingegipsten Bein wurden nach 3 Wochen ebenfalls Trainingseffekte registriert, obwohl kein Krafttraining mit dem eingegipsten Bein möglich war. Gruppe 1 (blau): mentales Training, Gruppe 2 (rot): Krafttraining, Gruppe 3 (grau): Kontrollgruppe (Daten nach Enoka 1994). [M1645], [L143]

3.1.1 Funktionen und Kraftentwicklung der Skelettmuskulatur

Die Skelettmuskulatur ist für die Statik und Motorik des Körpers zuständig, also Skelettanteile zu bewegen und zu stabilisieren. Sie ist mit kollagenreichen Sehnen mit den Knochen verbunden. Im Einzelnen erfüllt die Skelettmuskulatur folgende Funktionen:

- Durch Kontraktion der Muskulatur werden die Skeletthebel dynamisch bewegt bzw. isometrisch gehalten.
- Die Skelettmuskulatur stabilisiert die vertikale Körperposition durch die Stützmotorik der Bauch- und Rückenmuskulatur durch Zuggurtung.
- Das Maximum der Muskelleistung (= Muskelleistungsschwelle) bei einer Einzelzuckung wird mit etwa 30–35 % der maximalen Last erzielt (s. unten: ➤ Abb. 3.6), bei Muskelgruppen etwa bei 50–60 % des konzentrischen Lastmaximums (Martin 2001). Ein Training an der Muskelleistungsschwelle ist geeignet, um im mittleren Lebensalter und postoperativ die Muskulatur zu

kräftigen (Lehnertz und Pampus 1989; Hottenrott und Neumann 2010; Hohmann et al. 2003).

- Die Dosierung von Belastungen, d. h. dosierte Abbremsung einer Zielbewegung (= antagonistische Hemmung): M. biceps brachii und M. brachialis bremsen die Extension des Ellenbogenstreckers (M. triceps brachii).
- „Hebelstrategie I“: Ein gelenknaher Ursprung und gelenkferner Ansatz bedingen einen geringen Bewegungsausschlag, z. B. beim M. brachioradialis als Stabilisator (= ein sogenannter Shunt-Muskel).
- „Hebelstrategie II“: Ein gelenkferner Ursprung und gelenknaher Ansatz bedingen einen großen Bewegungsausschlag, z. B. M. brachialis, M. biceps brachii (= sogenannte Spurt-Muskeln).
- Drei Typen von Skelettmuskelfasern erfüllen spezifische Funktionen (Nordin u. Frankel 2012, S. 168):
  - Slow-Twitch Fibres (Typ I: oxidativ, ermüdet langsam),
  - Fast-Twitch Fibres (Typ II A: oxidativ glykolytisch, ermüdet mittelschnell),
  - Fast-Twitch Fibres (Typ II B: glykolytisch, ermüdet schnell).

Für die Kraftentwicklung der Skelettmuskulatur sind die kontraktilen Elemente entscheidend, die nach einer Erregung kontrahieren. Nach einer Vordehnung der Muskulatur werden die kontraktilen Elemente von serienelastischen (sec) und parallelelastischen (pec) Einheiten der Muskelkontraktion bei der Kraftentwicklung unterstützt (➤ Abb. 3.2).

Die Kontraktionselemente (= aktive Kraftentwicklung) der Sarkomere (= kleinste funktionelle Einheit der quergestreiften Muskulatur) sind die Aktin- (Länge: 15 nm) und Myosinfilamente (5 nm), die sich zu Muskelfibrillen (Myofibrillen; Länge:1–2 µm) zusammensetzen. Die Muskelfasern (Länge: 20–100 µm) umfassen mehrere Hundert Muskelfibrillen mit einer bindegewebigen und elastischen Muskelhülle.

Das elastische Strukturprotein Titin (➤ Abb. 3.3a) ist an der Z-Scheibe und seitlich an den Myosinfilamenten befestigt (= 3 Moleküle Titin pro Myosinfilament). Das Titin wirkt durch seine Rückstellkraft, d. h. es verhindert eine zu starke Dehnung, zentriert nach der Dehnung die Myosinfilamente und die Aktinfilamente und sorgt nach Dehnung für die Ruhespannung (= Ruhelänge) bei einer Sarkomerlänge von etwa 2 µm (➤ Abb. 3.3b).

Für die Muskelkontraktion und ihre Feinabstimmung sind die kontraktilen Elemente (cc), die parallelelastischen (pec) und die serienelastischen Elemente (sec) zuständig (➤ Abb. 3.2). Wenn die Aktinfilamente von beiden Seiten vollständig von Myosinfilamenten umhüllt werden, ohne zu überlappen (➤ Abb. 3.3b), entwickeln die Sarkomere die maximale Kontraktionskraft. Für die Entwicklung der Gesamtkraft muss allerdings noch der Effekt der passiven Kraftkomponenten (= elastische Elemente) berücksichtigt werden.

MERKE
Die Ruhelänge l_0 (= Ruhespannung) ist per Definition die Mittelposition zwischen minimaler und maximaler Länge des Muskels. Bei Ruhespannung entwickelt der Aktin-Myosin-Komplex die maximale Kraft (= 100 %).

Die zu entwickelnde Gesamtkraft setzt sich letztlich aus den Effekten der passiven Kraftkomponente, den elastischen Elementen des Muskels und der aktiven Kraftentwicklung durch Aktin und Myosin zusammen. Die Skelettmuskulatur hat also ein aktives und ein passives Kraftpotenzial (➤ Abb. 3.4). Der theoretische Arbeitsbereich (➤ Abb. 3.3b) eines Muskels liegt zwischen 75 % und 175 % der Ausgangslänge, in der Praxis allerdings eher zwischen 100 % und 130 % (Gollhofer et al. 2003, S. 67).

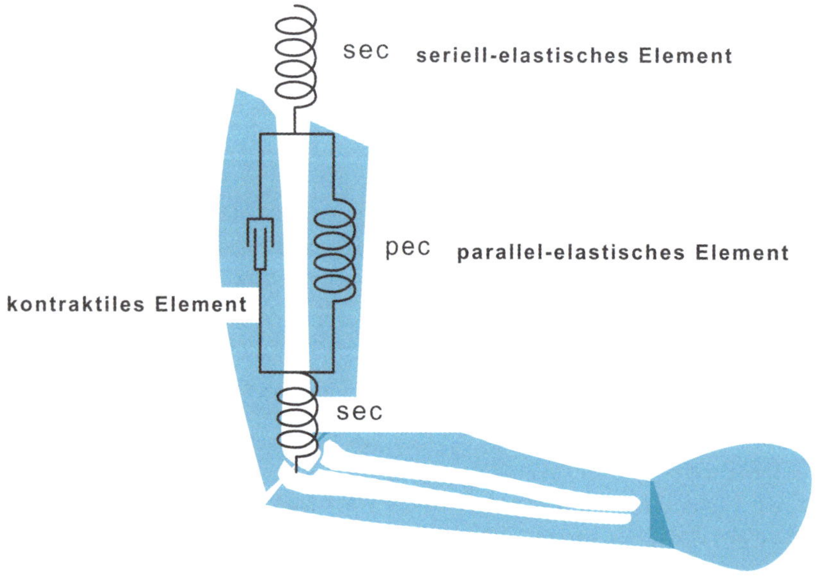

Abb. 3.2 Kontraktile, parallel-elastische (pec) und seriell-elastische (sec) Einheiten der Muskelkontraktion (mod. nach Nordin u. Frankel 2012). [M1645], [L325]

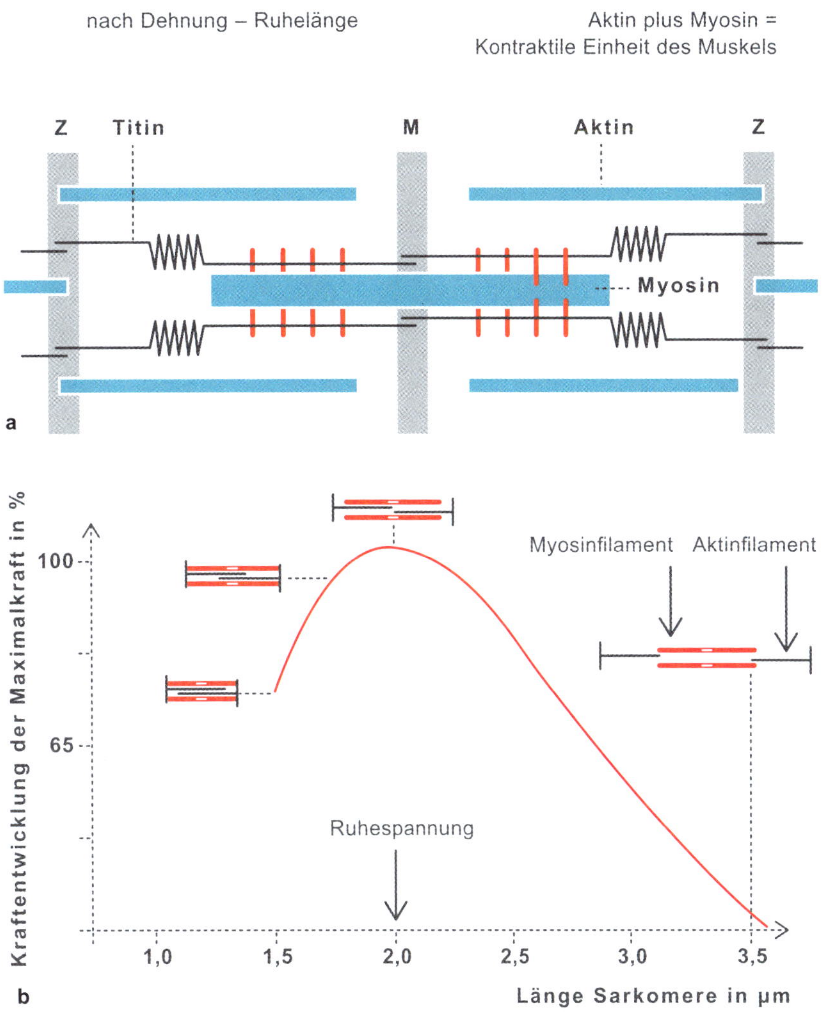

Abb. 3.3 a) Myosin- (M), Aktin- und Titinfilamente eines Sarkomers. b) 100 % Brückenbindungen zwischen Aktin und Myosin und damit Entwicklung der maximalen Kraft bei einer Sarkomerlänge von etwa 2 µm (Z: Z-Scheibe (auch Z-Linie oder Z-Streifen) (mod. nach Nordin u. Frankel 2012). [M1645], [L325]

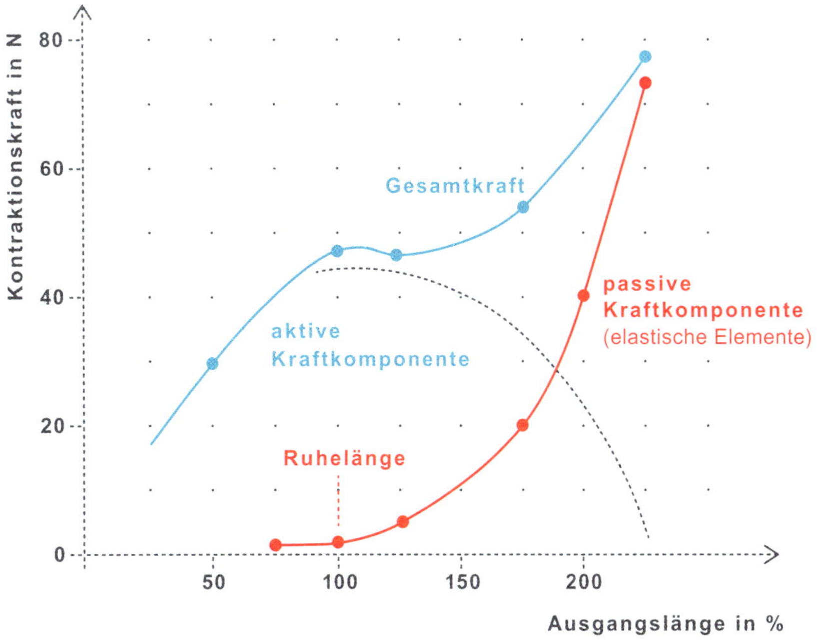

Abb. 3.4 Die Kontraktionskraft wird u. a. von den aktiven Komponenten (Aktin, Myosin) und den passiven Komponenten (serienelastische und parallelelastische Elemente), die bei einer Vordehnung aktiviert werden, bestimmt (mod. nach Nordin u. Frankel 2012). [M1645], [L325]

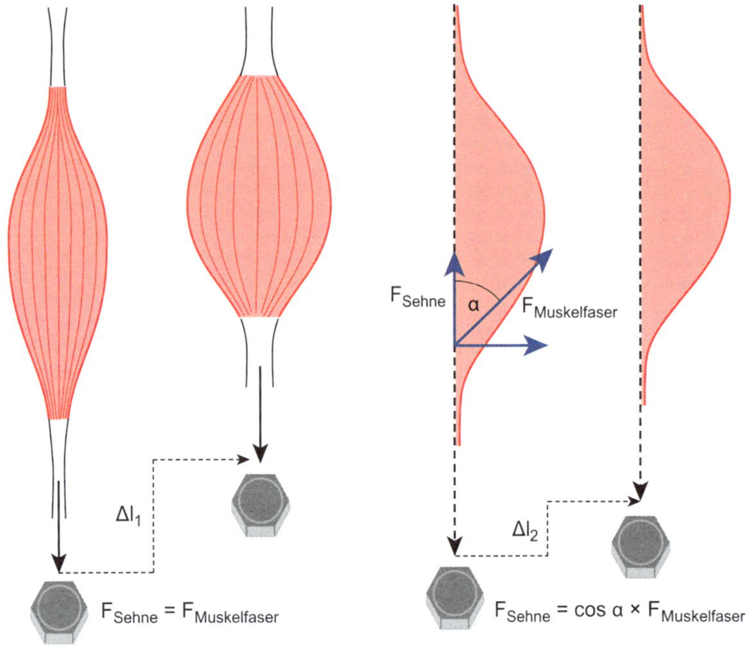

Abb. 3.5 Kraftentwicklung bei einem gefiederten Muskel. Kraft und Verkürzungscharakteristik eines ungefiederten (links) und eines gefiederten Muskels (rechts). Der Fiederungswinkel α reduziert den Betrag des muskulären Verkürzungswegs (Δl_2). [G1343], [M1645], [L143]

Die Kraft, die ein Muskel entwickeln kann, hängt u. a. von seiner Fiederung, seiner momentanen Länge und der Kontraktionsgeschwindigkeit ab. Im Einzelnen wird der momentane Muskelkraftbetrag bestimmt durch

- die Anzahl aktivierter motorischer Einheiten,
- die Ausprägung der physiologischen Querschnittsfläche,
- die Ausprägung der Vordehnung,
- die Charakteristik der motorischen Einheiten (nach Gollhofer 2009, S. 42–43):
  - langsam kontrahierende, ermüdungsresistente (S = „slow"),
  - schnell kontrahierende, weitgehend ermüdungsresistente (FR = „fatigue resistance") oder
  - schnell kontrahierende, ermüdungsanfällige motorische Einheiten (FF = „fast fatiguable" Einheiten),
- die Ausprägung von
  - intramuskulärer Koordination (= Zusammenspiel der motorischen Einheiten) und
  - intermuskulärer Koordination (= Zusammenspiel von Agonisten, Synergisten und Antagonisten),
- die Vorspannung,
- die Fiederung (➤ Abb. 3.5),
- die Ausprägung der Motivation.

Man unterscheidet darüber hinaus Shunt-Muskulatur (Haltemuskel: z. B. M. brachioradialis) und Spurt-Muskulatur (z. B. M. biceps und M. brachialis). Die Shunt-Muskulatur hat im Vergleich zur Spurt-Muskulatur immer einen längeren Lastarm und einen kürzeren Kraftarm. Die Energiebereitstellung für eine Muskelkontraktion erfolgt über die Umwandlung des universellen Energieträgers Adenintriphosphat (ATP) zu Adenindiphosphat (ADP).

Beim prä- und postoperativen Krafttraining kann zunächst nicht mit hohen Geschwindigkeiten und hohen Lasten trainiert werden. Nach der Kraft-Geschwindigkeits-Relation nach Hill (➤ Abb. 3.6) kann allerdings die „optimale muskuläre Leistung […] bei ca. 30 % der maximalen Verkürzungsgeschwindigkeit des Muskels" (Gollhofer et al. 2009, S. 40) erzielt werden. Am „wirksamsten wird mit 30 % der maximalen Bewegungsgeschwindigkeit und […] mit 30 % der maximalen Last und der zugehörigen Bewegungsgeschwindigkeit" trainiert (Grosser et al. 1987, S. 133).

3.1.2 Aktionsformen der Muskulatur

Mit der Kraft-Geschwindigkeits-Relation nach Hill (➤ Abb. 3.6) können die Aktionsformen der Muskulatur gegeneinander abgegrenzt werden:

- Konzentrisch: Dynamisch überwindend, d. h. der Muskel verkürzt sich (= überwindender Krafteinsatz) – Bild: Treppe hinauf gehen.
- Exzentrisch I: Dynamisch nachgebend, bei kontrollierbarer Last, d. h. der Muskel verlängert sich kontrolliert – Bild: Treppe hinab gehen.
- Exzentrisch II: Dynamisch nachgebend, bei unkontrollierbarer Überlast, d. h. der Muskel verlängert sich unkontrolliert.
- Isometrisch (statisch) I: Die Muskellänge bleibt bei einer Last, die konzentrisch überwindbar wäre, konstant.
- Isometrisch (statisch) II: Die Muskellänge bleibt bei einer konstanten Last, die konzentrisch nicht mehr überwindbar ist, konstant.

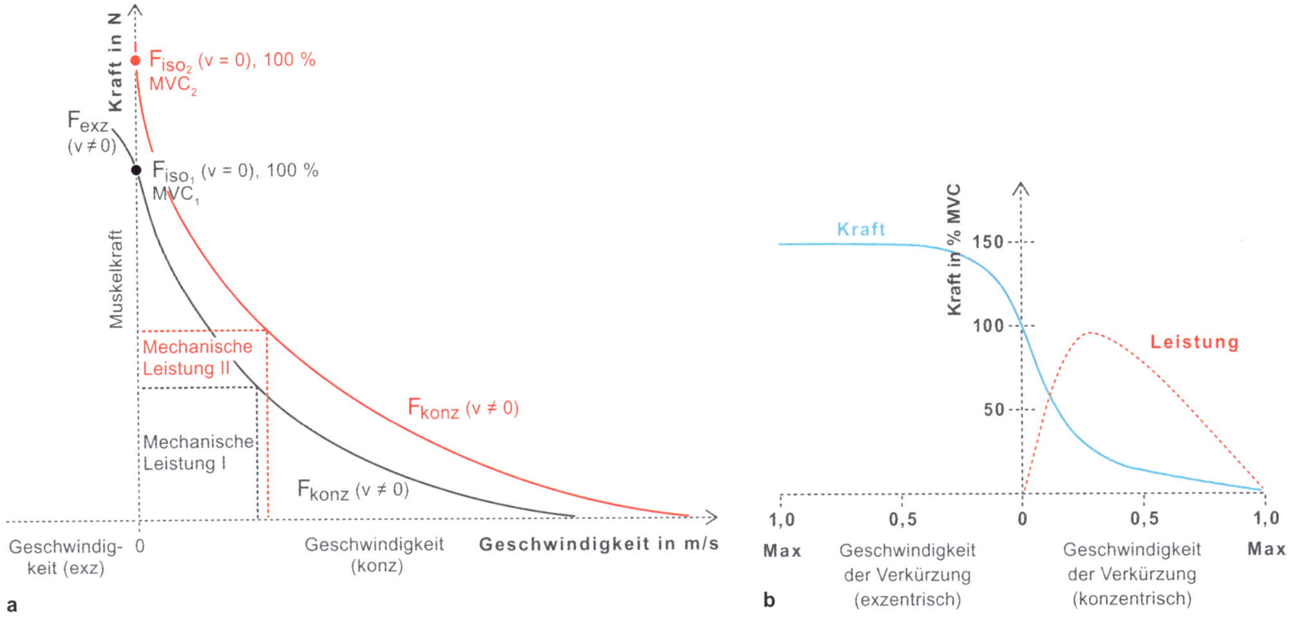

Abb. 3.6 a) Kraft-Geschwindigkeits-Relation und Geschwindigkeits-Leistungs-Relation, vor (F_{iso1}) und nach einem mehrwöchigen Krafttraining (F_{iso2}). Die maximale Leistung (= Muskelleistungsschwelle) wird bei etwa 30 % der maximalen Verkürzungsgeschwindigkeit erzielt. Bei seiner Ruhelänge kann der Muskel den größten Kraftbetrag (100 %) entwickeln (MVC=„maximal voluntary contraction"). F_{exz}: exzentrische Kraftentwicklung, F_{konz}: konzentrische Kraftentwicklung. b) Kraft-Geschwindigkeits-Relation und Kraft-Leistungs-Relation (MVC=maximale isometrische Kraft). Optimale muskuläre Leistung: „Über die Kraft-Geschwindigkeits-Relation kann diese Geschwindigkeit sehr einfach bestimmt werden: […] bei 30 % der maximalen Verkürzungsgeschwindigkeit des Muskels" a: [M1645], [L325], b: [G1343], [M1645], [L325]

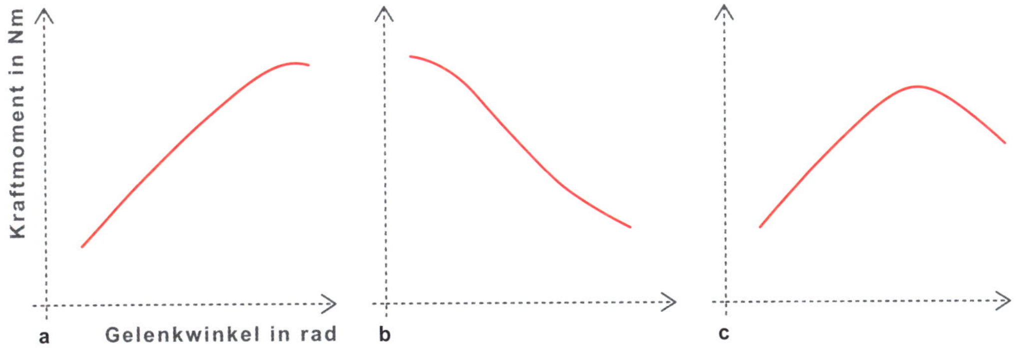

Abb. 3.7 Gelenkwinkel-Kraftmoment-Relation. a) Anstieg (Ascending): Anstieg des Kraftmoments bei Flexion bis etwa Mitte des Arbeitswinkels (Beispiele: Kniebeuger, Hüftadduktoren). b) Abfall (Descending) des Kraftmoments bei Flexion (Beispiel: Hüftabduktoren). c) Anstieg des Kraftmoments bis etwa Mitte des Arbeitswinkels (Intermediate) (Beispiele: Ellenbogenbeuger, Ellenbogenstrecker, Kniestrecker) (mod. nach Enoka 1988). [M1645], [L325]

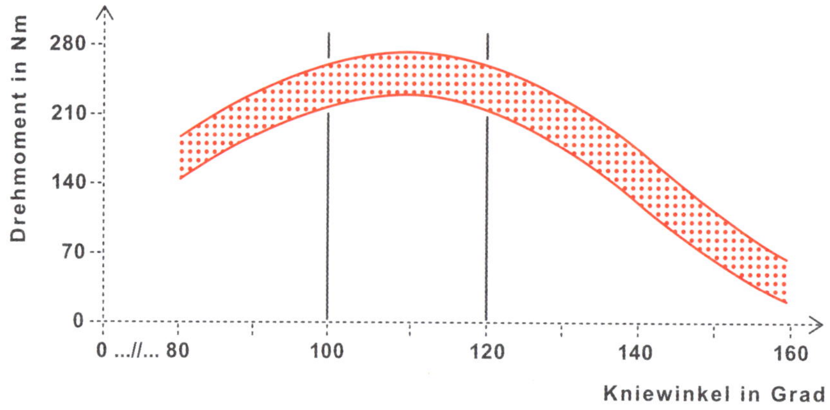

Abb. 3.8 Die Kniewinkel-Drehmoment-Relation zeigt, dass bei der Extension des Kniegelenks das maximale Drehmoment bei einem Kniewinkel zwischen 100° und 120° erzielt wird. Anmerkung: Der maximale Kraftarmbetrag wird bei Flexion des Kniegelenks bei etwa ca. 3 rad (172°) erzielt (mod. nach Enoka 1988). [M1645], [L325]

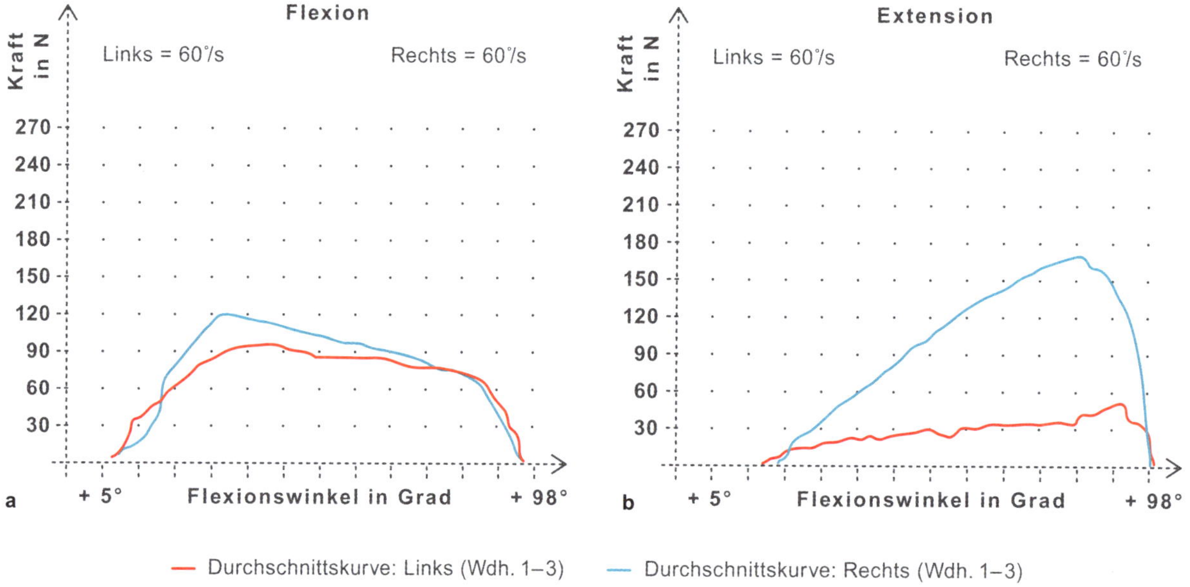

Abb. 3.9 Isokinetische Kraftmessung vom Drehmoment des rechten und linken Kniegelenks: Flexion und Extension des Kniegelenks nach einer Kreuzbandverletzung am linken Kniegelenk (=defizitäre Kraft bei Extension links). (Daten nach: Olympiastützpunkt Rhein-Neckar). [M1645], [L325]

Gelenkwinkel-Drehmoment-Relation, Kniewinkel-Drehmoment-Relation und isokinetische Kraftmessung: Die Drehmoment-Beträge („torque“, engl. Drehmoment), die bei verschiedenen Gelenkwinkeln entwickelt werden, sind nicht identisch (➤ Abb. 3.7).

Der Betrag des Kraftmoments hängt u. a. von Betrag des Gelenkwinkels ab (➤ Abb. 3.8).

Ein Rechts-links-Vergleich bei einer isokinetischen Kraftmessung nach einer Kreuzbandverletzung ist in ➤ Abb. 3.9 dargestellt.

3.1.3 Shunt- und Spurt-Muskulatur

Die Shunt-Muskulatur wirkt als Haltemuskulatur, die Spurt-Muskulatur wirkt als Bewegungsmuskulatur (➤ Tab. 3.1, ➤ Abb. 3.10).

Tab. 3.1 Ausgewählte Shunt- und Spurt-Muskulatur.

Gelenkbewegung	Shunt-Muskulatur (= Haltemuskulatur)	Spurt-Muskulatur (= Bewegungsmuskulatur)
Flexion Ellenbogengelenk	M. brachioradialis	M. biceps M. brachialis
Flexion Hüftgelenk	M. rectus femoris M. fasciae latae	M. iliopsoas
Extension Hüftgelenk	Ischiokrurale Muskulatur (insbesondere M. semimembranosus)	M. gluteus maximus

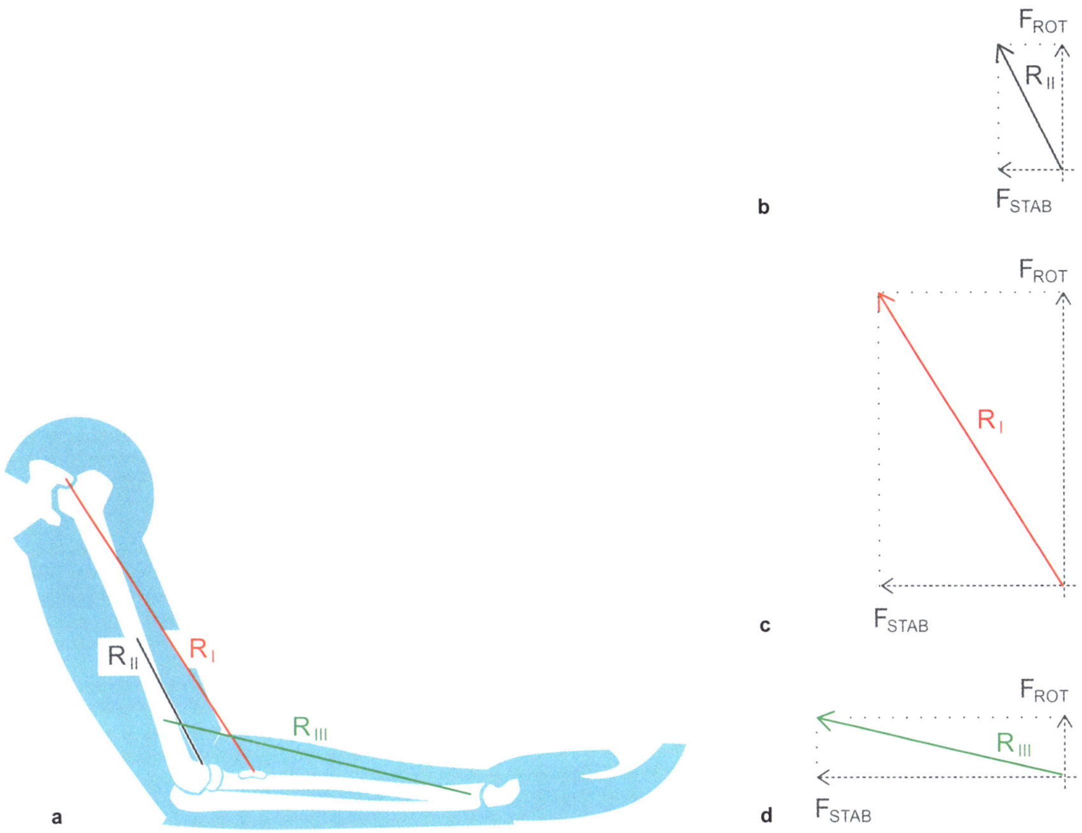

Abb. 3.10 Shunt- und Spurt-Muskulatur am Beispiel des Ellenbogengelenks; dargestellt sind der Shunt-Muskel M. brachioradialis (R_{III}) und die Spurt-Muskeln M. biceps (R_I) und M. brachialis (R_{II}). [M1645], [L325]

3.1.4 Relevanz des Krafttrainings

Die nachfolgend präsentierten Forschungsergebnisse belegen die Relevanz eines gezielten und regelmäßigen prä- und postoperativen Krafttrainings:

- „Nach Immobilisation wird ein messbarer Kraftverlust von 1–6 % pro Tag festgestellt, […] nach 2–3 Wochen verlangsamt sich der Prozess" (Schönle 2004, S. 94). Nach Enoka (2008, S. 364) kann durch den kontralateralen Transfer (= Cross Education), d. h. Training mit dem nicht verletzten Bein, die Muskelkraft des immobilisierten Beins um 7 % verbessert werden.
- Nach 14 Tage Immobilisation: Verlust von 3,7 % Muskelmasse, 21,5 % Muskelkraft und 40 % Kraftausdauer (Johnston et al. 2009).
- Auch „1–2 Jahre nach Kreuzbandoperationen wurden Kraftdefizite des M. quadriceps festgestellt" (Schönle 2004, S. 94).
- „[…] bei operierten Athleten mit einer postoperativen Trainingspause von 4 Monaten wurden 14 Monate nach voller Wiederaufnahme des Sports Kraftdefizite von 10 % bis 20 % gesehen" (Schönle 2004, S. 94).
- „Besonders hervorzuheben ist das Aquatraining, mit dem […] ein intensives Muskelaufbautraining erfolgen kann" (Schönle 2004, S. 94).
- Eine effektive Prävention, um Rückenschmerzen vorzubeugen bzw. zu beheben: Beckenstellende Muskulatur kräftigen, d. h. Beckenaufrichter intensiv kräftigen, und Beckenkipper in maximalem ROM trainieren, Beckenkipper zusätzlich dehnen, falls bei der Prüfung eine Verkürzung festgestellt wurde (Gottlob 2000, S. 201).

3.1.5 Belastungsvorgaben für das Maximalkraft-, Schnellkraft- und Kraftausdauertraining

Die allgemeinen Belastungsvorgaben, z. B. für das Training der Maximalkraft, der Schnellkraft und der Kraftausdauer, sind unverzichtbar und werden in ➤ Tab. 3.2 konkretisiert.

MERKE

„Die" Kraft gibt es nicht (Laube 2011, S. 310).

Die Trainingswissenschaft unterscheidet zwischen Maximalkraft, Schnellkraft und Kraftausdauer. Die Ausprägung der konzentrischen Maximalkraft ist u. a. von der Bewegungsgeschwindigkeit der Skelethebel abhängig (siehe Kraft-Geschwindigkeits-Relation nach Hill, ➤ Abb. 3.6). „Die Schnellkraft ist die Fähigkeit, Widerstände

Tab. 3.2 Krafttrainingsmethoden (mod. nach Hohmann et al. 2003).

Trainingsmethode	Belastung	Intensität	Tempo	Wiederholungen	Serien	Pausen
Standardmethode (Maximalkraft)	Konzentrische, submaximale Krafteinsätze bis zur Erschöpfung	70–80 %	Zügig	8–12	3	> 3 min
Muskelleistungsmethode (Maximalkraft)	Konzentrische mittlere Krafteinsätze bis zur Erschöpfung	50–60 %	Maximal und hoch-frequent	Maximal 30 s Dauer	3–5	> 3 min
Mittelintensive, dynamische Kraftausdauermethode	Dynamische, submaximale Krafteinsätze	50 %	Zügig	30–50	6–10	> 2 min
Azyklische Aktionsschnelligkeit	Einfache, sportartspezifische Bewegungen	100 %	Maximal	6–10	3–5	> 2 min bis 5 min
Zyklische Aktionsschnelligkeit	Sportartspezifische Bewegungen	100 %	Maximal	2–4	2–4	> 2 min bis 5 min

3

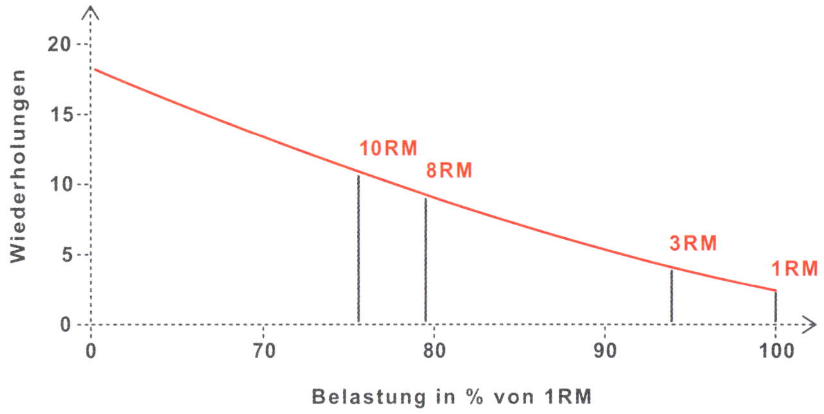

Abb. 3.11 Beziehung zwischen individuell möglicher Wiederholungszahl und dem bewältigbaren Lastbetrag in % vom Einwiederholungsmaximum (1 RM: One Repetition Maximum nach Sale und Mac Dougall 1981). Für Anfänger empfiehlt es sich, mit 12–15 RM bei einer Belastungszeit von 1–2 s pro Wiederholung zu beginnen. Die Last errechnet sich dabei aus 60 % von 1 RM gemessen am gesunden Bein. Wenn die Trainierenden 1–2 Wiederholungen mehr bewältigen, sollte die Belastung um 2–10 % erhöht werden (Enoka 2008, S. 360). Die Bestimmung der Maximallast und die Ableitung der prozentualen Belastung daraus kann nur mit dem nicht betroffenen kontralateralen Körperteil durchgeführt werden. Bestimmung der prozentualen Belastung: Die Therapeutin bzw. der Therapeut nähert sich durch einen Versuch-Irrtum-Prozess dem Wiederholungszahlenbereich (Daten nach Diemer und Sutor 2014, S. 72). [M1645], [L325]

mit hoher Verkürzungsgeschwindigkeit zu überwinden“, und „die Kraftausdauer ist die Ermüdungswiderstandsfähigkeit gegenüber lang andauernden Kraftleistungen bei 30–60 % der Maximalkraft“ (Laube 2011, S. 310ff.). „Bei der Kraftausdauer handelt es sich um die Fähigkeit, einen Bewegungswiderstand über einen längeren Zeitabschnitt zu halten (statische Erscheinungsweise der Kraftausdauer) oder wiederholt (dynamische Erscheinungsweise der Kraftausdauer) zu bewältigen“ (Hohmann et al. 2003, S. 84).

Um die individualisierten prozentualen Belastungsvorgaben zu bestimmen, ist das Repetition Maximum (RM) hilfreich. Mithilfe der in ➤ Abb. 3.11 abgebildeten Belastung-Wiederholungszahl-Relation können muskuläre Belastungen abgeschätzt werden. Die 100 %-Belastung (1 RM = 1 Repetition Maximum) kann dann, z. B. nach einer Hüftoperation mit dem nicht operierten Bein, grob bestimmt werden. Das folgende Zitat ermutigt zu dieser Entscheidung: „Um den Körper zu einer Anpassung zu veranlassen, geht es bei der Belastungsdosierung weniger darum, eine exakt quantifizierte Vorgabe zu erfüllen. Vielmehr reicht es aus biologischer Sicht aus, wenn ein kritischer Energiemangel oder ein erhöhter Proteinverschleiß induziert wird“ (Hohmann et al. 2003, S. 80).

3.1.6 Fünf-Stufen-Modell des rehabilitativen Muskeltrainings

Das Fünf-Stufen-Modell des rehabilitativen Muskeltrainings (Froböse und Fiehn 1998, S. 40ff.) besteht aus:

- **Stufe I** (= Vortraining): „Stimulierung verlorengegangener Bewegungsmuster“, d. h. die Muskulatur wird trainierbarer durch Verbesserung der intermuskulären Koordination (Belastung: < 30 % vom RM, 5 Wiederholungen, 1–4 Serien, Serienpause: 1 min); Training unterhalb der regulären Anpassungsschwelle. Trainingsdauer: etwa 2 Wochen, Beginn erst nach der Entzündungsphase, die bis zu 5 Tage dauern kann. Das verletzte Gewebe darf während der Proliferationsphase nur schwach belastet werden.
- **Stufe II** (= Vortraining): „Lokales Muskelausdauertraining“, d. h. Belastung 30–40 % vom RM, 12–15 Wiederholungen, 3–6 Serien, Serienpause: 2 min. Beginn etwa 2 Wochen nach OP und Trainingsdauer etwa 4 Wochen.
- **Stufe III** (= Muskelaufbautraining, Erhöhung der Muskelmasse), Belastung: 40–70 % vom RM, 8–15 Wiederholungen, 2–6 Serien, Serienpause: 3 min. Hottenrott u. Zülch (1998) empfehlen vergleichbare Belastungsvorgaben: 60–85 % vom RM bei 8–12 Wiederholungen. Beginn nach etwa 6–8 Wochen, Trainingsdauer: etwa 4 Wochen.
- **Stufe IV** (= Steigerung der neuromuskulären Kraftqualitäten), Belastungen: intramuskuläres Koordinationstraining, Intensität 70–100 %, bis zu 6 Wiederholungen, 3–8 Serien.
- **Stufe V:** Entwicklung vielseitiger, situationsabhängiger und situationsunabhängiger Kraftqualitäten.

Aus der Praxis für die Praxis

Beim Krafttraining werden in den ersten 8 Wochen zunächst intermuskuläre Anpassungserscheinungen und erst später, nach weiteren 4 Wochen, intramuskuläre Verbesserungen erzielt. Für die Erzielung umfassender Krafttrainingseffekte müssen demnach 16–20 Wochen einkalkuliert werden (Froböse und Fiehn 1998, S. 41–42).

Wichtig: Lang anhaltende Trainingspausen mindern die Effekte des Krafttrainings entscheidend (s. oben).

Während der ersten Trainingswochen sind demnach neuromuskuläre Anpassungen (u. a. intermuskuläre und intramuskuläre Koordination) für die Verbesserung der Kraftfähigkeiten verantwortlich: Die Zunahme der Kraftfähigkeiten beschränkt sich in dieser Phase nahezu ausschließlich auf eine massive Verbesserung der neuromuskulären Ansteuerung (Gollhofer 2008, S. 49).

3.2 Optimierung der aeroben Ausdauer

Hinführung

Das Training der aeroben Ausdauer ist vor allem mit der Belastungskomponente „Dauer“ verbunden. Daraus kann man ableiten, dass eine Optimierung der aeroben Ausdauer nur dann gelingt ist, wenn Trainingsreize über bestimmte Zeiträume wirksam sind, d. h. der Trainingseffekt steht u. a. in direktem Zusammenhang mit dem Trainingsumfang und der Trainingsdichte (➤ Tab. 3.3). Für das präventive und das rehabilitative Training sind die Dauermethode und die extensive Intervallmethode mit Aktionen, bei denen auf jeden Fall 1/6–1/7 der Skelettmuskulatur belastet werden, geeignet.

3.2.1 Effekte des präventiven und rehabilitativen Ausdauertrainings

Die extensive Intervallmethode, mit der in Abhängigkeit vom Trainingszustand die Grundlagenausdauer und die Regenerationsfähigkeit effektiv verbessert werden können, ist für das präventive und rehabilitative Training besonders geeignet. Nach Hegner (2006, S. 188) bewirkt die extensive Intervallmethode u. a. die nachfolgend genannten physiologischen Effekte:

- Ökonomisierung der Herz-Kreislauf-Funktion,
- Kapillarisierung der Herz- und Skelettmuskulatur,
- Optimierung des Fettstoffwechsels,
- Optimierung der aeroben Leistungsfähigkeit und der aeroben Kapazität, d. h. Anhebung der anaeroben Schwelle mit Verzögerung der Laktatproduktion,
- Entwicklung der aeroben Basis für das Training der Kraftausdauer.

3

3.2.2 Belastungsvorgaben für ein präventives und rehabilitatives aerobes Ausdauertraining

- Umfang bei der Dauermethode: zunächst: 10–15 min und behutsam steigern.
- Dichte pro Woche: 3–4 × pro Woche.
- Intensität: Trainingspulsfrequenz (TPF) 120/min, Laktat: < 3 mmol/l.
- Prozent der beteiligten Muskulatur: 1/6–1/7 der Skelettmuskulatur (Beispiele: Joggen, Aquajoggen, Schwimmen).
- Methode: Extensive Intervallmethode, d. h. relativ geringe Belastung (z. B. TPF = 120/min und < 3 mmol/l Laktat) mit relativ langer Belastungsdauer (z. B. 3–6 × 10–15 min) und relativ kurzen Pausen (z. B. bis Pulsfrequenz < 100/min) zwischen den Wiederholungen.

Tab. 3.3 Vorgaben, um Ausdauerbelastungen zu steuern (mod. nach Wehrlin und Held 2001).

Intensitätsbeschreibung	Sehr locker	Locker	Mittel	Hart	Sehr hart
Subjektives Empfinden	Gemütlich, ruhig	Plaudertempo	Sprechen noch möglich	Beschleunigte Atmung	Stark beschleunigte Atmung, starke Übersäuerung
Subjektives Empfinden nach Borg (6–20)	6–9 Punkte	10–12 Punkte	13–14 Punkte	15–16 Punkte	17–20 Punkte
% HF_{max}	70–80 %	80–85 %	85–90 %	90–95 %	95–100 %
% V_{ANS}	55–70 %	70–80 %	80–93 %	93–103 %	> 103 %
% VO_{2max}	45–55 %	55–70 %	70–80 %	80–90 %	90–100 %
Laktat bei Untrainierten	< 2,5 mmol/l	2,5–3,5 mmol/l	3,5–4,5 mmol/l	4,5–7 mmol/l	7–12 mmol/l
Laktat bei Trainierten	ca. 1 mmol/l	ca. 1 mmol/l	2–3 mmol/l	3–5 mmol/	5–10 mmol/
Erholungsdauer		0,25–1,5 Tage	0,5–2 Tage	1–3 Tage	2–4 Tage
Trainingsformen	Regeneration	Lockerer Dauerlauf Überdistanz (60–240 min)	Mittelschneller Dauerlauf (30–90 min)	Schneller Dauerlauf (15–60 min) Fahrtspiel	Intervalltraining

Abkürzungen:
HF_{max} = maximale Herzfrequenz
V_{ANS} = Geschwindigkeit an der anaeroben Schwelle
VO_{2max} = maximale Sauerstoffaufnahme

Individualisierung der Belastungsvorgaben für ein präventives und rehabilitatives Ausdauertraining

Die Belastungsvorgabe Intensität kann mithilfe der folgenden Methoden individualisiert werden (Reischle und Kandolf 2015):

- mithilfe der Karvonen-Formel,
- mithilfe der Borg-Skala (➤ Tab. 3.3),
- mithilfe der Wehrlin-Tabelle (➤ Tab. 3.3).

Die Karvonen-Formel eignet sich für die individualisierte Bestimmung der Intensitätsvorgaben (hier Herzfrequenz, HF):

$HF_{train} = HF_{rest} + (HF_{max} - HF_{rest}) \times$ Faktor (der Faktor für den Übergangsbereich extensive Belastung → intensive Belastung beträgt 60 %).

Praxisbeispiel:

Alter der Versuchsperson: 40 Jahre, Ruhepuls (HF_{rest}): 75 bpm, geschätzter Maximalpuls (HF_{max}): 220–40 min^{-1} = 180 min^{-1}; Berechnung der Trainingspulsfrequenz (nach Karvonen-Formel):

$HF_{train} = 75\ min^{-1} + (180–75\ min^{-1}) \times 0{,}6 = 138/min$

- HF_{max}=Maximalpuls, HF_{Ruhe}=Ruhepuls
- HF_{train}=Trainingspulsfrequenz (hier: 60 % vom HF_{max})

Die Karvonen-Formel und die RPE-Skala (= Rate of Perceived Exertion) nach Borg (➤ Tab. 3.3) liefern Vorgaben für die individualisierte Einschätzung der Intensität beim Ausdauertraining. Beispielsweise wird das aerobe System optimal belastet, wenn die Trainierenden die Belastung als „locker" empfinden, während der Belastung plaudern können und die Belastung nach der Borg-Skala mit „10–12 Punkte" bewerten.

In ➤ Tab. 3.3 werden qualitative und quantitative Vorgaben für 5 Ausdauer-Intensitätsstufen präsentiert.

3.3 Optimierung der Beweglichkeit

Hinführung

Begriffsbestimmung

DEFINITION

Beweglichkeit

Die Beweglichkeit ist die Fähigkeit, Bewegungen willkürlich mit der optimalen Schwingungsweite der Gelenke auszuführen.

Beweglichkeit ist die Fähigkeit, Bewegungen und Haltungen über die anatomisch mögliche Bewegungsreichweite der beteiligten Muskulatur und der beteiligten Gelenke ausführen bzw. einnehmen zu können und dies bei einem annehmbaren, nicht schmerzhaften Dehngefühl und gegen einen submaximalen, nicht hinderlichen Dehnwiderstand (Klee 2017, S. 225). Man unterscheidet aktive und passive Beweglichkeit. Die Bewegungsamplitude wird bei der aktiven Beweglichkeit durch aktiv ausgeführte Muskelkontraktionen erzielt: Die maximale passive Beweglichkeit wird durch die Einwirkung äußerer Kräfte (z. B. Partner) erzielt.

Am Beispiel des Hüftgelenks werden in ➤ Abb. 3.12 die Bewegungsmöglichkeiten eines Kugelgelenks exemplarisch vorgestellt.

Die **Gelenkigkeit** ist die individuelle Ausprägung der Schwingungsweite der Gelenke.

Die Gelenkigkeit, die Dehnfähigkeit der Muskulatur und der Bänder und die inter- und intramuskuläre Koordination sind die entscheidenden Einflussfaktoren für die jeweilige Ausprägung der Beweglichkeit. Die Gelenkigkeit ist die individuelle Ausprägung der Schwingungsweite (= anatomischer Aktionsradius) der Gelenke, ihr Betrag ist u. a. abhängig von der Gelenkstruktur.

Neutral-Null-Methode

Einen Ansatz für die Messung und die Vergleichbarkeit der Gelenkbeweglichkeit liefert die Neutral-Null-Methode nach Debrunner (1997). Die Neutral-Null-Methode ist ein standardisierter orthopädischer Bewertungs- und Dokumentationsindex für die Gelenkigkeit (➤ Tab. 3.4).

Für die Bewertung der Beweglichkeit gibt es Referenzwerte, z. B. für das Hüftgelenk:

- Extension/Flexion 10°–0°–120°,
- Abduktion/Adduktion 45°–0°–30°,
- Außenrotation/Innenrotation50°–0°–40°.

MERKE

Bei der Dokumentation nach der Neutral-Null-Methode kennzeichnet die 1. Zahl die maximale Bewegung in körperferne Richtung, die 3. Zahl die maximale Bewegung in körpernahe Richtung. Die an 2. Stelle genannte Zahl lautet in der Regel 0. Sofern die Nullstellung nicht eingenommen werden kann, steht die 0 an der Stelle des Ausschlags in eingeschränkter Richtung und die Abweichung zur Nullstellung als 2. Zahl.

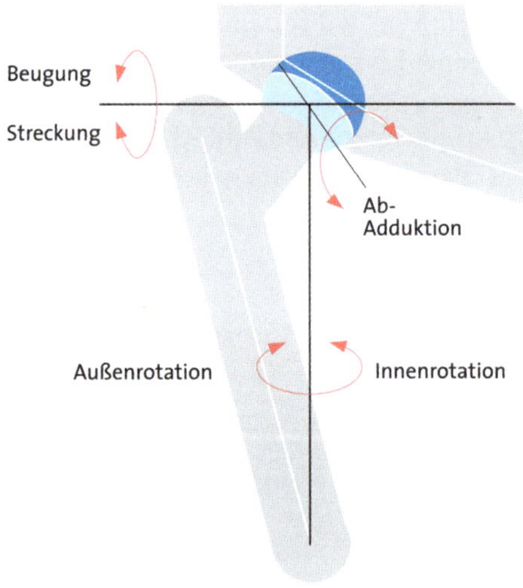

Abb. 3.12 Die 3 Freiheitsgrade des Hüftgelenks: Flexion/Extension, Abduktion/Adduktion und Außen-/Innenrotation. [G1342]

Tab. 3.4 Drehachse, Bewegung und Bewegungsebene.

Drehachse	Bewegung	Bewegungsebene
Drehachse	Bewegung	
Sagittalachse	Abduktion und Adduktion	Frontaleben
Transversalachse	Flexion und Extension	Sagittalebene
Longitudinalachse	Innen- und Außenrotation	Transversalebene/ Horizontalebene

Die Neutral-Null-Methode nach Debrunner (1997) kann immer nur ein Behelfskonstrukt sein, wenn es darum geht, die optimale Beweglichkeit zu bestimmen. Zwischen den Geschlechtern und den Altersgruppen gibt es erfahrungsgemäß sehr große Unterschiede (Variabilität) ohne den Hintergrund einer Pathologie oder Alltagseinschränkung. Auch spezifische Anforderungen im Sport, wie z. B. beim Turnen oder Ballett, werden dabei nicht berücksichtigt. Welcher Grad an Beweglichkeit als optimal angesehen werden sollte, ist daher sehr individuell zu bestimmen.

3.3.1 Eingeschränkte Beweglichkeit

Bei einer festgestellten Einschränkung der Beweglichkeit unterscheiden manuelle Konzepte zwischen schmerzreflektorischen und strukturellen Ursachen sowie das wohl häufige gleichzeitige Vorliegen beider Ursachen. Im Falle einer strukturell bedingten Bewegungseinschränkung kann das Endgefühl der passiven Bewegung dabei helfen, die ursächliche Struktur zu identifizieren. Ein kapsulärer/ligamentärer Stopp fühlt sich deutlich fester an als ein durch die Muskulatur bewirktes Bewegungslimit. Eine Einschränkung der Beweglichkeit neuronaler Strukturen darf ebenfalls nicht außer Acht gelassen werden.

Buttler (1995) und Schacklock (2008) unterscheiden extrinsische und intrinsische Faktoren. Unter extrinsisch kann vereinfacht ausgedrückt die Beweglichkeit des Nervengewebes im Verhältnis zu seinen umliegenden Strukturen verstanden werden, wogegen sich die intrinsischen Faktoren auf den Nerv selbst beziehen und z. B. die Spannungstoleranz auf einen Dehnreiz beinhalten.

Allgemein treten in der Physiotherapie und im Sport strukturelle Erklärungsmodelle für Beweglichkeitseinschränkungen immer mehr in den Hintergrund, man sollte aber die Möglichkeit pathologischer Crosslinks nicht von vornherein ausschließen und entsprechend genau untersuchen. Schmerzhafte Beweglichkeitseinschränkungen können letztlich auch durch Hypermobilitäten verursacht werden und müssen dann mit völlig anderen Ansätzen angegangen werden.

Im Bereich der muskulären Einschränkungen wird die Wahrscheinlichkeit einer strukturellen Ursache für eine echte Verkürzung des Muskels inzwischen als gering eingestuft und vielmehr eine neurophysiologische Erklärung angenommen. Der Einfluss der Muskeldehnung hat, unabhängig von der Durchführung, nach Diemer (2018) keine bzw. eine nur untergeordnete Rolle für die Mobilität oder eine erfolgreiche Mobilisation. Vergleichbar zur variierenden Toleranz neuraler Strukturen auf Dehnreize wird ein ähnliches Phänomen im Bereich der Muskulatur vermutet.

3.3.2 Dehnung und Belastungsvorgaben

Die nachfolgend präsentierten theoretischen Hintergrundinformationen liefern eine Basis für ein gezieltes Beweglichkeitstraining, also die Voraussetzungen für eine adäquate Ableitung von Belastungsvorgaben:

Es muss zwischen passivem, biophysikalischem und dem aktiven, neurophysiologischen Muskeltonus unterschieden werden. Dem Ruhetonus eines Muskels liegt nicht, wie früher vermutet, der Reflextonus zugrunde. Der biophysikalische Muskeltonus wird von der Beschaffenheit des Muskelgewebes sowie von Faktoren wie Dehnungszustand, Durchblutungs-, Stoffwechselsituation und kontraktiler Ermüdung beeinflusst. Auch die Temperatur spielt eine große Rolle. In der anatomischen Betrachtung des Muskels sind neben der Fiederung der Muskelfasern allgemein auch deren Zusammensetzung und die Anzahl nicht kraftgenerierender Kreuzbrücken entscheidend.

Für Bewegung oder Haltung ist der aktive Muskeltonus notwendig, der von der Innervation der motorischen Einheiten bewirkt wird. Der Muskeltonus oder die sogenannte Stiffness kann durch gezieltes Training erhöht und damit zur Gelenkstabilisierung eingesetzt werden.

3

DEFINITION

Ruhelänge eines Muskels

Die Definition der Ruhelänge eines Muskels (➤ Abb. 3.4) lautet: „Wenn am Muskel weder eine neuronale noch eine äußere Kraft wirken, dann befindet sich der Muskel-Sehnen-Komplex in der sogenannten Ruhelänge (l_0 = 100 % Ausgangslänge). In diesem Zustand existiert weder eine Spannung im kontraktilen noch im bindegewebigen Anteil" (Gollhofer et al. 2009, S. 37).

Wegen der „elastischen Rückstellkräfte" (Klee und Wiemann 2004, S. 91) der Titinfilamente (➤ Abb. 3.3) werden die Sarkomere nach einer Dehnung immer wieder entdehnt: „Titinfilamente – Quellen der Muskelelastizität" (Klee und Wiemann 2004). Viol (1985, S. 80) bezeichnet diesen Prozess als „momentan-elastische Dehnbarkeit".

Klee und Wiemann (2004) unterscheiden „Kurzzeitdehnen" (einmaliges Dehnen, 4–5 Wiederholungen und 4 Serien pro Trainingseinheit) und „Langzeitdehnen" (mehrere Wochen mit 3–5 Dehnungseinheiten pro Woche), um die Gelenkreichweite für eine gewisse Zeitspanne um etwa 15 % zu verbessern.

„Die ersten 4 bis 5 Wiederholungen [bewirken] bei einem Lang- und Kurzzeitdehnen den größten Effekt" (Klee und Wiemann 2004, S. 5), d. h. in der Trainingspraxis sollten immer mehrere Serien mit nur 4–5 Wiederholungen angeboten werden.

Kurzfristige Dehneffekte, z. B. beim „Aufwärmen" vor einem Wettkampf, sind bereits nach 15 min um 13,3 % reduziert, und nach 60 min ist die ursprüngliche Dehnungsspannung wieder hergestellt (zit. nach Magnusson 1996, aus Klee und Wiemann 2004). „Trainingspraktische und experimentelle Erfahrungen (Wiemann 1991) zeigen, dass deutliche Beweglichkeitsgewinne nur durch ein langfristiges, regelmäßiges (d. h. nahezu tägliches) und intensives Training zu erreichen sind. Mit der in vielen Sportarten üblichen „Aufwärmgymnastik" sind nachhaltige Bewegungsverbesserungen kaum zu erzielen" (Hohmann et al 2003, S. 97).

MERKE

„Auf jeden Fall zeigen umfangreiche Muskeltests bei Freizeit- und Leistungssportlern, dass verkürzte Muskeln immer auch zu schwach sind" (Gottlob 2001, S. 200).

„Beim passiven Dehnen kommt es zur Auslösung eines monosynaptischen Reflexkreises, was den aktiven Muskeltonus steigen lässt. Neuronale Adaptationen reduzieren jedoch die Erregbarkeit der Ia-Fasern sowie der Aα-Motoneurone […], was zu einer Reduzierung der afferenten und efferenten Impulse und in der Folge auch der muskulären Aktivität führt" (Diemer 2018).

Gamma-Schleife Erregungen aus dem ZNS aktivieren über die Aγ-Motoneurone eine Kontraktion in den Muskelspindeln. Über die Ia-Afferenzen werden die Aα-Motoneuronen der Agonisten aktiviert und eine Tonussteigerung bewirkt.

Reziproke Hemmung Die Kontraktion der Agonisten wird von den Ia-Afferenzen auf ein den Antagonisten hemmendes Interneuron umgeschaltet.

Autogene Hemmung Bei aktiver Kontraktion oder passiver Dehnung wird von den Golgi-Rezeptoren über Ib-Fasern ein Impuls ins Rückenmark geleitet. Dort wird ein hemmendes Zwischenneuron aktiviert. Die autogene Hemmung dient der Sicherung des Muskeltonus und bedarf eines ausgeprägten Reizes.

Renshaw-Hemmung Zur Signalausschaltung zweigen vom Aα-Motoneuron Kollateralen ab, die über die Renshaw-Zelle geschaltet an der eigenen Synapse enden und dort hemmende Wirkung haben.

Das Training der Beweglichkeit, die Optimierung der Gelenkigkeit und der Dehnfähigkeit kann nach dem „muskulären Aktionsmodus" (aktiv oder passiv), dem „muskulären Belastungsmodus" (dynamisch oder statisch) und nach PNF-Methoden systematisiert werden (➤ Abb. 3.13).

- Aktives Beweglichkeitstraining: Die Kontraktion des Agonisten der ausgeführten Bewegung führt zur Vergrößerung des Gelenkwinkels beim Antagonisten.
- Passives Beweglichkeitstraining: Die Einwirkung äußerer Kräfte unterstützt die Vergrößerung der Gelenkamplitude.
- Dynamisches Dehnen (DD): Gelenkwinkel werden rhythmisch vergrößert und verkleinert.
- Statisches Dehnen (SD): Gelenkwinkel werden maximal vergrößert und dann gehalten.
- AC-Stretching (Antagonist-Contract-Stretching): Der Antagonist (nicht zu dehnender Muskel) wird bei Dehnung kontrahiert.
- CR-Stretching (Contract-Relax-Stretching): Der Zielmuskel wird zunächst in der Dehnposition und vor der Dehnung kontrahiert.
- CR-AC-Stretching: Kombination von AC- und CR-Stretching.

Am Beispiel der Dehnung der ischiokruralen Muskulatur (➤ Abb. 3.13, Klee 2003) werden nachfolgend die verschiedene Dehnmethoden näher erklärt. Die Dehnung der ischiokruralen Muskeln, also der Beuger des Kniegelenks (M. biceps femoris, M. semitendinosus, M. semimembranosus) sind hier die Agonisten, die Muskeln der Muskelgruppe des M. quadriceps femoris (M. vastus lateralis, M. vastus medialis, M. vastus intermedius, M. rectus femoris) sind dann die Antagonisten.

Neuromuskuläre Bedingungen beim Dehnen der ischiokruralen Muskulatur, d. h. die ischiokrurale Muskulatur ist bei diesem Beispiel die Zielmuskulatur:

Beim „dynamischen Dehnen" (DD, Skizze 1 in ➤ Abb. 3.13) wird ein monosynaptischer Dehnungsreflex, ein Eigenreflex der gedehnten Muskulatur, ausgelöst. Die Muskelspindeln im gedehnten Muskel (hier: ischiokrurale Muskulatur) dienen als Dehnungsrezeptor und reagieren auf ausgeprägtes „schwunghaftes Dehnen" mit einer reflektorischen Kontraktion der ischiokruralen Muskulatur. Anmerkung: Bei einem moderaten dynamischen Dehnen reagiert die Muskelspindel dagegen nicht bzw. weniger intensiv.

Beim statischen Dehnen (SD) reagiert die Muskelspindel nicht entscheidend, d. h. der Dehnvorgang wird nicht gestört (Skizze 2 in ➤ Abb. 3.13), z. B. wird die Extension des Beins durch eine Verringerung des Tonus der Beuger wesentlich erleichtert (antagonistische Hemmung).

Beim AC-Stretching (Antagonist-Contract-Stretching) werden die Antagonisten, also die Muskelgruppe, die nicht gedehnt werden soll (hier: M. quadriceps) kontrahiert (Skizze 3 in ➤ Abb. 3.13). Renshaw-Zellen bewirken über eine negative Rückkopplung über-

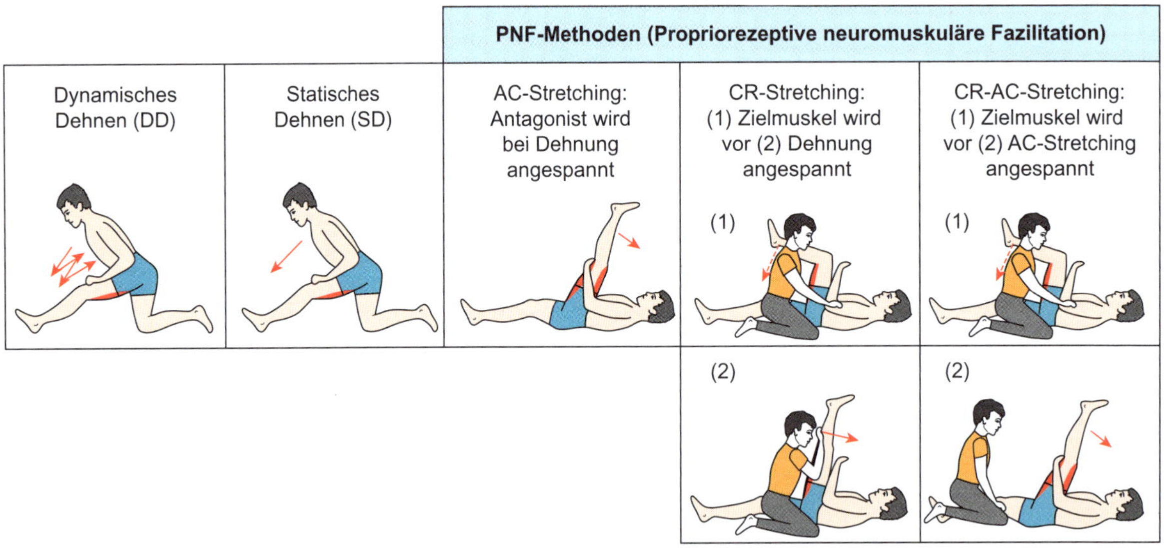

Abb. 3.13 Statische Methoden, um die ischiokrurale Muskulatur zu dehnen (AC: Antagonist-Contract-Stretching; CR: Contract-Hold-Relax-Stretching; DD: dynamisches Dehnen; SD: statisches Dehnen). (mod. nach Klee 2003). [G1356], [M1645], [L143]

schießende Erregungen und Krämpfe der Antagonisten (hier: M. quadriceps). Belastungsvorgaben: Antagonisten (hier: M. quadriceps) 5–10 s aktiv kontrahieren und nach einer kurzen Pause die Zielmuskel (hier: ischiokrurale Muskulatur) intensiv dehnen (3 × wiederholen, 3 min Pause zwischen den Wiederholungen).
Beim CR-Stretching (Contract-Hold-Relax-Stretch) wird die Zielmuskulatur (hier: ischiokrurale Muskulatur) vor der Dehnung kontrahiert, gehalten und kurz entspannt (Skizze 4 in ➤ Abb. 3.13). Die einleitende Kontraktionsphase soll 6–10 s dauern, die eigentliche Dehnphase – nach einer Pause von 3 s – sollte 10–20 s dauern (3 × wiederholen, 3 min Pause zwischen den Wiederholungen). Neuronaler Hintergrund ist die autogene Hemmung, d. h. die Hemmung der Aktivität des Motoneurons vom Agonisten (Nachlassen der Muskelspannung) über Golgi-Sehnenorgane (hier: ischiokrurale Muskulatur) und Steigerung der Aktivität des Motoneurons über Muskelspindelafferenzen der Antagonisten (hier: M. quadriceps). Muskelspindel- und Sehnenspindelafferenzen haben also gegenteilige Wirkung.

Beim CR-AC-Stretching werden CR- und AC-Methode kombiniert: Dehnposition einnehmen, danach Zielmuskel 5–10 s kontrahieren, danach 3 s Muskulatur entspannen, danach Antagonist 5–10 s anspannen, dann AC-Stretching (Skizze 5 in ➤ Abb. 3.13).

Die Dehnfähigkeit wird nach Maehl (Hohmann et al. 2003, S. 96) letztendlich von der Ausprägung psychischer, anatomischer und neuromuskulärer Größen, die nachfolgend gelistet sind, bestimmt:

- neuromuskuläre Einflussgrößen (u. a. emotionaler Erregungszustand, Koordinationsvermögen, Ermüdungsgrad),
- Kraft der Agonisten (bei aktiver Dehnung),
- Entspannungsfähigkeit der Antagonisten (z. B. beim Dehnen der ischiokruralen Muskelgruppe),
- Stoffwechsel (u. a. Körpertemperatur),
- Anzahl der Wiederholungen beim Training.

3.4 Optimierung der koordinativen Fähigkeiten

Hinführung

Ein Koordinationstraining ist immer die Auseinandersetzung mit Ausführungs- und/oder Informationsanforderungen.

Beispiel: Hopserlauf rückwärts im brusttiefen Wasser mit geschlossenen Augen (= Informationsanforderung) und Gegenarmkreisen rückwärts (= Ausführungsanforderung).

3.4.1 Zielstellung des Koordinationstrainings und koordinatives Anforderungstraining

Die Generierung von neuen Synapsen und neuen neuronalen Bewegungsbausteinen ist ein inzwischen gut belegter Effekt eines gezielten Koordinationstrainings. Die beim Koordinationstraining neu erworbenen Synapsen und Neuronen liefern die neuromotorische Basis z. B. für die Korrektur eines Gangbildes, das sich durch postoperative Bewegungseinschränkungen fehlentwickelt hat.

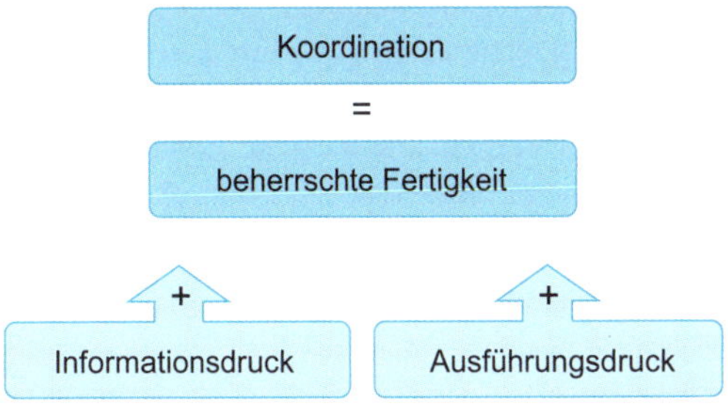

Abb. 3.14 Die Koordinationsformel nach Neumaier und Mechling (1995), Te Poel und Neumaier (1995) und Roth (1999, S. 90) ist eine methodische Grundformel, die als Vorlage für die Kreation neuer Koordinationsübungen dient. [M1645], [L143]

Eine Zielstellung des Koordinationstrainings ist die Optimierung der inter- und intramuskulären Koordination. Neuronale Basis für die Optimierung ist die „Neuroplastizität“ (Spitzer 2007), d. h. es werden die neuronalen Repräsentationen im Motorkortex optimiert, also verändert und ergänzt. Die Metapher „neuronale Bewegungsbausteine“ plakatiert als wirksames Sprachbild die durch Bewegungsreize und kognitive Prozesse bedingten neuronalen Veränderungen im Motorkortex, und wir wissen, dass das Gehirn auf neue Anforderungen mit der Bildung von Synapsen reagiert.

Allgemeines Koordinationstraining ist nach Neumaier (2003) ein „Training der Trainierbarkeit“, d. h. ein Training der Informationsaufnahme, der Informationsverarbeitung und der Bewegungskontrolle. Die Koordinationsübungen beim koordinativen Anforderungstraining, z. B. beim Training der simultanen und sukzessiven Kopplungen von Teilbewegungen und Bewegungen, können mithilfe einer Koordinationsformel (➤ Abb. 3.14) kreiert werden. Beim Koordinationstraining müssen, um Effekte zu erzielen, vergleichbar mit dem Konditionstraining selbstverständlich immer wieder die Anforderungen erhöht werden. Ausgangspunkt bei der Kreation neuer Koordinationsübungen ist immer eine beherrschte Fertigkeit, z. B. Hopserlauf im bauchtiefen Wasser, die dann mit zusätzlichen Informations- und/oder Ausführungsanforderungen belastet wird (➤ Abb. 3.14).

Neumaier (2003, S. 135) unterscheidet bei den Informationsanforderungen u. a. optische, taktile, vestibuläre Belastungen und bei den Ausführungsanforderungen u. a. simultane (gleichzeitig auszuführende Teilbewegungen) und sukzessive (nacheinander auszuführende Bewegungen) Belastungen.

Beispiele für Koordinationsformeln

- Koordinationsformel I = Beherrschte Bewegung (z. B. Hopserlauf im bauchtiefen Wasser) + Ausführungsanforderung (z. B. Gegenarmkreisen).
- Koordinationsformel II = Beherrschte Bewegung (z. B. Hopserlauf im bauchtiefen Wasser) + Informationsanforderung (z. B. Hopserlauf im bauchtiefen Wasser mit geschlossenen Augen).
- Koordinationsformel III = Beherrschte Bewegung + Ausführungsanforderung (z. B. Hopserlauf im bauchtiefen Wasser und Armkreisen rückwärts) + Informationsanforderung (z. B. mit geschlossenen Augen).

Die Effekte des koordinativen Anforderungstrainings sind anekdotisch evident, d. h. Erfahrungen lehren, dass ein Koordinationstraining in Abhängigkeit vom Trainingsalter, von der Trainingsqualität und -quantität, vergleichbar dem konditionellen „Überpotenzial" beim Ausdauer-, Kraft- und Schnelligkeitstraining, ein koordinatives „Überpotenzial" bewirkt. Ein koordinatives „Überpotenzial" erleichtert dann das Neu- und Umlernen.

HINTERGRUNDINFORMATION

„Überpotenzial bezeichnet einen Ausprägungsgrad von Leistungsvoraussetzungen, der über das für das Gelingen der Bewegung eigentlich erforderliche Maß hinausgeht. Dies führt besonders zu einer hohen Zuverlässigkeit, z. B. beim Überlernen eines Bewegungsablaufes [...] unter vergleichsweise höheren physischen und psychischen Beanspruchungen" (Stark 1989, S. 3).

Das „Überpotenzial" kann bei einem präoperativen Training, z. B. vor einer Hüftoperation, auftrainiert werden. Ein koordinatives Überpotenzial [reduziert] den Konzentrationsaufwand und ist begleitet von geringeren Ermüdungserscheinungen bei vergleichbaren Belastungen (Neumaier 2003), z. B. beim Rehabilitationstraining nach einer Hüftoperation.

3.5 Optimierung der Gleichgewichtsregulation

Hinführung

Beim „Skilanglauf" im brusttiefen Wasser auf 2 Schwimmbrettern muss von den Patienten immer wieder das Gleichgewicht „erobert" werden, denn es wirken die Schwerkraft und der statische Auftrieb, deren Resultierende an verschiedenen Körperpunkten angreifen: Die Schwerkraft greift am Körperschwerpunkt, der statische Auftrieb hingegen am Volumenmittelpunkt des verdrängten Wasservolumens an (➤ Abb. 2.47).

3.5.1 Gleichgewicht aus mechanischer Sicht

Der Gleichgewichtssatz aus mechanischer Sicht lautet: „Ein Körper befindet sich im statischen Gleichgewicht, wenn er keine beschleunigte, geradlinige Bewegung (Translation) und keine Drehbewegung (Rotation) erfährt" (Brinckmann et al. 2000, S. 39). Ein starrer Körper ist also dann im Gleichgewicht, wenn die Summe aller wirkenden Drehmomente gleich Null ist.

Die Mechanik unterscheidet zwischen statischem (z. B. Einbeinstand), dynamischem (z. B. bei Rotationbewegungen), stabilem (z. B. Turner im Hang an der Reckstange), labilem (z. B. Turner im einarmigen Handstand am Reck) und indifferentem (z. B. Turner liegt auf der Matte) Gleichgewicht (nach Bäumler und Schneider 1981, S. 82):

- **Stabiles Gleichgewicht:** Bei einer geringen Abweichung des KSP aus der Gleichgewichtslage erfolgt eine Rückkehr in die Ausgangslage, z. B. Langhang am Reck.
- **Labiles Gleichgewicht:** Bei einer geringen Abweichung des KSP aus der Gleichgewichtslage kehrt der Körper nicht mehr von selbst in die Ausgangslage zurück, z. B. Handstand auf der Reckstange.
- **Indifferentes Gleichgewicht:** Bei beliebigen Abweichungen von der Ausgangsposition wird das Gleichgewicht beibehalten, z. B. behält der KSP bei Verschiebung in der Bauchlage auf dem Boden seine Lage relativ zum Boden bei.

Je höher der KSP liegt und je kleiner die Auflagefläche ist, desto geringer ist die Kraft, die notwendig ist, um den Körper aus dem Gleichgewicht zu bringen.

3.5.2 Gleichgewicht aus motorischer Sicht

„Die Orientierung im Raum sowie die Kontrolle und Korrektur von Körperhaltung und Bewegung werden durch das Gleichgewichtssystem wesentlich beeinflusst" (de Mareés 2003, S. 150). „Die Gleichgewichtskontrolle muss als hochgradig bewegungsspezifisch und lernabhängig, als fertigkeitsspezifisch verstanden werden" (Neumaier 2003, S. 50).

Aus der Praxis für die Praxis

Aspekte der Gleichgewichtskotrolle

- Die Gleichgewichtskontrolle wird durch eine die Vergrößerung der Standfläche erleichtert, z. B. mit einem Grätschstand
- Die Gleichgewichtskontrolle wird durch Verringerung des Abstandes zwischen KSP und Unterstützungsfläche erleichtert, z. B. Hocke.
- Die Gleichgewichtskontrolle „besitzt –anders als häufig angenommen – nicht die Merkmale einer allgemeinen Fähigkeit" (Neumaier 2003, S. 50) wie z. B. die aerobe Ausdauer, sondern muss in Abhängigkeit von der Bewegungssituation trainiert werden.

Eine Optimierung der Gleichgewichtsregulation gelingt nur dann, wenn der spezifische Ausführungs- und/oder der Informationsdruck im Therapieverlauf gesteigert wird. **Beispiel:**

- auf einem schmalen Balken vorwärts gehen,
- dann auf einem schmalen Balken rückwärts gehen,
- dann auf einem schmalen Balken auf einem Bein stehen,
- dann auf einem schmalen Balken mit geschlossenen Augen auf einem Bein stehen,
- dann auf einem schmalen Balken mit geschlossenen Augen vorwärts gehen,
- dann auf einem schmalen Balken mit geschlossenen Augen rückwärts gehen.

Im Alltag spricht man häufig von Gleichgewicht, gemeint ist dabei die posturale Kontrolle, also die Fähigkeit, unter Einfluss der Schwerkraft den Körper in einer aufrechten Position zu halten. Dies setzt die Fähigkeit voraus, Reize des eigentlichen Gleichgewichtsorgans im Innenohr, visuelle Reize zur Orientierung im Raum, propriozeptive Reize der Muskeln, Bänder und Gelenkkapseln im Nackenbereich sowie der Rumpf- und Skelettmuskulatur zu verarbeiten und entsprechend den Informationen die Skelett- und Rumpfmuskulatur ansteuern zu können. Für die Trainingssituation sollte diese Komplexität berücksichtigt werden, um die erwünschten Trainingseffekte erzielen zu können.

II Transfer in die Praxis

Die nachfolgenden ➤ Kap. 4 bis ➤ Kap. 9 mit 87 Aufgaben sollen Informationen geben und dazu motivieren, sich aktiv mit biomechanischen, trainingspraktischen und motorischen Problemstellungen auseinanderzusetzen.

➤ Kap. 4 bis ➤ Kap. 9 haben jeweils 3 Schwerpunkte:

- **Schwerpunkt 1:** Die Präsentation von Trainingszielen und Trainingsmethoden, die für die Physio- und die Sportpraxis bedeutsam sind.
- **Schwerpunkt 2:** Die Formulierung und Präsentation von hinführenden Fragen zum Themenschwerpunkt des jeweiligen Aufgabenbereichs, die von den Lesern bearbeitet werden können. Nach der Beantwortung dieser hinführenden Fragen haben die Leser eine aktiv erarbeitete Wissensbasis, die sicherstellt, dass die nachfolgenden Aufgaben mithilfe des Glossars oder der Inhalte aus den einleitenden Theoriekapiteln problemlos zu lösen sind. Besonders anspruchsvolle Aufgaben sind mit dem Symbol ϟ gekennzeichnet.
- **Schwerpunkt 3:** Die Lösungen der Aufgaben sind im ➤ Anhang zusammengefasst. Nach der Bearbeitung der Einführungskapitel (Kap. 1–3) können die Leser, angeregt durch die Aufgabenstellungen, ihre Kenntnisse vertiefen und ihre eigenen Ergebnisse mit den Lösungen vergleichen.

KAPITEL

4 Kinematik

4.1 Kinematische Größen in der Diagnostik, der Therapie und im Training

Zielsetzung des Aufgabenblattes

Präsentation von ausgewählten kinematischen Größen, die für Diagnostik und Therapie relevant sind.

… und die Theorie dahinter

Bei zyklischen Sportarten sind die kinematischen Größen Zyklusweg, Zyklusfrequenz und Geschwindigkeit wichtige Indikatoren, deren Ausprägung entweder eine positive oder eine negative koordinative und/oder konditionelle Entwicklung dokumentieren. Die Zunahme der Größe Zyklusweg bei gegebener Zyklusfrequenz während der Rehabilitation oder einer Trainingsperiode belegt beispielsweise eine positive technomotorische und/oder konditionelle Entwicklung (Reischle 1983, S. 99–115).

Die kinematischen Größen Geschwindigkeit, Zyklusfrequenz, Zyklusweg und Schrittlänge (➤ Kap. 2.3) sind Zielgrößen zahlreicher motorischer Testungen: Beispielsweise können Trainingsfortschritte während der Rehabilitation, etwa nach einer Hüft- oder Knieoperation, mithilfe dieser kinematischen Größen dokumentiert und dem Patienten rückgemeldet werden. Bewährt hat sich ein kontinuierlicher postoperativer Soll-Ist-Vergleich, z. B. Vergleichsmessungen des betroffenen und des nicht betroffenen Beins, z. B. hinsichtlich der Schrittlänge.

MERKE
Die objektiven, reliablen und validen Messungen kinematischer Parameter und die Berücksichtigung der Messfehler sind eine Voraussetzung, um Therapiefortschritte zu bewerten.

Für die Praxis

Mithilfe einer definierten Distanz, einer Frequenzuhr oder einer Stoppuhr lassen sich die Größen Geschwindigkeit (v), Zyklusfrequenz (ZF), Zyklusweg (ZW) bzw. Schrittlänge (SCHL) bestimmen. Physiotherapeuten und Trainerinnen gewinnen mittels dieser kinematischen Messergebnisse wichtige objektive Informationen über Effekte von Therapie- und Trainingsinterventionen. Darüber hinaus motiviert die Rückmeldung quantitativer Veränderungen, z. B. die Rückmeldung der Veränderung von Schrittlänge oder Zyklusweg, die Patientin oder den Sportler.

Bei der Behandlung geriatrischer Patienten, Patientinnen mit neurologischen Krankheitsbildern, während postoperativer Therapien oder auch bei Läufern nach einer Trainingsperiode sind die Größen Zyklusweg oder Schrittlänge und Zyklusfrequenz wichtige Indikatoren, um Trainingsfortschritte zu dokumentieren. So bewegen sich beispielweise Patientinnen mit Schwindelproblemen oder auch Patienten mit einer Parkinson-Erkrankung nur mit kleinen Trippelschritten (Höglinger 2018), deren Zyklusweg und Zyklusfrequenz problemlos zu ermitteln ist. Die Ausprägung der Größen Zyklusweg und Zyklusfrequenz sollte dann getestet werden, z. B. mit dem Lower Limb Symmetry Index (siehe unten), und den Betroffenen rückgemeldet werden.

Bei einseitiger Schrittlängenverkürzung, die bei orthopädischen oder traumatologischen Krankheitsbildern oder bei der Rehabilitation von Patienten mit einer Endoprothetik eigentlich immer festzustellen ist, ist die Größe Schrittlänge für den Seitenvergleich der geeignete Parameter. Zur Verlaufskontrolle während des Rehabilitations- und Trainingsprozesses liefern die Veränderung der Schrittlänge und der Seitenvergleich (bei gegebener Geschwindigkeit) wichtige Informationen über den Fortschritt von Rehabilitationsmaßnahmen.

„Bei niedriger Laufgeschwindigkeit wird eine Geschwindigkeitserhöhung […] eher durch Zunahme der Schrittlänge erreicht, während bei hohen Laufgeschwindigkeiten die Schrittfrequenz gesteigert werden muss" (Mathelitsch und Thaller 2010, S. 51).

Bei der Trainingsdokumentation zyklischer Sportarten, wie z. B. Schwimmen oder Eisschnelllauf, wird in der Regel die Größe Zyklusweg verwendet, um Trainingsfortschritte zu dokumentierten.

Die kinematischen Größen spielen im physiotherapeutischen Alltag für das Assessment von Trainingsfortschritten eine wichtige Rolle, wie die nachfolgenden 3 Testungen exemplarisch dokumentieren:

- Six-Minute Walk Test (6MWT),
- fast Self Paced Walking Test (fSPWT),
- Lower Limb Symmetry Test (LSI) (➤ Abb. 4.1, nach Ross et al. 2002).

Während beim 6MWT, der ein Indikator für die kardiorespiratorische Leistungsfähigkeit ist, ein 6-min-Gehintervall vorgegeben ist, ist beim fSPWT eine Strecke von 2 × 20 m zu bewältigen, wobei die Zeit für das Wenden nicht mitgemessen wird. Beide Tests, deren Gütekriterien bekannt sind, werden zur Verlaufs- und Ergebnismessung empfohlen. Der 6MWT eignet sich darüber hinaus zur Diagnostik und Prognoseerstellung (Gilbert et al. 2009; Oesch et al. 2011; Schädler et al. 2012).

Nach einer Rekonstruktion des vorderen Kreuzbandes kann die funktionelle Stabilität (Petersen 2020, S. 7), z. B. in Phase III (post-

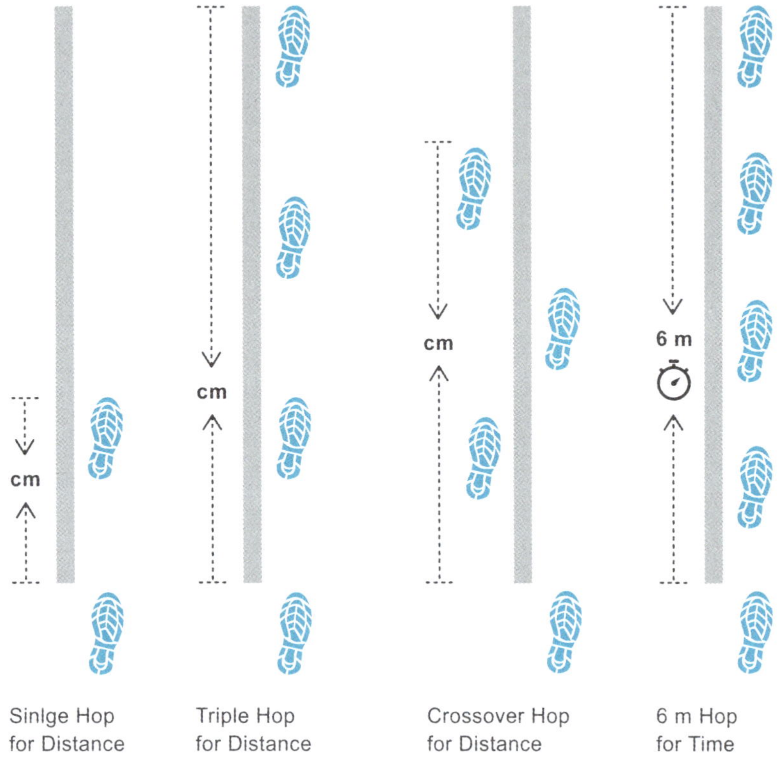

Abb. 4.1 Lower Limb Symmetry Test: a) Single Front Hop for Distance (cm), b) Triple Hop Test (cm), c) Crossover Hop Test, d) 6 m Timed Hop Test (mod. nach Ross et al. 2002). [M1645], [L325]

operative Woche 6–14), mit dem Lower Limb Symmetry Index (LSI) quantifiziert und bewertet werden. Hierzu können fast alle einbeinig durchführbaren Kraft- und Sprungtests verwendet werden.

Berechnung des LSI Wert des verletzten Beins dividiert durch den Wert des unverletzten Beins × 100.
Basiskriterium für eine Rückkehr zum sportlichen Training und Wettkampf An der betroffenen Extremität wird ein bestimmter Prozentsatz des Testergebnisses der nicht betroffenen Extremität erzielt:
- 90 % (Raschner 2018),
- 85 % (Lynch et al. 2015).

Wenn der Patient mit seinem betroffenen Bein 90 % des Testergebnisses vom gesunden Bein erzielt, dann kann nach den obigen Vorgaben z. B. ein Return to Competition empfohlen werden (Raschner 2018). Nach Lynch et al. (2015) gilt ein LSI > 85 % vom Wert des nicht operierten Kniegelenks als ein klinisches Basiskriterium zur Entscheidung einer sicheren Sportrückkehr, z. B. nach einer VKB-Verletzung.

Allerdings muss dabei die folgende Tatsache berücksichtigt werden: „Wenn Sportler nach 6–10 Monaten zum Wettkampfsport zurückkehren, ist der Transplantatumbau noch nicht abgeschlossen“ (Petersen 2002, S. 10).

ANMERKUNGEN
In vielen Studien wird ein Zeitraum von 6 Monaten als einziges Kriterium zur Rückkehr zum Sport angegeben (Petersen et al. 2015). Allerdings ist der Transplantatumbau selbst nach Abschluss des 1. Jahres nicht vollständig abgeschlossen. Petersen et al. (2015) unterscheiden:
- eine frühe Heilungsphase (Knochen-Sehnen-Heilung, Dauer: 3–6 Monate),
- eine Remodeling-Phase (Umwandlung des Sehnentransplantats in ein Band; 3–12 Monate) und
- die Reifungsphase (4–36 Monate).

Sprungtests sollten erst durchgeführt werden, wenn folgende Kriterien erfüllt sind (Petersen et al. 2015):
- kein intraartikulärer Erguss,
- volle Beweglichkeit des Kniegelenks,
- Sprünge sind schmerzfrei möglich („time to discuss hop distance as decision criterion to return to sport after ACL [vorderes Kreuzband] reconstruction“; Kotsifaki et al. 2021),
- subjektives Wohlbefinden des Patienten.

Warm-up und hinführende Fragen

Die hinführenden Fragen sollen zu einer Auseinandersetzung mit den Theorievorgaben motivieren (➤ Kap. 2.3, ➤ Kap. 2.3.2, ➤ Kap. 2.4.1), deren Kenntnis eine Voraussetzung ist, um die nachfolgenden Aufgaben zu lösen. Die Antworten zu den hinführenden Fragen (➤ Tab. 4.1) sind Teil des Basiswissens und Voraussetzung, um die in nachfolgenden Aufgaben zu lösen. Fehlende Informationen können im Theorieteil oder dem Glossar nachgelesen werden.

Tab. 4.1 Kinematische Größen in der Diagnostik, der Therapie und dem Training: hinführende Fragen.

Fragen	Antworten
Wie kann die Größe Zyklusfrequenz bestimmt werden?	Mithilfe einer Frequenzuhr oder einer Stoppuhr.
Von welchen Einflussgrößen wird die Ausprägung der kinematischen Größen Zyklusweg (ZW) und Schrittlänge (SCH) bestimmt?	Der Zyklusweg ist der Weg, den der Köperschwerpunkt zwischen dem Fersenkontakt des rechten Beins mit dem Boden und dem nächsten Fersenkontakt des rechten Beins zurücklegt. Die Schrittlänge entspricht der Wegstrecke, die der Körperschwerpunkt zwischen dem Bodenkontakt der rechten Ferse und dem Bodenkontakt der linken Ferse zurücklegt.
Wie kann der Limb Symmetry Index (LSI) bestimmt werden?	LSI= (Wert des verletzten Beins dividiert durch den Wert des unverletzten Beins) × 100.
Wie können lineare und nicht-lineare Translationsbewegungen und Rotationbewegungen gegeneinander abgegrenzt werden?	Bei Translationsbewegungen werden alle Punkte eines Körpers auf parallelen Geraden oder Kurven in dieselbe Richtung verschoben. Bei Rotationsbewegungen beschreiben alle Punkte eines Körpers Kreise um eine Drehachse (= Drehzentrum).
Wie können Statik und Kinetik gegeneinander abgegrenzt werden?	Statik beschäftigt sich mit Kräften, die an einem ruhenden Körper angreifen und ein Gleichgewicht garantieren. Kinetik beschäftigt sich mit Kräften, die an einem Körper Beschleunigungen und Verzögerungen verursachen.
Wie und mit welchen kinematischen Größen kann der Zyklusweg berechnet werden?	Der Zyklusweg (ZW) des Körperschwerpunktes bei zyklischen Bewegungen ergibt sich aus der Formel: ZW=v × 60/ZF • ZW: Zyklusweg in m • ZF: Zyklusfrequenz in min^{-1} • v: Geschwindigkeit in m/s Beispiel: v=2 m/s, ZF=60 min^{-1} → ZW=2 m/s × 60/60=2 m.
Wie kann die Größe Zyklusfrequenz gemessen werden?	Direkt mit einer Frequenzuhr oder indirekt mit einer Stoppuhr.
In welche Richtung bewegt sich eine Person, die quer zur Strömung schwimmt?	Die Person wird abgetrieben und schwimmt diagonal zur beabsichtigten Schwimmrichtung.

Aufgaben

Aufgabe 4.1 (➤ Lösungen zu Kap. 4.1)

Eine Patientin trainiert 10 min auf einem Laufband, das auf die Geschwindigkeit 6 km/h eingestellt ist. Welche Distanz (in m) legt die Patientin zurück?

Aufgabe 4.2 (➤ Lösungen zu Kap. 4.1)

Eine Person geht mit einer Geschwindigkeit von 2 m/s und einer Zyklusfrequenz von 50 min^{-1}. Wie groß ist der Zyklusweg pro Schrittzyklus?

4.2 Kinematische Größen und die schiefe Ebene

Zielsetzung des Aufgabenblattes

Die Aufmerksamkeit auf die Vorteile der schiefen Ebene für Trainingsmaßnahmen lenken.

... und die Theorie dahinter

Bei der Bewältigung einer schiefen Ebene mit dem Rollstuhl muss der Therapeut die Hangabtriebskraft überwinden. Die Hangabtriebskraft ist wie die Bodenstützkraft eine Komponente der Gewichtskraft und vom Hangneigungswinkel abhängig. Es ist diejenige Kraft, die ein Objekt auf einer schiefen Ebene parallel zur Neigung erfährt.

MERKE

Für Rollstuhlfahrer ist die schiefe Ebene die einfachste Möglichkeit, Höhendifferenzen zu bewältigen. Für Sportler, z. B. Sprinter, ist die schiefe Ebene ein Trainingsmittel, um z. B. die konditionelle Fähigkeit Kraftausdauer zu optimieren.

Für die Praxis

Bei der Konstruktion einer schiefen Ebene müssen die Gewichtskraft (Patient und Rollstuhl) und der Betrag der Hangabtriebskraft berücksichtigt werden (➤ Abb. 4.2; s. auch ➤ Abb. 2.18).

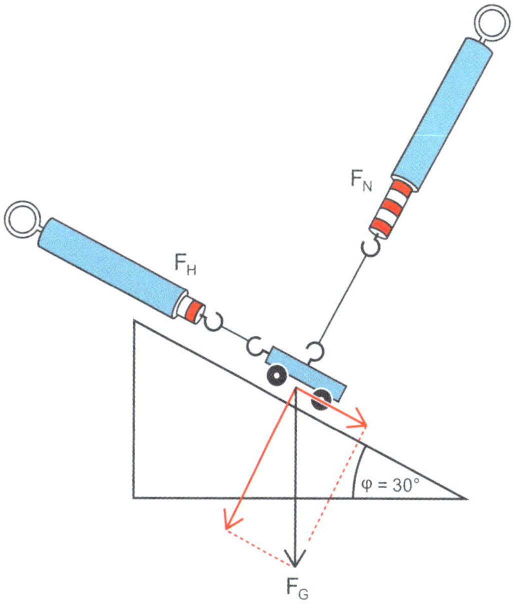

Abb. 4.2 Schiefe Ebene und geometrische Zerlegung der Gewichtskraft F_G in eine Hangabtriebskomponente $F_H=F_G \times \sin \alpha$ und eine Normalkomponente $F_N=F_G \times \cos \alpha$ (mod. nach Dorn und Bader 1974, Abb. 63.2, S. 63)

4

Tab. 4.2 Kinematische Größen und die schiefe Ebene: hinführende Fragen.

Fragen	Antworten
Von welchen Größen hängt der Betrag des Sinus eines Winkels ab?	Vom Betrag der Gegenkathete und vom Betrag der Hypotenuse (sin α=Gegenkathete/Hypotenuse).
Von welchen Größen hängt der Betrag des Neigungswinkels einer schiefen Ebene ab? (Neigungswinkel: Steigung der Rampe=Gesamthöhe : Gesamtlänge der Rampe)	Der Betrag vom Sinus des Neigungswinkels α einer schiefen Ebene hängt vom Höhengewinn h und dem Aufstiegsweg s ab (➤ Abb. 4.2): sin α=h/s • h: Höhengewinn • s: Aufstiegsweg

Warm-up und hinführende Fragen

Die hinführenden Fragen sollen zu einer Auseinandersetzung mit den Theorievorgaben motivieren (➤ Kap. 2.4.2), deren Kenntnis eine Voraussetzung ist, um die nachfolgenden Aufgaben zu lösen. Die Antworten zu den hinführenden Fragen (➤ Tab. 4.2) sind Teil des Basiswissens und Voraussetzung, um die in nachfolgenden Aufgaben zu lösen. Fehlende Informationen können im Theorieteil oder dem Glossar nachgelesen werden.

Aufgaben

Aufgabe 4.3 (➤ Lösungen zu Kap. 4.2)
Welchen Weg muss ein Rollstuhlfahrer auf einer schiefen Ebene zurücklegen, wenn der Neigungswinkel 10° und der Höhengewinn a) 4 m resp. b) 2 m beträgt?

Aufgabe 4.4 (➤ Lösungen zu Kap. 4.2)
Ein Rollstuhl steht auf einer schiefen Ebene (➤ Abb. 4.2, außerdem ➤ Abb. 2.18): Das Gewicht von Patient und Rollstuhl beträgt zusammen 900 N, der Winkel zwischen Gewichtskraft F_G und Hangabtriebskraft F_H beträgt 25°. Welchen Betrag hat die Hangabtriebskraft F_H, und welchen Betrag hat die Normalkomponente der Gewichtskraft F_G?

4.3 Gelenkrotation

Zielsetzung des Aufgabenblattes

Präsentation der Neutral-Null-Methode (Debrunner 1971) und Erklärung isokinetischer Trainingsmaßnahmen.

… und die Theorie dahinter

„Robojogging" ist eine Trainingsübung beim Aquatraining im Tiefwasser mit oder ohne Auftriebsgürtel. Beim „Robojogging" bewegen sich die extendierten Beine um die Bewegungsachse des Hüftgelenks. Die trainingsbedingten Veränderungen der Gelenkwinkel können mit der Neutral-Null-Methode (Debrunner 1971) kommuniziert werden.

Beim „Robojogging" werden die Beine im Tiefwasser mit extendierten Kniegelenken in der Sagittalebene durch Rotation im Hüftgelenk mehr oder weniger schnell bewegt. Der Betrag des trainingswirksamen Strömungswiderstandes hängt von der angeströmten Fläche und der Bewegungsfrequenz der Beine ab. Die Umfangsgeschwindigkeit ist beim „Robojogging" in Höhe der Fußgelenke am höchsten, denn die Joggingaktionen werden mit extendierten Kniegelenken ausgeführt.

Beim „Robojogging" werden vor allem (bei adäquaten Belastungsvorgaben) die Kraftausdauer der Knieextensoren und Knieflexoren, der Hüftextensoren und Hüftflexoren belastet. Die Belastung in der Bewegungssituation Tiefwasser ist annähernd isokinetisch, vergleichbar mit den „accommodating exercises" (➤ Kap. 6.10), denn bei Erhöhung der Schrittfrequenz nimmt der Strömungswiderstand mit dem Quadrat der Bewegungsgeschwindigkeit zu und bremst den Versuch, die Schrittfrequenz zu erhöhen.

Anmerkung (s. auch ➤ Kap. 6.10) Bei den isokinetischen Kraftmessungen, d. h. bei Messungen bei konstanter Winkelgeschwindigkeit, passen die isokinetischen Trainingsgeräte den Gerätewiderstand automatisch an das von außen wirkende Lastmoment (= „accommodating exercises") an, das von den Trainierenden entwickelt wird. Die Winkelgeschwindigkeit bleibt demnach über den Bewegungsradius,

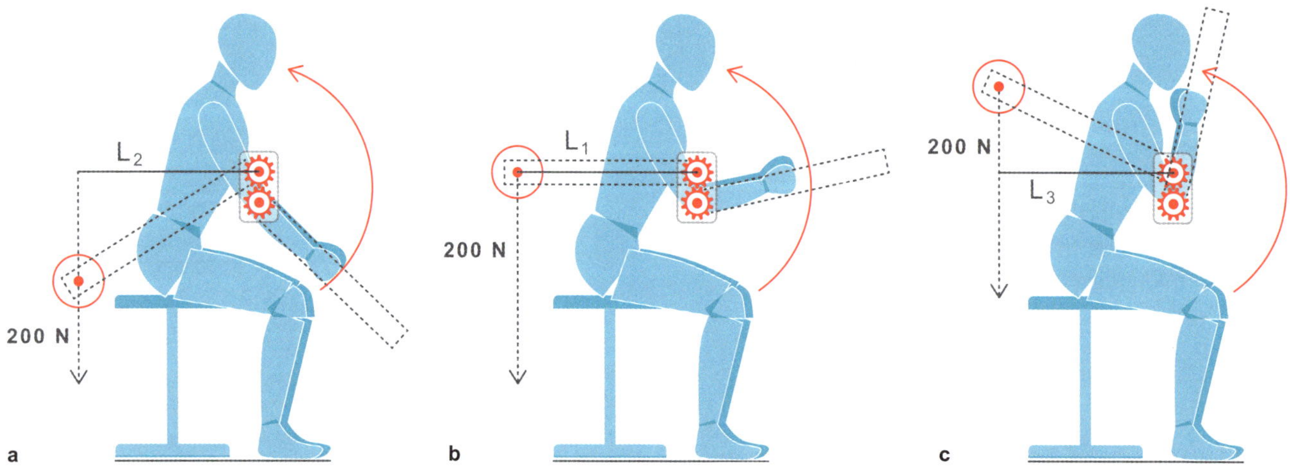

Abb. 4.3 Flexoren des Ellenbogengelenks mit dem „Schnell-Trainer" (= „accommodating exercises") belasten, und Funktionsprinzip des „Schnell-Trainers". Bei etwa 90° Ellenbogenflexion kann der Trainierende das größte Kraftmoment entwickeln. Bei diesem Ellenbogenwinkel ist der Widerstand (Lastmoment) des „Schnell-Trainers" und damit die Belastung maximal (der Betrag des Lastmoments wird vom Betrag des Lastarms bestimmt). a) Lastmoment mit einem hohen Betrag. b) Lastmoment mit einem geringeren Betrag. c) Lastmoment mit einem nochmals geringeren Betrag (mod. nach Prospekt Fa. Schnell). [M1645], [L325]

außer im Start- und Stoppbereichen, konstant). Die isokinetischen Geräte können als Test- und Trainingsgeräte eingesetzt werden.

Der „Schnell-Trainer“ ist ein isokinetisches Krafttrainings- und Diagnosegerät der Firma Schnell. Bei dem Bizepstrainingsgerät (➤ Abb. 4.3) wie auch bei weiteren „Schnell-Trainern“ verändert sich der Lastarm des Trainingsgeräts synchron zu dem jeweiligen Kraftarm des Skeletthebels (= „accommodating exercises“). Die Lastmomente der Krafttrainingsgeräte der Firma Schnell passen sich dadurch den Muskelkraftmomenten des Trainierenden an, die sich während Extensions- und Flexionsbewegungen kontinuierlich, d. h. in Abhängigkeit vom Bewegungswinkel, verändern. Das Lastmoment des „Schnell-Trainers“ wird maximal bei einer Ellenbogenflexion von etwa 90° (➤ Abb. 4.3). In dieser Gelenkposition kann von den Patienten und den Sportlerinnen das größte Kraftmoment entwickelt werden.

MERKE

Die Alltagsbewegungen sind nicht isokinetisch, und die maximalen Kraftmomente werden bei verschiedenen Gelenken in unterschiedlichen Gelenkpositionen entwickelt, beim Kniegelenk z. B. bei etwa 110° während der Extension in Sitzposition.

Für die Praxis

Bei der Extension des Kniegelenks (➤ Abb. 4.4, ➤ Abb. 4.5) wird das Kraftmoment etwa bei 110° maximal. Von 110° bis 0° (maximale Extension), also während der fortschreitenden Extension des Kniegelenks, nimmt dann der Widerstand des Trainingsgerätes, entsprechend der abnehmenden Kraftentwicklung der Extensoren des Kniegelenks, kontinuierlich ab (nach Enoka 2008, S. 351).

Warm-up und hinführende Fragen

Die hinführenden Fragen sollen zu einer Auseinandersetzung mit den Theorievorgaben motivieren (➤ Kap. 2.3.4, ➤ Kap. 2.4.4, ➤ Kap. 2.4.8, ➤ Kap. 3.1.2), deren Kenntnis eine Voraussetzung ist, um die nachfolgenden Aufgaben zu lösen. Die Antworten zu den hinführenden Fragen (➤ Tab. 4.3) sind Teil des Basiswissens und Voraussetzung, um die in nachfolgenden Aufgaben zu lösen. Fehlende Informationen können im Theorieteil oder dem Glossar nachgelesen werden.

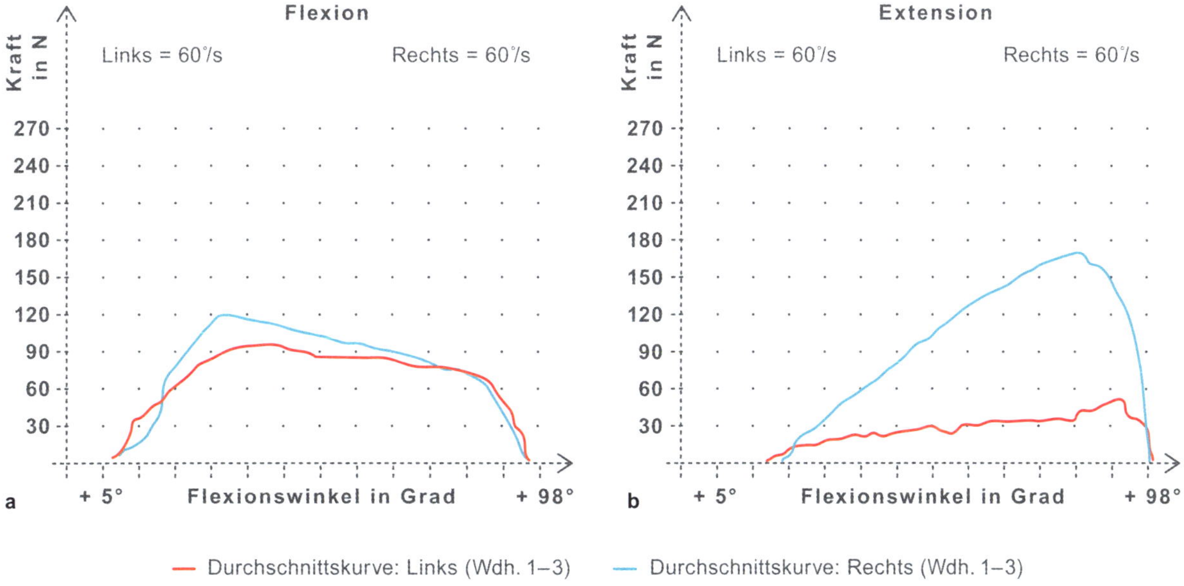

Abb. 4.4 Isokinetische Bestimmung vom Drehmoment des Kniegelenks in Abhängigkeit vom Gelenkwinkel bei einer Winkelgeschwindigkeit von 60°/s. Bei der Extension im Kniegelenk (linkes Bein) werden z. B. nach einer Ruptur des vorderen Kreuzbands eindeutig Defizite bei der Extension registriert: a) Bewegungswinkel-Drehmoment-Kennlinie bei Flexion des Kniegelenks. b) Bewegungswinkel-Drehmoment-Kennlinie bei Extension des Kniegelenks (Daten nach OSP Rhein-Neckar, unveröffentlicht). [M1645], [L325]

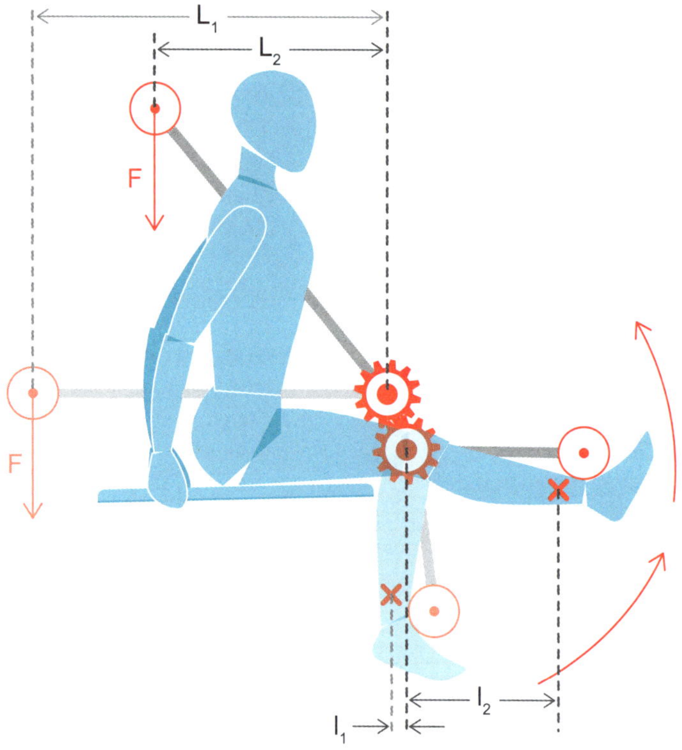

Abb. 4.5 Bei einem Kniewinkel von etwa 110° (= 1,92 rad) wird das Kraftmoment (engl. „torque") des Kniegelenks bei einer Extensionsbewegung in Sitzposition maximal; Messung nach der Neutral-Null-Methode, d. h. 0° bei extendiertem Kniegelenk. [325]
F: Gewichtskraft der Last
L_1: Orientierung des Lasthebels in der Position mit gebeugtem Bein
L_2: Orientierung des Lasthebels in der Position mit gestrecktem Bein

Tab. 4.3 Gelenkrotation und Isokinetik: hinführende Fragen.

Fragen	Antworten
Mit welcher Formel kann der Kreisumfang berechnet werden?	$U=2\pi \times r$
Welche physikalischen Größen bestimmen den Betrag der Bahngeschwindigkeit?	$v_{Bahn}=r \times \omega$ r: Radius (m) ω: Winkelgeschwindigkeit (rad)
Welche physikalischen Größen bestimmen den Betrag der Winkelgeschwindigkeit?	$\omega=v/r$ v: Bahngeschwindigkeit (m/s) r: Radius (m)
Wie ist die Kreiszahl π definiert?	Der Betrag von π entspricht dem Quotient aus Kreisumfang U und dessen Kreisdurchmesser d: $\pi=U/d$
Welchen Betrag hat das Bogenmaß eines 90°-Winkels?	Das dimensionslose Bogenmaß hat den Betrag 6,28/4=1,57, denn 6,28 entsprechen 360°.
Warum ist das Bogenmaß für Winkel neben dem Gradmaß hilfreich?	Mit der Winkelgeschwindigkeit von z. B. ω=360°/1 s kann nicht weitergerechnet werden, denn die Einheit °/1 s ist keine SI-Einheit, d. h. man muss das Gradmaß in das Bogenmaß transferieren: ω=360° entsprechen im Bogenmaß 6,28. Mit ω=360°/1 s könnte z. B. die Bahngeschwindigkeit (bei gegebener Winkelgeschwindigkeit) nicht berechnet werden.
Welchen entscheidenden Vorteil bietet ein Krafttraining nach dem Prinzip „accommodating exercises"?	Das Lastmoment passt sich über den gesamten Bewegungsradius dem Muskelkraftmoment an.

Tab. 4.4 Herleitung des Betrages der Kreiszahl π.

Objekt	Umfang U messen	Kreisdurchmesser d messen	U/d berechnen
....	....	....	....
....	....	....	....
....	....	....	....
....	....	....	....
....	....	....	....
$U=2\pi \times r=\pi \times d$ • U: Kreisumfang • r: Radius • d: Kreisdurchmesser • π: Konstante			

Aufgaben

Aufgabe 4.5 (➤ Lösungen zu Kap. 4.3)
Vermessen Sie verschiedene kreisrunde Objekte und bestimmen Sie den Betrag von π. Vergleichen Sie den Mittelwert von π für 5 Objekte mit dem Mittelwert von π für 40 Objekte (➤ Tab. 4.4) und interpretieren Sie die unterschiedlichen Beträge der Mittelwerte.

Aufgabe 4.6 (➤ Lösungen zu Kap. 4.3)
Berechnen Sie den Betrag des Kreisbogens U_α, den die Fußspitze von 90° Flexion bis zur vollständigen Knieextension zurücklegt:

- Länge des Unterschenkels r=42 cm,
- Extensionswinkel α: 90°.

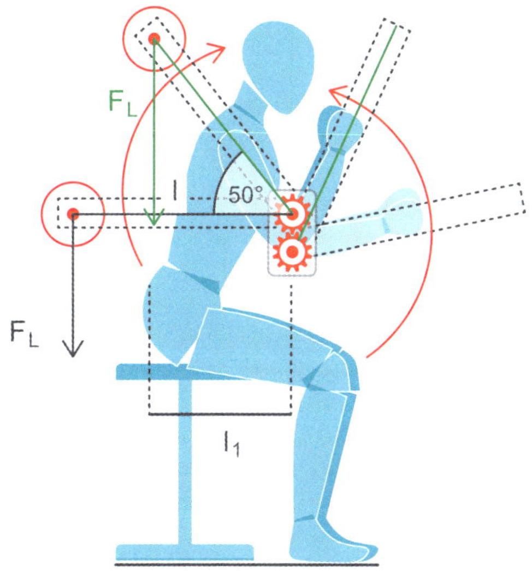

Abb. 4.6 Beträge der Lastarme in Abhängigkeit vom Winkel. [M1645], [L325]

Aufgabe 4.7 (➢ Lösungen zu Kap. 4.3)

Bestimmen Sie die Beträge der Lastarme in Abhängigkeit vom Winkel:

- Betrag des Hebelarms l_1 in der Horizontalen: l=120 cm (➢ Abb. 4.6) (der Betrag des Hebelarms ist in dieser Position gleich dem Lastarmbetrag).

KAPITEL

5 Dynamische Aspekte der menschlichen Bewegung und Metabolic Equivalents of Tasks (MET)

5.1 Dynamische Größen in der Diagnostik: Bodenstützreaktion beim Joggen und beim Drop Jump

Zielsetzung des Aufgabenblattes

Ausgewählte mechanische Belastungen des Bewegungsapparates am Beispiel der Bodenstützreaktion analysieren und präsentieren.

… und die Theorie dahinter

Beim Tiefsprung von einem Kasten wird potenzielle Energie, deren Betrag u. a. von der Kastenhöhe abhängt, in kinetische Energie umgewandelt, die wiederum beim Landen auf einer Weichbodenmatte in Deformationsenergie umgewandelt wird: „Nach einer bestimmten Fallstrecke ist die potenzielle Energie des Springers geringer geworden, dafür besitzt er durch die Fallgeschwindigkeit ein bestimmtes Maß an kinetischer Energie" (Kassat 1993).

MERKE

Fersen-, Mittelfuß- und Vorfußtechnik belasten unterschiedlich, u. a. ist die Bodenstützreaktion beim Fersenlauf hoch, beim Vorfußlauf ist die Bodenstützreaktion geringer (➤ Abb. 5.1; Borg und Noble 1974).
Der Drop Jump ist ein reaktiver Tief-Hoch-Sprung, der die Gelenke und die Muskulatur stark belastet (➤ Abb. 5.1). Ist die Fallhöhe zu groß, drohen Überlastungen. Der sogenannte Squat Jump wird aus einer tiefen Kniebeugeposition heraus ausgeführt.

Für die Praxis

Nach dem Erstkontakt mit dem Boden werden beim Joggen die Vorfuß-, Mittelfuß- und die Fersentechnik unterschieden. Etwa 2/3 der Läufer landen auf der Ferse. Ein geringer Prozentsatz von ambitionierten und schnellen Läufern landet auf dem Vorfuß und belastet die Achillessehne und die Wadenmuskulatur. Die Bodenstützreaktion ist bei der Fersentechnik am stärksten ausgeprägt (➤ Abb. 5.1).

Die potenzielle Energie, die beim Tiefsprung in kinetische Energie umgewandelt wird, belastet bei der Landung u. a. das Knochengewebe. Bei Patientinnen und Patienten mit Osteoporose (➤ Abb. 5.2) sind deshalb Tiefsprünge im Alltag und während der Therapie zu vermeiden. Eine Alternative, um dennoch Muskulatur und Knochengewebe zu belasten, sind hingegen gewichtsreduzierte Belastungen beim Aquatraining oder die Verlangsamung der Beschleunigungs- und Bremskräfte beim Hüpfen auf einer Weichbodenmatte.

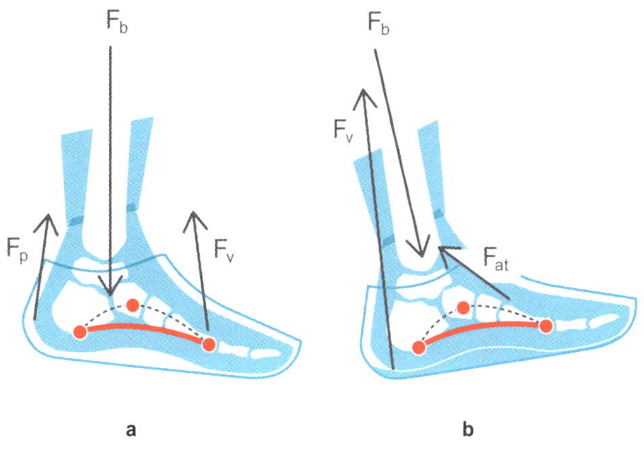

Abb. 5.1 Unterschiedliche Bodenstützreaktion beim Vorfußlauf (a) Fersenlauf (b) (mod. nach Borg und Noble 1974). [M1645], [L325]

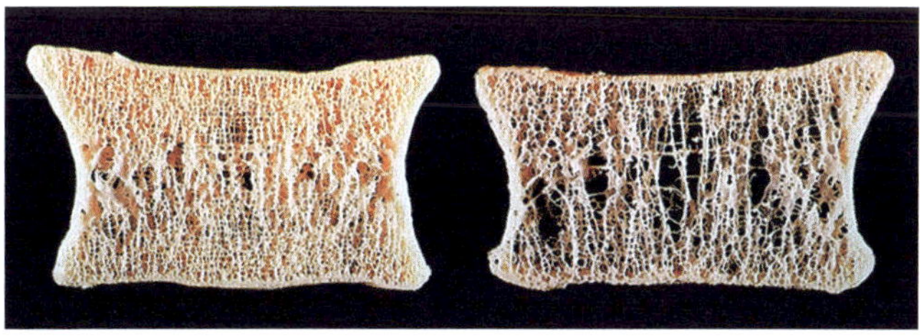

Abb. 5.2 Makroskopisches Präparat zweier Wirbelkörper – links: Normalbefund, rechts: deutlicher Abbau der Knochenbälkchen bei Osteoporose. Betroffen sind 30–40 % der Frauen und 20–30 % der Männer über 60 Jahre. [O136]

Folgende Sprungtypen werden nach Gollhofer et al. (2009, S. 219–225) unterschieden:

- Counter Movement Jump,
- Squat Jump und
- Drop Jump.

Bei einem Tiefsprung aus einer Höhe, z. B. beim Drop Jump von 40 cm, kann der Bewegungsimpuls ($p = m \times v$) mehr oder weniger schnell vernichtet werden, d. h. der Betrag der Bodenstützreaktion (= Landebelastung) hängt u. a. von dem Zeitintervall der Impulsvernichtung ($p = F \times t$) ab (Reischle 1995, S. 53).

Die Belastung bei Tiefsprüngen kann auch als Vielfaches von g angegeben werden ($g = 9{,}81\ m/s^2$).
Beispiel: Die Bodenstützreaktion bei einer Landung beträgt z. B. 1764,0 N, und das Körpergewicht der Versuchsperson beträgt z. B. 588,6 N. Die belastende Bodenstützreaktion beträgt dann: 1764,0 N: 588,6 N = 3, also das 3-fache Körpergewicht und damit 3 g.

Die Fallzeit kann über die Beziehung $s = 1/2\ g \times t^2$ berechnet werden.

Warm-up und hinführende Fragen

Die hinführenden Fragen (➤ Tab. 5.1) sollen zu einer Auseinandersetzung mit den Theorievorgaben motivieren (➤ Kap. 2.4.3, ➤ Kap. 2.7), deren Kenntnis eine Voraussetzung ist, um die nachfolgenden Aufgaben zu lösen. Fehlende Informationen, hier: die dynamischen Größen Arbeit, Energie, Leistung und Impuls, können im Theorieteil und im Glossar nachgelesen werden.

Tab. 5.1 Einflussgrößen, die den Betrag von dem Kraft- und Bewegungsimpuls und von der kinetischen und potenziellen Energie bestimmen: hinführende Fragen.

Fragen	Antworten
Welche Einflussgrößen bestimmen den Betrag vom Kraft- und Bewegungsimpuls und von der kinetischen und potenziellen Energie?	Kraftimpuls p_{Kraft}: Kraft F und Einwirkzeit t Bewegungsimpuls p_{Bew}: Masse m und Geschwindigkeit v kinetische Energie: Masse m und Geschwindigkeit v^2 potenzielle Energie: Masse m, Erdbeschleunigung g, Höhe h
Mit welchen physikalischen Gleichungen können die Beträge des Kraftimpulses p_{Kraft} und des Bewegungsimpulses p_{Bew} berechnet werden?	$p_{Kraft} = F \times t$ in Ns (➤ Kap. 2.4.3) $p_{Bew.} = m \times v$ in Ns (➤ Kap. 2.4.3)
Mit welchen physikalischen Gleichungen können die kinetische Energie und die potenzielle Energie berechnet werden?	$E_{kin} = 1/2\ m \times v^2$ in J (➤ Kap. 2.4.6) $E_{pot} = m \times g \times h$ in J (➤ Kap. 2.7)

Aufgaben

Aufgabe 5.1 (➤ Lösungen zu Kap. 5.1)
Bei einem Tiefsprung (Drop Jump) einer Versuchsperson (Körpergewicht: F_G=588,6 N) aus einer bestimmten Höhe, z. B. 40 cm, kann der gegebene Impuls verschieden schnell „vernichtet" und damit die Gelenkbelastung dosiert werden. In welchem Zeitintervall kann der Impuls vernichtet werden?

Die „Vernichtung" des Impulses kann bei verschiedenen Landevarianten quantifiziert werden:

- Flugzeit berechnen (aus $s = g/2 \times t^2$), Flugweg (s) ist gegeben: 40 cm.
- Landegeschwindigkeit nach $v = g \times t$ berechnen.
- Impuls beim Bodenkontakt nach $p = m \times v$ mit $v = a \times t$ berechnen.
- Stützreaktionskraft F bei der Landung nach der Formel $F = p/t$ bei verschiedenen Bremszeiten berechnen. Die Bremszeit – entspricht der Dauer für die Flexion von Hüft-, Knie- und Fußgelenke – berechnen (t_1 =1/100 s, t_2 =1/10 s, t_3 =3/10 s):
  Körpergewicht: F_G = 588,6 N.
  Belastung als ein Vielfaches von g angeben, d. h. Beträge durch Köpergewicht dividieren (➤ Tab. 5.2).

Tab. 5.2 Stützreaktionen bei Drop Jumps.

Zeit für Impulsvernichtung	Stützreaktionskraft in N
Δt_1 =1/100 s	F_1 = ...
Δt_2 =1/10 s	F_2 = ...
Δt_3 =3/10 s	F_3 = ...

Aufgabe 5.2 (➤ Lösungen zu Kap. 5.1)
Welchen Betrag an Hubenergie muss eine Versuchsperson aufwenden, um auf eine Plyobox zu springen?
Höhe Plyobox: 0,7 m
Gewicht der Versuchsperson: 760,0 N

Aufgabe 5.3 (➤ Lösungen zu Kap. 5.1)
Welche kinetische Energie müssen verschieden schwere Versuchspersonen, die unterschiedlich schnell laufen, für den Lauf aufnehmen?
Versuchsperson 1 wiegt 60 kg und bewegt sich mit 2 km/h.
Versuchsperson 2 wiegt 60 kg und bewegt sich mit 4 km/h.
Versuchsperson 3 wiegt 120 kg und bewegt sich mit 2 km/h.

Aufgabe 5.4 (➤ Lösungen zu Kap. 5.1)
Welche kinetische Energie E_{kin} besitzt ein Läufer (Gewicht = 700 N), der mit einer durchschnittlichen Geschwindigkeit von 10 km/h joggt?

Aufgabe 5.5 (➤ Lösungen zu Kap. 5.1)
Welche Hubarbeit verrichtet eine Versuchsperson, wenn sie 8 Treppenstufen hochsteigt? Gewicht der Versuchsperson: 706,4 N, Höhe einer Treppenstufe: 15 cm.

Aufgabe 5.6 (➤ Lösungen zu Kap. 5.1)
Mit welcher Schrittfrequenz f (Anzahl der Schritte pro Zeiteinheit) wird die Treppe aus Aufgabe 5.5 bewältigt, wenn die Versuchsperson 8 s dafür benötigt?
Welche mechanische Leistung ist notwendig, um den KSP anzuheben?

Aufgabe 5.7 (➤ Lösungen zu Kap. 5.1)
Vergleichen Sie die kinetische Energie bei einer Horizontalbewegung (v = 0,15 m/s) mit der potenziellen Energie beim Treppensteigen (F_{Vpn} =706,4 N). Der horizontale Weg des KSP entspricht dem vertikalen Weg des KSP (8 Treppenstufen à 15 cm Höhe).

5.2 Gewichts- und Gelenkbelastung

Zielsetzung des Aufgabenblattes

Die Präsentation ausgewählter Einflussgrößen, die das Kniegelenk und das obere Sprunggelenk belasten.

... und die Theorie dahinter

Gewichtsbelastung ist nicht gleich Gelenkbelastung, denn die Gelenkbelastung wird von der Kontraktionskraft der gelenkumgebenden Muskulatur und der Körperposition mitbestimmt.

MERKE
Die Belastung des Kniegelenks nimmt, in Abhängigkeit vom Betrag des jeweiligen Lastarms, bei 90° Knieflexion um das 2- bis 3-Fache des Körpergewichts zu (➤ Abb. 5.3, ➤ Tab. 5.3; Diemer und Sutor 2014).

Die Belastung des Kniegelenks bei Kniegelenkwinkeln zwischen 0° und 30° beträgt etwa 100–150 % des Körpergewichts. Bei Kniegelenkwinkeln zwischen 55° und 100° beträgt die Belastung des Kniegelenks 200–250 % des Körpergewichts (➤ Abb. 5.3; Diemer und Sutor 2014).

Bodenstützreaktion und Trägheitskraft Beim Heben einer Last, bei einer Hoch- und Tiefbewegung oder auf dem Rücksitz eines Motorrades wirkt bei der Beschleunigung und beim Abbremsen die Trägheitskraft, denn die Trägheitskraft wirkt bei Beschleunigungen immer gegen und bei Verzögerungen immer in die Bewegungsrichtung. Bei der Beschleunigung einer Last müssen die Patienten in Abhängigkeit vom Beschleunigungsbetrag zusätzliche Muskelkraft, d. h. mehr, als es der Last entspricht, investieren. Es gilt:

- Die Masse wird gehalten, dann wirkt die Kraft $F = m \times g$.

Oder

- Die Masse wird nach oben beschleunigt, dann wirkt, entsprechend den Newton-Gesetzen, zusätzlich die Trägheitskraft $F_{träg} = m \times a$, die proportional zur Beschleunigung a wirkt: $F_{ges} = m \times (g + a)$.

Also: Dosiertes Heben einer Last ist u. a. deshalb rückenschonend.

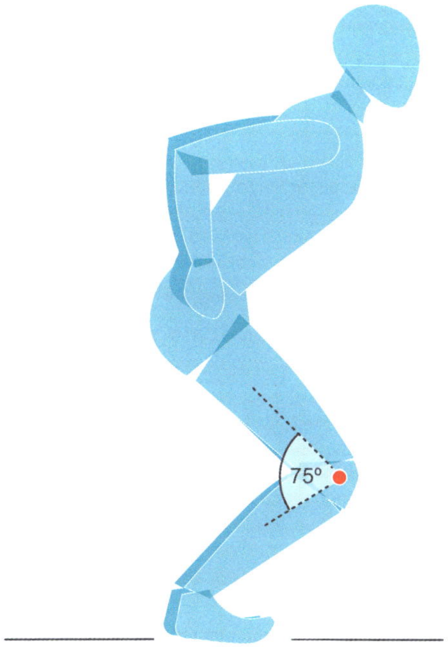

Abb. 5.3 Gewichtsbelastung ≠ Gelenkbelastung. Das Kniegelenk wird bei unterschiedlichen Kniegelenkwinkeln unterschiedlich stark belastet (hier: Kniebeuge mit einem Kniegelenkwinkel von 75°; s. auch ➤ Tab. 5.3). [H521-001], [M1645], [L325

Tab. 5.3 Kompressionsbelastung im künstlichen Knie- und Hüftgelenk in % des Körpergewichts.

Aktivität	Belastung in % des Körpergewichts
Tibiofemorale Belastung	
Zweibeinstand	107 %
Hinsetzen (45 cm Stuhlhöhe)	225 %
Aufstehen (45 cm Stuhlhöhe)	245 %
Kniebeuge (80–105°)	252 %
Einbeinstand	259 %
Gehen	261 %
Treppe aufsteigen	316 %
Treppe absteigen	346 %
Streckhebung in Rückenlage	170 %
Belastung auf das Hüftgelenk	
Zweibeinstand	60–80 %
Hinsetzen (50 cm Stuhlhöhe)	156 %
Aufstehen (45 cm Stuhlhöhe)	190 %
Kniebeuge (80–105°)	143 %
Einbeinstand	231 %
Gehen (4 km)	238 %
Treppe aufsteigen	251 %
Treppe absteigen	260 %
Streckhebung in Rückenlage	160 %
Isometrische Hüftgelenksextension	56–232 %
Abduktion in Seitenlage	130–152 %
Einbeiniges Bridging	303 %
Lockeres Radfahren (40 Watt)	50 %

Bodenstützreaktion bei Hoch- und Tiefbewegungen am Beispiel der Kniebeuge Bei Ausführung einer Kniebeuge nimmt bei der einleitenden Beschleunigung die Bodenstützreaktion ab, denn die Trägheitskraft wirkt nach oben. Beim Abbremsen der Tiefbewegung nimmt die Bodenstützreaktion dagegen zu. Beim Abbremsen einer Hochbewegung nimmt die Stützreaktion ab, und bei der Beschleunigung der Streckbewegung nimmt die Stützreaktion zu.

MERKE
Gewichtsbelastung ist nicht gleich Gelenkbelastung: Beim dynamischen Krafttraining, z. B. beim Bankdrücken oder beim Anheben einer Last, müssen die Sportler und Patientinnen demnach, zusätzlich zur jeweiligen Gewichtlast, die Massenträgheit, die beim Beschleunigen und beim Verzögern wirkt, bewältigen

5

Für die Praxis

Eine Möglichkeit, um z. B. bei Osteoporosepatienten Belastungsspitzen beim Aufbautraining abzufedern ist, abgesehen vom Aquatraining, die Verwendung einer Weichbodenmatte. Dies gilt auch für das Rehabilitationstraining nach Frakturbehandlungen oder nach einer VKB-Rekonstruktion (VKB=vorderes Kreuzband). Die Stützreaktionen sind beim Gehen und Laufen deutlich höher als beim Stehen (➤ Abb. 5.4), d. h. Patienten sollten z. B. während der postoperativen Phase 1 (Petersen 2020, S. 6) nach einer VKB-Rekonstruktion ca. 2 Wochen Belastungen mit Beträgen > 200 N vermeiden.

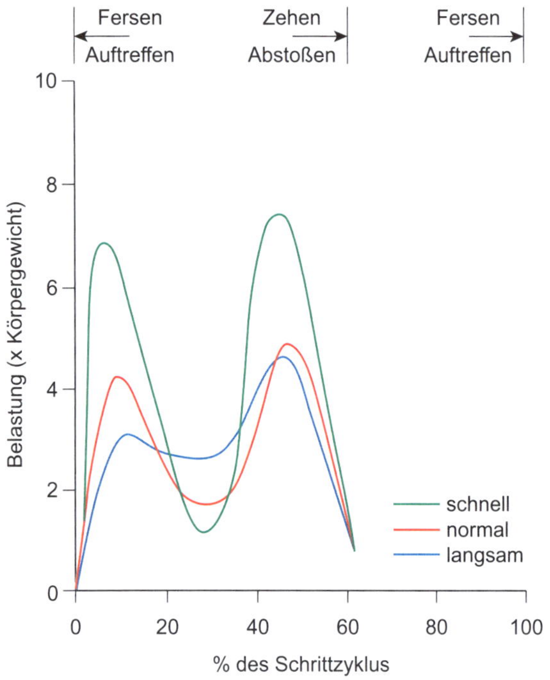

Abb. 5.4 Belastung des Hüftgelenks beim Gehen mit 3 verschiedenen Geschwindigkeiten (Belastung = Mehrfaches des Körpergewichts) (nach Paul 1976). [M1645], [L143]

Für das Hüftgelenk liefern die folgenden Daten eine Richtschnur: Ein „normales" Hüftgelenk wird beim langsamen Joggen in Abhängigkeit vom Körpergewicht von z. B. 600 N (61,2 kg Masse) beim Auftreffen der Ferse auf dem Boden mit 2,5 × 600 N = 1.500 N belastet, und nach Reichelt (1989, S. 274) wird das Hüftgelenk bei einem 10.000-m-Lauf bei jedem Bodenkontakt mit 50 kp/cm^2 belastet. Nach Pauwels liegt die Grenzbelastung bei 220 kp/cm^2.

Warm-up und hinführende Fragen

Die hinführenden Fragen (➤ Tab. 5.4) sollen zu einer Auseinandersetzung mit den Theorievorgaben motivieren (➤ Kap. 2.3, ➤ Kap. 2.4.1, ➤ Kap. 2.4.2, ➤ Kap. 2.4.4, ➤ Kap. 2.4.5), deren Kenntnis eine Voraussetzung ist, um die nachfolgenden Aufgaben zu lösen. Fehlende Informationen können im Theorieteil und im Glossar, hier: Bodenstützreaktion und Trägheitskraft, nachgelesen werden.

Aufgaben

Aufgabe 5.8 (➤ Lösungen zu Kap. 5.2)
Eine Last wird von der Versuchsperson gehalten. Wie groß ist die Gewichtskraft, wenn die Masse der Last 25 kg beträgt?
Eine Last wird beim Heben von der Versuchsperson nach oben beschleunigt. Wie groß ist die Belastung, wenn die Masse der Last 25 kg und die Beschleunigung 2 m/s^2 betragen?

ϟ Aufgabe 5.9 (➤ Lösungen zu Kap. 5.2)
Registrieren und interpretieren Sie die Bodenstützreaktion, d. h. die Reaktion der Waage bei ruhigem Stand, und eine mehr oder weniger stark beschleunigte Hoch- und Tiefbewegung auf einer Waage.
Zeigerbewegung bei einer Hochbewegungen auf einer Waage interpretieren:
- Langsame Hochbewegung: ....
- Schnelle Hochbewegung: ....

Zeigerbewegung bei einer Tiefbewegung auf einer Waage interpretieren:
- Langsame Tiefbewegung: ....
- Schnelle Tiefbewegung: ....

Interpretation der Zeigerbewegungen: ....

Tab. 5.4 Bodenstützreaktion und Trägheitskraft: hinführende Fragen.

Fragen	Antworten
Wie kann die statische und dynamische Bodenstützreaktion gemessen werden?	Mit einer Waage oder mit einer Kraftmessplatte (statisch und dynamisch).
Wie reagiert die Anzeige einer Waage bei einer Hochbewegung aus der Hocke?	Nach Bewegungsbeginn zeigt die Waage mehr als das Körpergewicht an (KSP wird zunächst nach oben beschleunigt, die dann wirkende Trägheitskraft wirkt gegen die Beschleunigungsrichtung). Vor dem Bewegungsende zeigt sie weniger als das Körpergewicht (die Hochbewegung des KSP wird verzögert, Trägheitskraft wirkt gegen die Beschleunigungsrichtung) an (➤ Kap. 2.4.4).
Wie reagiert die Anzeige einer Waage bei einer Tiefbewegung aus dem Stand?	Nach Bewegungsbeginn zeigt die Waage weniger als das Körpergewicht an (KSP wird zunächst nach unten beschleunigt, die dann wirkende Trägheitskraft wirkt gegen die Beschleunigungsrichtung), und vor dem Bewegungsende zeigt sie mehr als das Körpergewicht an (die Tiefbewegung des KSP wird verzögert, Trägheitskraft wirkt gegen die Verzögerungsrichtung) (➤ Kap. 2.4.4).
Warum stürzt ein unkonzentrierter Skiläufer, wenn er von einer glattgewalzten Piste in den Tiefschnee fährt, nach vorn?	Der Tiefschnee bremst, und die Trägheitskraft, die in Fahrtrichtung wirkt, bedingt den Sturz (➤ Kap. 2.4.4).
Warum stürzt eine unkonzentrierte Skiläuferin, wenn sie vom Tiefschnee auf eine glattgewalzte Piste fährt, nach hinten?	Die Skier beschleunigen, und die Skiläuferin fällt aufgrund ihrer trägen Masse nach hinten (➤ Kap. 2.4.4).

Aufgabe 5.10 (➤ Lösungen zu Kap. 5.2)
Welche auf die Achillessehne wirkende Muskelkraft muss bei einem Zehenspitzenstand (= Plantarflexion im oberen Sprunggelenk) aufgebracht werden (➤ Abb. 5.5)?

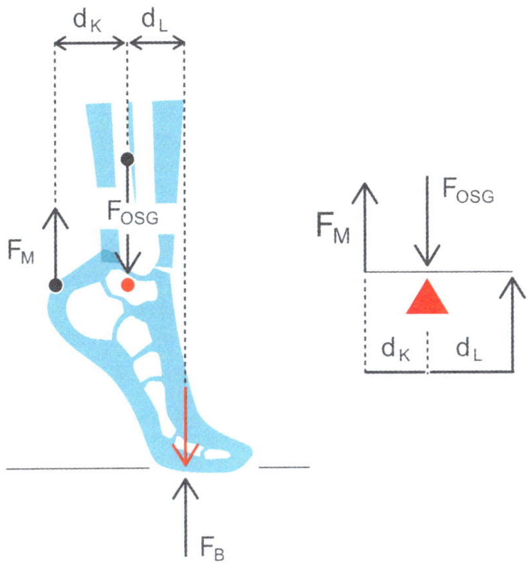

Abb. 5.5 Auf das obere Sprunggelenk wirkende Kräfte bei Plantarflexion: F_M: auf die Achillessehne wirkende Kraft, F_{OSG}: Gelenkkraft im oberen Sprunggelenk, F_B: Bodenreaktionskraft (800 N), d_K: Kraftarm (= Abstand vom oberen Sprunggelenk zum Großzehenballen: 4 cm), d_L: Lastarm (= Abstand vom oberen Sprunggelenk zur Achillessehne: 12 cm) (nach Dobner und Perry 2001). [M1645], [L325]

5.3 Prä- und postoperative Gang- und Absprunganalyse

Zielsetzung des Aufgabenblattes

Mit Gang- oder Absprunganalysen können Defizite und die Effektivität des prä- und postoperativen Trainings dokumentieren werden.

… und die Theorie dahinter

Bei einem Counter Movement Jump (Gollhofer und Müller 2009, S. 219, „[…]der am weitesten verbreitete Testsprung“) wirkt ein Kraftimpuls, also eine Kraft über die Zeit, d. h. es wirken ein Ausholimpuls und ein Bremsimpuls bei der Tiefbewegung, ein Streckimpuls und ein Bremsimpuls bei der Hochbewegung.

Beim Hock-Streck-Sprung muss immer auch die Trägheitskraft berücksichtigt werden, denn es ereignen sich während des Sprungs Beschleunigungen und Verzögerungen. Es gilt demnach

$$F = m \times (g + a):$$

- F: aufzuwendende Kraft beim Absprung in N
- m: Masse des Springers in kg
- g: Erdbeschleunigung in m/s^2
- a: Beschleunigung des Körperschwerpunktes des Springers in m/s^2

MERKE
Mithilfe einer Kraftmessplatte können bei Patienten prä- und postoperative Ganganalysen und bei Sportlern Absprunganalysen durchgeführt und z. B. die erzielten Impulsbeträge A1–A4 (➤ Abb. 5.6) rückgemeldet werden. Die Gang- und Absprunganalysen liefern eine Basis, um Fortschritte oder auch Defizite beim rehabilitativen Training oder dem Konditionstraining zu dokumentieren.

Warm-up und hinführende Fragen

Die hinführenden Fragen (➤ Tab. 5.5) sollen zu einer Auseinandersetzung mit den Theorievorgaben motivieren (➤ Kap. 2.4.2, ➤ Kap. 2.4.4, ➤ Kap. 2.4.6, ➤ Kap. 3.1.1), deren Kenntnis eine Voraussetzung ist, um die nachfolgenden Aufgaben zu lösen. Die hinführenden Fragen dienen zur Auffrischung der Theorievorgaben. Fehlende Informationen können im Theorieteil und im Glossar, hier: die dynamischen Größen Trägheitskraft, Ausholbewegung und Vordehnung der Muskulatur, Arbeit, Energie, nachgelesen werden.

Tab. 5.5 Die dynamischen Größen Trägheitskraft, Ausholbewegung und Vordehnung der Muskulatur, Arbeit, Energie: hinführende Fragen.

Fragen	Antworten
Die Anzeige einer Federwaage in einem Fahrstuhl, an der die Masse 10 kg hängt, zeigt in Ruhe die Kraft von 98,1 N an. • Unter welcher Bedingung bleibt die Gewichtsanzeige konstant? • Unter welcher Bedingung zeigt die Federwaage eine höhere Gewichtskraft (> 98,1 N) an? • Unter welcher Bedingung zeigt die Federwaage eine niedrigere Gewichtskraft (< 98,1) N an?	Gewichtsanzeige bleibt konstant: Wenn der Fahrstuhl nicht verzögert und nicht beschleunigt (es wirkt dann keine Trägheitskraft), d. h. sich nicht bewegt oder sich mit einer konstanten Geschwindigkeit bewegt. Gewichtsanzeige nimmt zu: Wenn der Fahrstuhl die Geschwindigkeit nach oben beschleunigt (denn die Trägheitskraft wirkt zusätzlich, und zwar gegen die Beschleunigungsrichtung). Gewichtsanzeige nimmt ab: Wenn der Fahrstuhl die Geschwindigkeit nach oben verzögert oder nach unten beschleunigt (denn die Trägheitskraft wirkt zusätzlich, und zwar in Verzögerungsrichtung) (➤ Kap. 2.4.4).
Welche Effekte hat eine Ausholbewegung, z. B. bei einem Hock-Streck-Sprung?	Die dadurch vorgedehnte Muskulatur entwickelt mehr Kraft (➤ Kap. 3.1).

Aufgaben

Aufgabe 5.11 (➤ Lösungen zu Kap. 5.3)
Interpretieren Sie die Effekte der Trägheitskraft: Eine Person joggt auf einem Laufband, das Laufband wird zunächst beschleunigt und dann verzögert. Wie muss die Person reagieren?
Das Laufband wird beschleunigt: ....
Das Laufband wird verzögert: ....

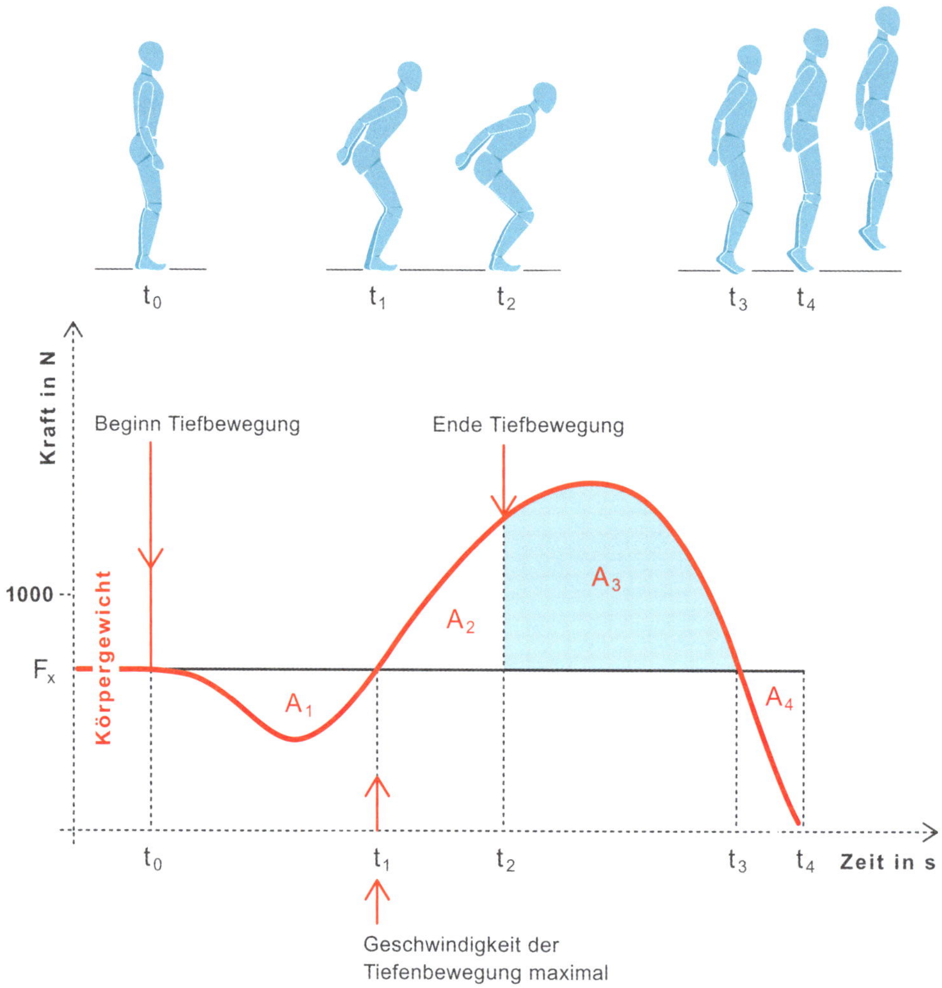

Abb. 5.6 Kraft-Zeit-Diagramm bei beidbeinigem Absprung (Counter Movement Jump). [M1645], [L325]

Tab. 5.6 Zuordnung und Interpretation der Körperpositionen bei einem Absprung mit Ausholbewegung (Counter Movement Jump) zu dem Kraft-Zeit-Diagramm.

Position und Ereignis	Körperbewegungen bzw. -positionen des Patienten und die Ausprägung der Kraft-Zeit-Kurve
Interpretation der Aktion zum Zeitpunkt t_0	....
Interpretation der Aktion zum Verlauf der Kraft-Zeit-Kurve ($t_0 \rightarrow t_1$)	....
Interpretation der Fläche A_1	....
Interpretation des Schnittpunktes der Kurve zum Zeitpunkt t_1	....
Interpretation des Verlaufes der Kraft-Zeit-Kurve ($t_1 \rightarrow t_2$)	....
Interpretation der Fläche A_2	....

Tab. 5.6 Zuordnung und Interpretation der Körperpositionen bei einem Absprung mit Ausholbewegung (Counter Movement Jump) zu dem Kraft-Zeit-Diagramm. (*Forts.*)

Position und Ereignis	Körperbewegungen bzw. -positionen des Patienten und die Ausprägung der Kraft-Zeit-Kurve
Ereignis zum Zeitpunkt t_2	....
Interpretation des Verlaufs der Kraft-Zeit-Kurve ($t_2 \rightarrow t_3$)	....
Interpretation der Fläche A_3	....
Interpretation des Schnittpunktes der Kurve zum Zeitpunkt t_3	....
Interpretation der Fläche A_4	....
Ereignis zum Zeitpunkt t_4	....

Aufgabe 5.12 (➢ Lösungen zu Kap. 5.3)

Interpretieren das Kraft-Zeit-Diagramm (➢ Abb. 5.6, ➢ Tab. 5.6) bei einem Absprung mit Ausholbewegung (nach Ballreich und Baumann 1988).

Aufgabe 5.13 (➢ Lösungen zu Kap. 5.3)

Berechnen Sie anhand der angegebenen Flugzeit die Sprunghöhe.

- Zeit vom Absprung bis zur Landung des Probanden: 0,45 s.
- Sprunghöhe h berechnen (nach Wank und Heger 2009, S. 220) über Flugzeit t (hier: 0,45 s und $h_{max} = 1/8\ gt^2$).

Aufgabe 5.14 (➢ Lösungen zu Kap. 5.3)

Welche Vorteile und Einschränkungen hat eine Ausholbewegung (Stand → Hocke) beim beidbeinigen Absprung?

5.4 Muskulatur stabilisiert Gelenke und bewirkt Gelenkrotationen

Zielsetzung des Aufgabenblattes

Am Beispiel der Flexoren des Ellenbogengelenks die Doppelfunktion (Flexion und Stabilisation) der Muskulatur dokumentieren.

… und die Theorie dahinter

„Langheblige" und „kurzheblige" Muskulatur: Der Abstand des Muskelursprungs (Punctum fixum) und des Muskelansatz (Punctum mobile) vom Gelenk hat bei der Muskelkontraktion Einfluss auf die Ausprägung der Rotations- und Stabilisationskomponente bei vergleichbarem Kontraktionsbetrag (➢ Abb. 5.7).

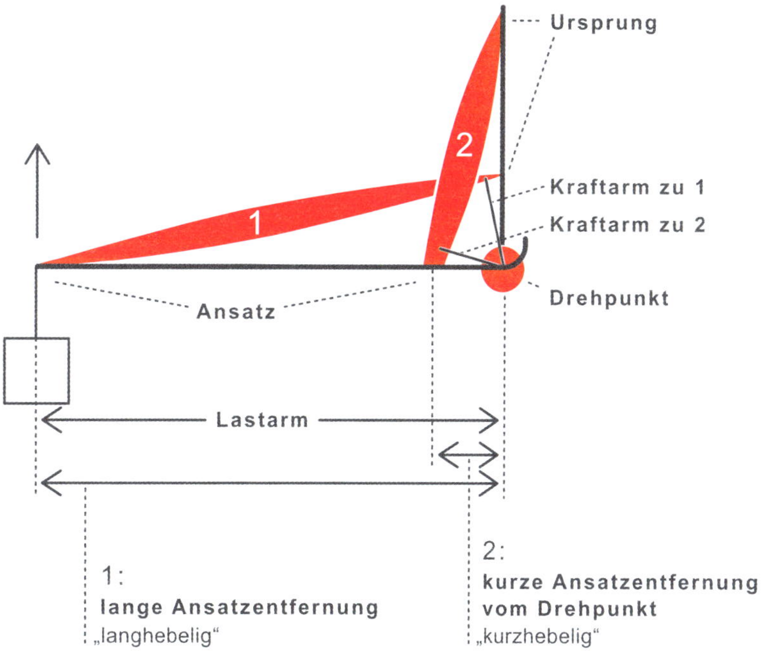

Abb. 5.7 Langheblige („ansatzweite" Shunt-Muskulatur) und kurzheblige („ansatznahe" Spurt-Muskulatur) Muskulatur – ein vereinfachendes Modell, d. h. Verkürzung der Wirklichkeit zum besseren Verständnis. M. brachioradialis (1) mit relativ langem Lastarm und distalem Ansatz ist ein Lastenbeuger und stabilisiert zusätzlich das Ellenbogengelenk. Der kräftigere Lastenbeuger im Ellenbogengelenk ist der M. biceps brachii (2) (mod. nach Grosser et al. 1987). [M1645], [L325]

MERKE

Ansatzweite Muskeln sind typische Stabilisationsmuskeln (Shunt-Muskeln, z. B. M. brachioradialis), ansatznahe Muskeln sind typische Rotationsmuskeln (Spurt-Muskeln, z. B. M. biceps brachii), d. h. der Bewegungswinkel ist bei einem vergleichbaren Kontraktionsbetrag bei ansatznahen Muskeln größer.

Für die Praxis

Für die Flexion und Stabilisation des Ellenbogengelenks sind u. a. der zweigelenkige M. biceps brachii (R_I), der eingelenkige M. brachialis (R_{III}) und der eingelenkige M. brachioradialis (R_{II}) verantwortlich.

Durch die Zerlegung der Kraftresultierenden können mithilfe der Kräfteparallelogramme die Beträge der Stabilisations- und Rotationskomponenten bei der Kontraktion der Flexoren bestimmt werden.

Warm-up und hinführende Fragen

Die hinführenden Fragen (➢ Tab. 5.7) sollen zu einer Auseinandersetzung mit den Theorievorgaben motivieren (➢ Kap. 2.4.2, ➢ Kap. 2.4.4, ➢ Kap. 3.1.1, ➢ Kap. 3.1.3), deren Kenntnis eine Voraussetzung ist, um die nachfolgenden Aufgaben zu lösen. Fehlende Informationen können im Theorieteil und im Glossar, hier: Kontraktionsformen der Muskulatur, Kräfteparallelogramm, Hebelgesetz, nachgelesen werden.

Tab. 5.7 Kontraktionsformen der Muskulatur, Kräfteparallelogramm, Hebelgesetz: hinführende Fragen.

Fragen	Antworten
Welche Kontraktionsformen der Muskulatur unterscheidet die Biomechanik?	Konzentrische, isometrische und exzentrische Kontraktion.
Wie können Kraftkomponenten geometrisch addiert werden, und wie kann eine Kraftresultierende in ihre Komponenten zerlegt werden?	Mithilfe des Kräfteparallelogramms.
Welche Funktionen hat ein Hebel?	„Der mechanische Nutzen eines Hebels ist durch das Verhältnis von Kraftarm zu Lastarm gegeben" (Bäumler und Schneider 1981, S. 81), d. h. bei einer Verlängerung des Kraftarms muss weniger Kraft aufgewandt werden, um ein gegebenes Lastmoment im Gleichgewicht zu halten. Beispiel Wippe: Je länger der Kraftarm, desto geringer wird der Kraftaufwand (hier: Gewichtskraft) bei gegebenem Lastmoment.

Aufgabe

Aufgabe 5.15 (➢ Lösung zu Kap. 5.4)

Stellen Sie die Zerlegung der resultierenden Kraftvektoren – hier: Ellenbogenbeuger (M. biceps brachii, M. brachialis, M. brachioradialis) – in ihre Stabilisations- und Rotationskomponenten mithilfe des Kräfteparallelogramms anhand ➢ Abb. 5.8 geometrisch dar. Vergleichen Sie die Funktion der Komponenten von R_I, R_{II} und R_{III} in ➢ Abb. 5.8, d. h. den Anteil der Rotationskomponente mit dem Anteil der Stabilisationskomponente.

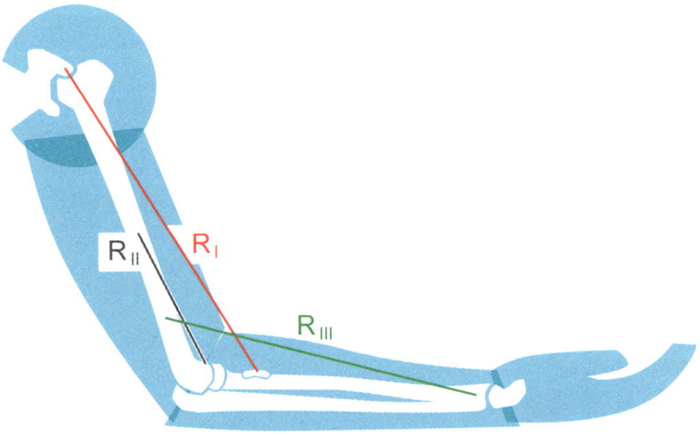

Abb. 5.8 Flexoren des Ellenbogengelenks (R_I: M. biceps, R_{II}: M. brachialis, R_{III}: M. brachioradialis) (nach Reischle 1995). [M1645], [L325]

5.5 Addition von Kraftkomponenten, Zerlegung einer Kraftresultierenden, Gelenksbelastung

Zielsetzung des Aufgabenblattes

Die Inhalte des Aufgabenblattes dokumentieren, dass mithilfe eines Kräfteparallelogramms die Beträge der Stabilisations- und Rotationskomponenten bei verschiedenen Gelenkwinkeln verglichen werde können.

... und die Theorie dahinter

Das Drehmoment ist das Produkt aus Kraft oder Last und dem dazugehörigen Hebelarm. Für Gelenkbewegung muss durch Muskelkontraktionen ein Drehmoment (Drehmoment = Kraft/Last × Hebelarm) aufgebracht werden.

MERKE
Mithilfe des Kräfteparallelogramms kann eine Kraft geometrisch in ihre Komponenten zerlegt oder es können Kraftkomponenten geometrisch zu einer Kraftresultierenden addiert werden.

Für die Praxis

Bei der Bewertung von Gelenkbelastungen, z. B. beim Heben einer Last, müssen immer die wirkende Muskelkraft, die beteiligte Rückenmuskulatur, die beteiligten Last- und Kraftarme – also die Kraft- und Lastmomente – berücksichtigt werden. Das bedeutet beispielsweise, dass das Heben einer Last immer dann gelenkschonend ist, wenn die Last nahe am Körper und aus einer Hockpositon heraus bewegt wird.

Warm-up und hinführende Fragen

Die hinführenden Fragen (➤ Tab. 5.8) sollen zu einer Auseinandersetzung mit den Theorievorgaben motivieren (➤ Kap. 2.4.2), deren Kenntnis eine Voraussetzung ist, um die nachfolgenden Aufgaben zu lösen. Fehlende Informationen können im Theorieteil und im Glossar, hier: Addition von Kraftkomponenten, Zerlegung einer Kraftresultierenden und Kräfteparallelogramm, nachgelesen werden.

Tab. 5.8 Addition von Kraftkomponenten, Zerlegung einer Kraftresultierenden und Kräfteparallelogramm: hinführende Fragen.

Fragen	Antworten
Wie können Kraftkomponenten geometrisch zusammengesetzt werden, und wie kann eine Kraftresultierende in ihre Komponenten zerlegt werden?	Mithilfe eines Kräfteparallelogramms.
Unter welchen Bedingungen bleibt eine Wippe im stabilen Gleichgewicht?	Wenn das rechtsdrehende Moment gleich dem linksdrehenden Moment ist. Ein Moment ist ein Produkt aus den Größen Kraft bzw. Last und Hebelarm bzw. Lastarm.

Aufgabe

Aufgabe 5.16 (➤ Lösung zu Kap. 5.5)

Quantifizieren Sie Lastmoment und Muskelkraft der Abduktoren F_M bei einem Einbeinstand:

- Lastarm: 0,6 m
- Kraftarm: 0,05 m
- Gewicht des Restkörpers (Kopf, Arme, Rumpf, ein Bein): 564,6 N

5.6 Isokinetik

Zielsetzung des Aufgabenblattes

Die Last- und Kraftarmveränderungen bei Gelenkrotationen und ihre Effekte erklären, die Funktionsweise und die Vor- und Nachteile isokinetischer Trainingsgeräte ableiten.

... und die Theorie dahinter

Bei Gelenkbewegungen verändern sich kontinuierlich Kraft- und Lastarme. Beim Hanteltraining oder beim Training mit dem Theraband müssen die Physiotherapeuten diese Tatsache berücksichtigen, denn der Trainierende kann nur den Lastbetrag, z. B. beim Biceps Curl (also von der Extension in die Flexion) bewältigen, der bei dem ungünstigsten Bewegungswinkel (in diesem Fall: gestrecktes Ellenbogengelenk) möglich ist.

Die isokinetischen, computergestützten Trainingsgeräte reagieren im Gegensatz zur freien Hantel auf das sich in Abhängigkeit von der Gelenkstellung verändernde Kraftpotenzial des Trainierenden, d. h. der Gerätewiderstand passt sich über den gesamten Bewegungsradius dem sich verändernden Muskelmoment an. Beim Aquatraining ist die Belastung quasi-isokinetisch, denn bei Erhöhung der Bewegungsgeschwindigkeit wächst der belastende Strömungswiderstand mit der Geschwindigkeit im Quadrat. Das isokinetische Training bewirkt demnach eine effektive Muskelbelastung über den gesamten Bewegungsradius.

Anmerkung Die Belastung beim isokinetischen Training ist muskelspezifisch und muss bei Sportlerinnen und Sportlern immer mit einem technikspezifischen Krafttraining ergänzt werden.

MERKE
In Abhängigkeit vom Bewegungswinkel verändern sich die Länge der Kraft- und Lastarme. Die isokinetischen Trainingsgeräte passen sich diesen Veränderungen computergestützt oder über eine mechanische Lösung an, wie z. B. die Schnell-Trainer (= „accommodating exercises").

Für die Praxis

Beim Hanteltraining können beispielweise der M. deltoideus und der M. supraspinatus bei der Abduktionsbewegung mit gebeugtem (kurzer Lastarm) oder gestrecktem Ellenbogen (langer Lastarm) bis in die 90°-Position belastet werden, d. h. die Belastung kann durch eine Veränderung des Lastarms gezielt verändert werden.

5

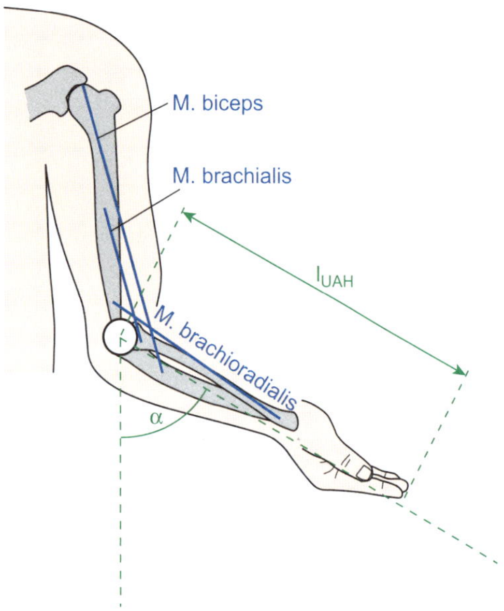

Abb. 5.9 Flexion im Ellenbogengelenk: Der M. brachialis ist ein ausschließlicher Beuger des Ellenbogengelenks, während der M. biceps (und der M. brachioradialis) außer der Beugung auch eine Umwendbewegung im Unterarmskelett bewirken.
- Last aus Gewicht von Unterarm und Hand: F_L= 20,0 N
- Flexionswinkel α = 60°
- Länge Ellenbogengelenk – TKSP Unterarm und Arm: l_{TKSP} = 0,20 m

[M1645], [L143]

Bei den Krafttrainingsgeräten verändern sich, adäquat zur jeweiligen Ausprägung der muskulären Kraftarme, die Lastarme der Trainingsgeräte und garantieren damit die adäquate Belastungen (➤ Abb. 4.3).

Warm-up und hinführende Fragen

Die hinführenden Fragen (➤ Tab. 5.9) sollen zu einer Auseinandersetzung mit den Theorievorgaben motivieren (➤ Kap. 2.4.2, ➤ Kap. 2.4.4), deren Kenntnis eine Voraussetzung ist, um die nachfolgenden Aufgaben zu lösen. Fehlende Informationen können im Theorieteil und im Glossar, hier: Isokinetik, Kraft-, Last- und Trägheitsmoment, nachgelesen werden.

Aufgaben

Aufgabe 5.17 (➤ Lösungen zu Kap. 5.6)

Wie verändern sich in ➤ Abb. 5.9 die Last- und Kraftarme bei Flexion des Ellenbogengelenks ($F_{M1} \rightarrow F_{M2}$)? Zeichnen Sie die Kraft- und Lastarme in ➤ Abb. 5.9 ein:
- Last aus Gewicht von Unterarm und Hand: F_L= 20,0 N
- Flexionswinkel α = 60°
- Länge Ellenbogengelenk – TKSP Unterarm und Arm: l_{TKSP} = 0,20 m

Berechnen Sie das Moment der Last F_L (gegeben durch das Gewicht des Unterarms und der Hand) bei einem Flexionswinkel von 60°.

Aufgabe 5.18 (➤ Lösungen zu Kap. 5.6)

Welche Kraft muss der M. triceps surae (F_{Muskel}) beim Zehenspitzenstand (Plantarflexion) entwickeln?

Tab. 5.9 Kraft und Drehmoment, Masse und Trägheitsmoment: hinführende Fragen.

Fragen	Antworten
Von welchen physikalischen Größen hängt der Betrag eines Drehmoments ab?	Von der wirkenden Kraft bzw. Last und dem Betrag des Hebelarms.
Wie unterscheiden sich die physikalischen Größen Kraft und Drehmoment?	Kräfte sind Ursache für Translationsbewegungen, Drehmomente sind Ursache für Rotationsbewegungen. Kraft ist eine physikalische Basisgröße, das Drehmoment ist ein Produkt aus 2 Basisgrößen (Kraft und Hebelarm).
Wie unterscheiden sich die physikalischen Größen Masse und Trägheitsmoment?	Die Masse ist eine Einflussgröße bei Translationsbewegungen, das Trägheitsmoment ist eine Einflussgröße bei Rotationbewegungen.

- Gewicht der Versuchsperson: F_{Vpn} = 600 N
- Lastarm: l = 10 cm
- Kraftarm: k = 3 cm

5.7 Rotationsbewegungen

Zielsetzung des Aufgabenblattes

Die Abhängigkeit der Beträge von Kraft- und Lastmomenten von der jeweiligen Gelenkstellung am Beispiel von Ellenbogen- und Kniegelenk exemplarisch erklären.

... und die Theorie dahinter

Die zu entwickelnde Muskelkraft bei Rotationsbewegungen, z. B. beim Ellenbogen- und Kniegelenk, hängt bei der Bewältigung von Lasten vom Lastarm, dem jeweiligen Kraftarm (die sich beide während der Gelenksrotation verändern), von der Muskellänge und nach Hill (s. Aufgaben in ➤ Kap. 6.3) von der Kontraktionsgeschwindigkeit ab. Beim Training der Kraftfähigkeiten müssen die Therapeuten neben dem Hantelgewicht bzw. dem Lastmoment des Trainingsgerätes die Gewichtslast der Körperteile und die Beschleunigung der Last berücksichtigen.

MERKE

Ursache für Beschleunigungen und Verzögerungen bei den Rotationsbewegungen der Skeletthebel sind Drehmomente (Drehmoment = Drehwirkung einer Kraft/Last). Die Größe Drehmoment ist ein Produkt aus Kraft (in N) und Hebelarm (in m) mit der Maßeinheit Nm. „Wie Kräfte sind auch Drehmomente nicht direkt beobachtbar, nur Wirkungen von Drehmomenten können beobachtet werden" (Brinckmann et al. 2000, S. 11).

Für die Praxis

Die Beträge der bei Rotationsbewegungen zu entwickelnden Kraftmomente sind immer auch abhängig von der jeweiligen Gelenkstellung. Bei einigen Krafttrainingsgeräten, u. a. bei Geräten, die von den Firmen Schnell und David produziert werden, verändern sich, adäquat zur jeweiligen Ausprägung der muskulären Kraftarme, die Lastarme der Trainingsgeräte und damit die Belastung in Abhängigkeit vom Muskelmoment.

Tab. 5.10 Drehmoment, Muskelmoment, Kraftentwicklung, Gelenkbelastung: hinführende Fragen.

Fragen	Antworten
Welche physikalischen Größen bestimmen den Betrag eines Drehmoments?	Die Kraftkomponente senkrecht zum Hebelarm und der Betrag des Hebelarms.
Von welchen mechanischen Größen hängt der aktuelle Betrag des Muskelmoments ab?	Vom Trainingszustand der Muskulatur, von den aktuellen Kraftarm- und Lastarmbeträgen, die sich über den Bewegungsradius verändern, und der Kontraktionsgeschwindigkeit.

Warm-up und hinführende Fragen

Die hinführenden Fragen (➤ Tab. 5.10) sollen zu einer Auseinandersetzung mit den Theorievorgaben motivieren (➤ Kap. 2.4.4, ➤ Kap. 3.1.1), deren Kenntnis eine Voraussetzung ist, um die nachfolgende Aufgabe zu lösen. Fehlende Informationen können im Theorieteil und im Glossar, hier: Drehmoment, Kraftentwicklung, Gelenkbelastung, nachgelesen werden.

Aufgabe

Aufgabe 5.19 (➤ Lösung zu Kap. 5.7)
Berechnen Sie die Muskelkraft für die in ➤ Abb. 5.10 dargestellte Situation.

- Gewicht der Versuchsperson: 706,0 N
- Kraftarm: 0,06 m
- Gewicht von Unterarm/Hand: 18,4 N
- Masse der Kugel: 7 kg
- Schwerpunktradius (siehe Glossar) (Unterarm/Hand): 0,19 m
- Schwerpunktradius (Kugel): 0,33 m

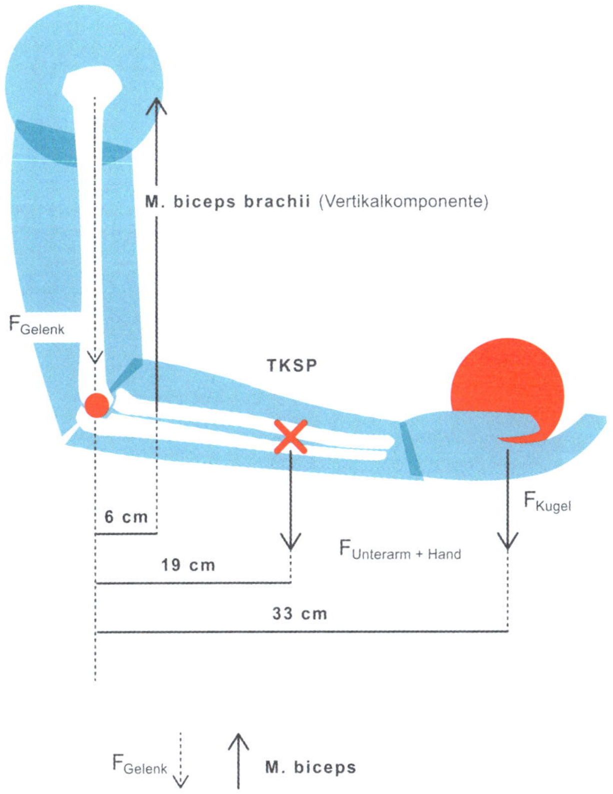

Abb. 5.10 Muskelkraft und die Gelenkkraft berechnen. [M1645], [L325]

5.8 Metabolic Equivalents of Tasks (MET), Fettverbrennung, Karvonen-Test

Zielsetzung des Aufgabenblattes

- Die Bedeutung der metabolischen Größe MET als ein mögliches Maß für die Belastungsintensität, kommunizieren.
- Den Unterschied zwischen Fettverbrennung und Fettabbau erklären.
- Präsentation der Karvonen-Formel.

… und die Theorie dahinter

Metabolic Equivalents of Tasks (MET)
Die Ausprägung der Größe MET informiert, bezogen auf das jeweilige Körpergewicht, über den Energieverbrauch bei Bewegungsbelastungen (➤ Tab. 5.11).

Die Belastungsintensität kann demnach für verschieden schwere Personen mit der Beschreibungsgröße MET quantifiziert, verglichen und kommuniziert werden: Eine metabolische Einheit (die Leistung 16,8 Watt entspricht etwa 1 MET, d. h. 1 kcal pro kg Körpergewicht pro Stunde) ist der individuelle metabolische Energieumsatz unter Ruhebedingungen (liegt etwa 5 % über dem Grundumsatz). 1 MET entspricht nach Rost et al. (2001, S. 49) etwa 3,5 ml O_2 pro Minute und pro kg Körpergewicht (♂) und 3,15 ml O_2 pro Minute und pro kg Körpergewicht (♀): „Unter MET wird also der Multiplikationsfaktor verstanden, um den, bei einer gegebenen Belastung, der Sauerstoffbedarf von 3,5 [♂] bzw. 3,15 [♀] ml/kg KG/min (in Ruhe) ansteigt (Rost et al. 2001, S. 49)."

Eine Belastung von 3 MET (3 × 16,8 Watt), die bei verschieden schweren Personen und verschiedenen Aktivitäten (♂) gemessen wurde, besagt somit, dass die Sauerstoffaufnahme

$$3 \times 3{,}5 \text{ ml/kg KG/min} = 10{,}5 \text{ ml/kg KG/min}$$

beträgt. Abzüglich des Ruheumsatzes von 3,5 ml/kg KG/min beträgt somit der leistungsbedingte Anstieg der Sauerstoffaufnahme 7,0 ml/kg KG/min (Rost et al. 2001, S. 49).

Fettverbrennung ≠ Fettabbau
Die Fettverbrennung bei verschiedenen körperlichen Belastungen (Moosburger 2015): Bei einem Belastungspuls von 120–130/min (= niedrige Jogginggeschwindigkeit), d. h. bei etwa 60–70 % der maximalen Herzfrequenz (HF_{max}), werden etwa 60 % „Fett" und 40 % Kohlenhydrate verstoffwechselt (Energieverbrauch: ca. 8 kcal/min, d. h. 6 kcal durch Fettverbrennung). Der Energieumsatz bei einem Belastungspuls von 140–160/min, d. h. mehr als 70 % von HF_{max}, führt dazu, dass 40 % „Fett" und 60 % Kohlenhydrate verstoffwechselt werden (Energieverbrauch: ca. 16–18 kcal/min, d. h. 8–9 kcal durch Fettverbrennung). Das bedeutet, dass auch bei höheren Belastungen absolut mehr freie Fettsäuren verstoffwechselt werden.

Diese Verstoffwechslung hat allerdings noch keinen Fettabbau zur Folge, denn Fettverbrennung bedeutet nicht Fettabbau; Grund: Für den Fettabbau ist eine negative Energiebilanz Voraussetzung.

Anmerkung Entscheidend ist nicht die Fettverbrennung während der Trainingsbelastung, sondern der gesteigerte Fettstoffwechsel in der Erholungsphase (= „Nachbrenneffekt").

Karvonen-Formel

Mit der Karvonen-Formel kann die optimale Herzfrequenz unter Berücksichtigung von Ruhepuls und altersabhängiger maximaler Herzfrequenz für unterschiedliche Trainingsintensitäten berechnet werden:

$HF_{Train} = HF_{Ruhe} + (HF_{max} - HF_{Ruhe}) \times k$

k: Trainingsintensität

Beispiel für intensives Ausdauertraining einer Person mit HF_{Ruhe} = 50/min und HF_{max} = 190/min bei 80 % der Maximalbelastung: HF_{Train} = 50/min + (190/min – 50/min) × 0,8= 162/min

Zuordnung des Faktors k zu den Trainingszielen:

- Intensives Ausdauertraining: 0,8
- Extensives Ausdauertraining: 0,6
- Untrainierte: 0,5

5

Für die Praxis

In ➤ Tab. 5.11 werden Testwerte (RPE und HR_{max}) den MET-Beträgen zugeordnet und mit verschiedenen Aktivitäten in Beziehung gesetzt.

Warm-up und hinführende Fragen

Die hinführenden Fragen (➤ Tab. 5.12) sollen zu einer Auseinandersetzung mit den Theorievorgaben motivieren (➤ Kap. 2.4.6, ➤ Kap. 2.4.7), deren Kenntnis eine Voraussetzung ist, um die nachfolgenden Aufgaben zu lösen. Fehlende Informationen können im Theorieteil und im Glossar, hier: zu Energie, zu Fettverbrennung und Fettabbau und zu validen Testverfahren, nachgelesen werden.

Tab. 5.12 Die physikalischen Größen Energie und Leistung: hinführende Fragen.

Fragen	Antworten
Welche physikalischen Größen bestimmen den Betrag der kinetischen Energie?	$E_{kin} = ½\, m \times v^2$ in J • m: Masse in kg • v: Geschwindigkeit in m/s (➤ Kap. 2.4.6)
Welche physikalischen Größen bestimmen den Betrag der potenziellen Energie?	$E_{pot} = m \times g \times h$ in J • m: Masse in kg • g: Erdbeschleunigung in m/s² • h: Fallhöhe in m (➤ Kap. 2.4.6)
Welche physikalischen Größen bestimmen den Betrag der mechanischen Leistung P?	P = F × v = W/t in W • F: Kraft N • v: Geschwindigkeit in m/s • W: Arbeit in W/s oder in Nm • t: Zeit in s • P: Leistung in J/s oder in W oder in Nm/s (➤ Kap. 2.4.7)

Tab. 5.11 Metabolischer Energieverbrauch; Ausprägung vom MET (metabolischer Energieverbrauch) bei verschiedenen Belastungen (HF_{max}: maximale Herzfrequenz, RPE: Received Perception of Exertion: subjektives Belastungsempfinden) (mod. nach Rütten und Pfeifer 2016; Ainsworth 2010; Heinicke und Halle 2019).

Belastung	Metabolischer Energieverbrauch (MET), Rating of perceived Exertion (RPE), Herzfrequenz (HR_{max})
Ruhe *Grundumsatz:* ♀ = 0,9 kcal/kg/h, ♂ = 1,0 kcal/kg/h, z. B. für einen Mann (70 kg) 1680 kcal/24 h (Rost 2001, S. 85) *Alltagsbelastung* (körperlich inaktiv) ♀ = 2000 kcal/24 h ♂ = 2500 kcal/24 h (Rost 2001, S. 85).	Etwa 1 MET
Sitzen	1–1,5 MET
Leichte körperliche Aktivität (Basisaktivität, z. B. Haushaltstätigkeiten)	1,6–2,9 MET → 50–63 % HR_{max} → RPE 6–10
Moderate körperliche Aktivität *Anmerkungen:* Die höchste Senkung der kardiovaskulären Letalität wurde bei körperlichen Aktivitäten mittlerer Intensität (Blair et al. 1995) festgestellt. 1 min Joggen erfordert ca. 10 kcal. Wer somit jeden Tag 1 Stunde joggt, erhöht den Kalorienumsatz von 2500 kcal auf 3100 kcal (Rost 2001, S. 85).	3,0–5,9 MET → 64–76 % HR_{max} → RPE 6–10
Hochintensive Aktivität	> 6 MET • Kraulschwimmen (3 km/h): 6 MET • Laufen (8 km/h): 8,3 MET • Skilanglauf (12 km/h): 9 MET → 77–99 % HR_{max}→ RPE 14–20

Aufgaben

Aufgabe 5.20 (➤ Lösungen zu Kap. 5.8)

Eine Versuchsperson wiegt 706,4 N und macht 100 Kniebeugen, der KSP wird jeweils um 30 cm gehoben. Welche Arbeit verrichten die Beinstrecker?

Aufgabe 5.21 (➤ Lösungen zu Kap. 5.8)

Eine Hantel (Masse: 50 kg) wird beim Bankdrücken 5 × in die Hochhalte ($\Delta h = 50$ cm) gestemmt. Welche Leistung erbringt der Athlet beim Stemmen der Last? Die Zeit, um die Hantel in die Hochhalte zu stemmen, beträgt 2/10 s.

Aufgabe 5.22 (➤ Lösungen zu Kap. 5.8)

Schätzen Sie die Hubarbeit bei einem Schrittzyklus (= 2 Schritte) ab: Vertikalbewegung Δh_{KSP} des KSPs beim Gehen, d. h. neben einer Kreidetafel entlanggehen und mit der Kreide die Wellenbewegung beim Gang abbilden (Arm ist am Körper festgebunden), bestimmen.

Aufgabe 5.23 (➤ Lösungen zu Kap. 5.8)

Welche kinetische Energie hat ein Läufer ($m = 70$ kg), der mit durchschnittlich 10 km/h joggt?

ϟ Aufgabe 5.24 (➤ Lösungen zu Kap. 5.8)

Welche potenzielle Energie hat ein Patient beim Drop Jump (DJ) und mit welcher Geschwindigkeit landet der Patient?

- Kastenhöhe: $h = 20$ cm
- Gewichtskraft des Patienten $F_{KG} = 706{,}4$ N

KAPITEL

6 Belastung und Beanspruchung

6.1 Belastung der Lendenwirbelsäule in der Sagittalebene

Zielsetzung des Aufgabenblattes

Die Auswirkungen von Gewichtsbelastungen der Lendenwirbelsäule, u. a. bei einer vorliegenden Beckenkippung und bei „falschen Hebetechniken“ verdeutlichen.

… und die Theorie dahinter

Eine angemessene Belastung der Lendenwirbelsäule, deren Betrag u. a. von der jeweiligen Last und dem dazugehörigen Lastarm abhängt, ist beim sportorientierten Krafttraining, beim Rehabilitationstraining, z. B. nach einer Wirbelsäulenoperation, und beim Sitzen entscheidend.

In vertikaler Position beträgt der Kraftarm (Abstand der Resultierenden der Rückenmuskulatur von der Wirbelsäule) nach Brinckmann et al. (2012, S. 313) etwa 5 cm (➤ Abb. 6.1).

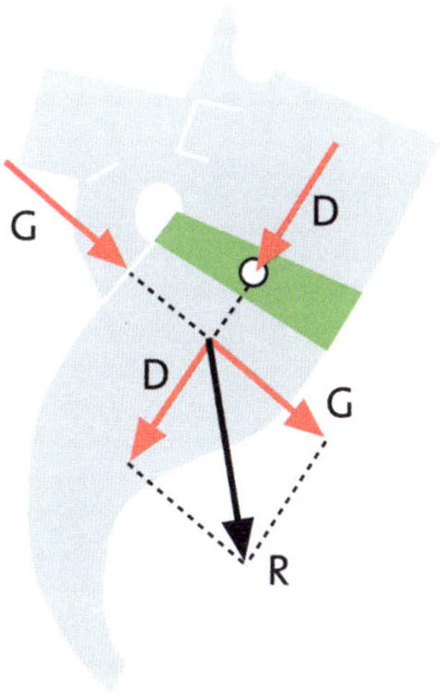

Abb. 6.1 Zerlegung der resultierenden Belastung eines Wirbelkörpers (R, 100 % Belastung) in eine „scherende" Schubkomponente (G, 75 % Belastung) und eine axiale Komponente (D, 69 % Belastung). Die axiale Komponente wird von den Zwischenwirbelscheiben und den Wirbelkörpern aufgenommen, die Schubkomponente belastet die Wirbelbogengelenke (Quelle: Kummer 2005, Abb. 22.10). [G1342]

Tab. 6.1 Belastung des Segments L3/L4 beim Stehen und beim Sitzen. (Daten nach Chaffin und Andersson 2006; Brinckmann et al. 2000, S. 177).

Körperposition	Belastung des Segments L3/L4
Stehen	330 N
Sitzen aufrecht ohne Lehne	410 N
Sitzen, Winkel der Lehne 90°	370 N
Sitzen, Winkel der Lehne 100°	300 N
Sitzen, Winkel der Lehne 120°	150 N

Anmerkung Nach Hettinger (1991) vermindert sich die Belastung auf das Segment LWK5/SWK1 beim Heben einer Last von 100 N von 3000 N auf 1350 N, wenn körpernah gehoben wird.

Der Belastung der Lendenwirbelsäule beim Stehen und beim Sitzen zeigt ➤ Tab. 6.1. Bei Hebebelastungen muss das Kraftmoment im

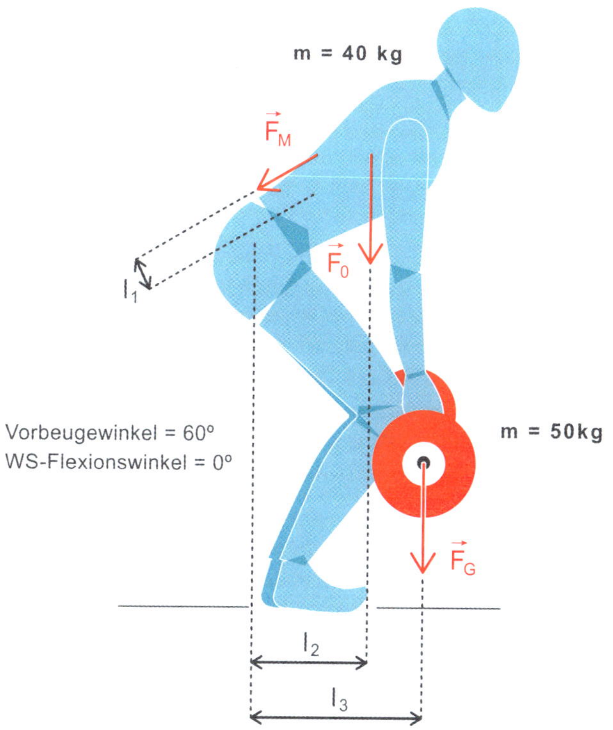

Abb. 6.2 Das Kraftmoment $F_M \times l_1$ muss die Lastmomente $F_G \times l_3$ (Hantel) und $F_0 \times l_2$ (Kopf, Oberkörper, Arme) neutralisieren: Beugewinkel=60°, Flexionswinkel=0°, F_0= 400 N, F_G=500 N, Höhe L5/S1 (mod. nach Gottlob 2001, Abb. D-12, S. 181). [R504], [M1645], [L325]

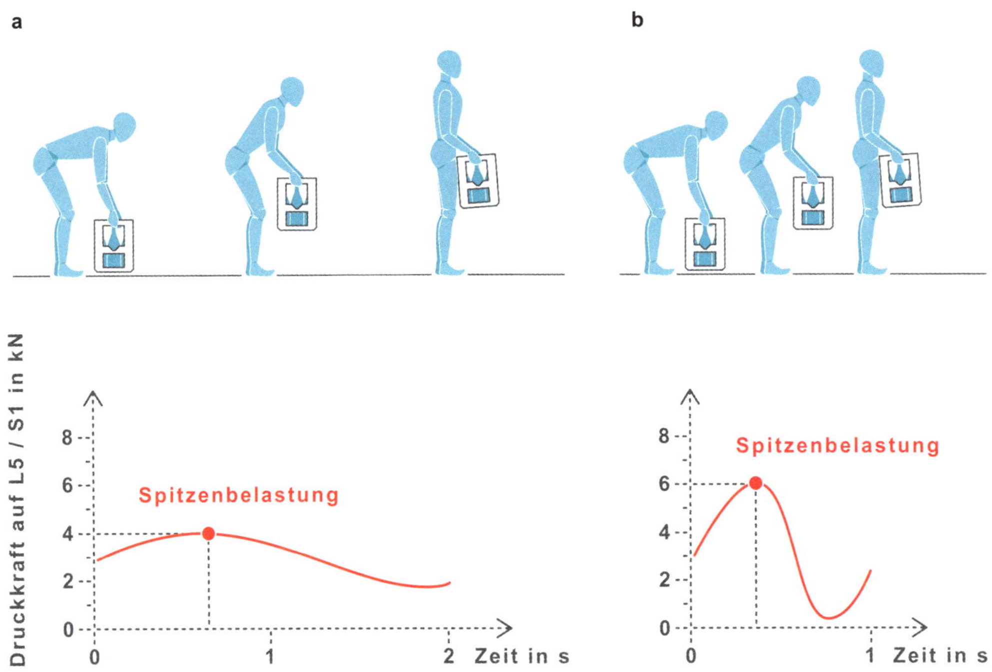

Abb. 6.3 Die Belastung (L5/S1) der Lendenwirbelsäule beim Heben einer Last. a) Last wird in 2 s gehoben, Spitzenbelastung 4 kN. b) Last wird in 1 s gehoben, Spitzenbelastung: 6 kN (Daten nach Gottlob 2001, S. 122 sowie Jäger 1990). [R504], [M1645], [L325]

6

Bereich der Lendenwirbelsäule die Lastmomente von Hantel sowie Kopf, Oberkörper und Armen neutralisieren (➤ Abb. 6.2).

Die zeitabhängigen Belastungen beim Heben können in Abhängigkeit von der Zeitdauer degenerative Veränderungen beschleunigen (➤ Abb. 6.3).

Wie in ➤ Abb. 6.4 dargestellt, verlagert sich die Schwerelinie bei Beckenkippung (Hüftflexion) nach ventral. Ein Ausgleich kann nur durch Knieflexion oder durch eine Hyperlordosierung der Lendenwirbelsäule erzielt werden (Ulrich et al. 2021). Die dauerhafte Hyperlordosierung muss durch die dadurch überlastete, verspannte autochthone Lendenmuskulatur gewährleistet werden (➤ Abb. 6.5). Die Facettengelenke sind dabei aus der Ruhestellung in einen vermehrten Facettenschluss gestellt sowie durch den stärkeren Muskelzug erhöhten Druckbelastungen ausgesetzt.

Eine stabilisierende Rumpfmuskulatur ist beim Heben einer Last entscheidend, um Belastungen, die in Sagittalebene wirken, zu tolerieren, denn Untersuchungen an Leichen belegen, dass die Wirbelsäule ohne aktive Rumpfmuskulatur mit nicht mehr als 2 kg belastet werden kann (Panjabi 1989, zit. nach Gottob 2001, S. 177).

MERKE

Um die axialen Belastungen zu kompensieren, ist demnach u. a. ein „Maximalkrafttraining der [entlordosierenden] Beckenaufrichter M. glutaeus maximus, M. rectus abdominis und der ischiokruralen Muskelgruppe (M. biceps femoris, M. semitendinosus, M. semimembranosus)“ unbedingt notwendig (➤ Abb. 6.5). Darüber hinaus müssen die Beckenkipper, u. a. der lumbale M. erector spinae, der M. iliacus und der M. rectus femoris, auf Verkürzung geprüft und ggf. Dehnungsübungen verordnet werden (nach Gottlob 2001, S. 200). Darüber hinaus muss auch „[…] ein differenziertes Krafttraining der Beckenkipper in einem Vollamplitudenbereich durchgeführt werden“ (Gottlob 2001, S. 200).

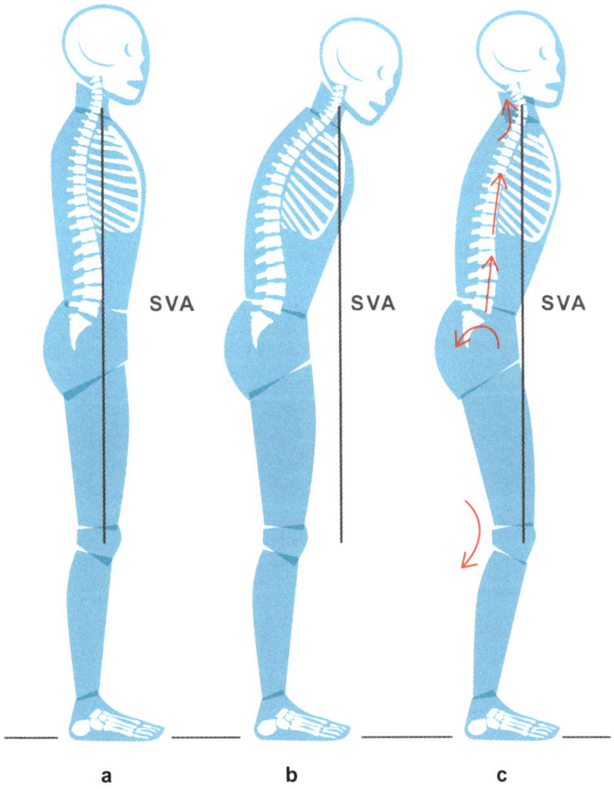

Abb. 6.4 Physiologisches sagittales Profil mit doppelter S-Form (HWS: Lordose, BWS: Kyphose, LWS: Lordose). b) Sagittale Dysbalance mit ventraler Verlagerung des Körperschwerpunktes und Haltungsinstabilität. c) Kompensationsmechanismus zur Rückverlagerung des Köperschwerpunktes: Beugung der Knie, Retroversion des Beckens, Aufhebung der lumbalen Lordose und der thorakalen Kyphose sowie Hyperlordose der HWS (HWS: Halswirbelsäule, BWS: Brustwirbelsäule, LWS: Lendenwirbelsäule, SVA: „sagittal vertical Axis“). [M1645], [L325]

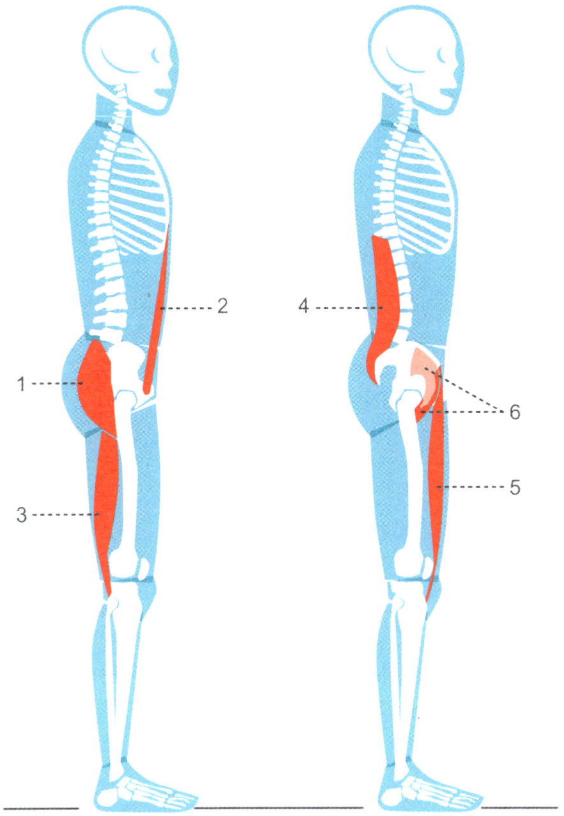

Abb. 6.5 Beckenstellende Muskelgruppen. a) Beckenaufrichtende entlordosierende Muskeln. b) Beckenkippende entlordosierende Muskeln. [R504], [L325]
1: M. gluteus maximus; 2: M. rectus abdominis;
3: ischiokrurale Muskeln; 4: lumbaler M. erector spinae;
5: M. rectus femoris; 6: M. iliacus

Für die Praxis

Bei Einschränkungen der Hüftextension schlägt Gottlob (2001, S. 200) u. a. ein Krafttraining der „verkürzten" Muskulatur vor.

- Krafttraining der „verkürzten" Muskeln in vollem ROM, um eine Zunahme der Beweglichkeit zu erzielen.
- Dehnungsmaßnahmen der verkürzten Muskulatur zur Beweglichkeitssteigerung.
- Bei einem „Hohlkreuz" Beckenaufrichter intensiv kräftigen (1. Priorität), Beckenkipper in maximalem ROM trainieren und Beckenkipper zusätzlich dehnen (Gottlob 2001, S. 200).

Bei ausgeprägter Kippung des Beckens kann im Vergleich zu einem ausbalancierten Profil (➤ Abb. 6.4a) die Schwerelinie bei extendierten Kniegelenken außerhalb der Unterstützungsfläche (also der Fußsohlen) verlaufen (➤ Abb. 6.4b). Das heißt, nur durch eine Flexion in den Kniegelenken kann eine frontale Kippung vermieden werden (➤ Abb. 6.4c). Die Wirbelsäule ist in der Sagittalebene dann ausbalanciert, wenn das C7-Lot C1, Th1, L1 die Hüftgelenksachse tangiert, etwas hinter den Kniegelenken liegt und am höchsten Punkt des Fußgewölbes (Os naviculare) endet. Bei einer ausgeprägten Beckenkippung wird das Schwerelot in Abhängigkeit von der Kippung nach ventral verschoben, d. h. es entstehen Lastmomente, die die Wirbel-, Hüft- und Kniegelenke belasten.

Warm-up und hinführende Fragen

Die hinführenden Fragen (➤ Tab. 6.2) sollen zu einer Auseinandersetzung mit den Theorievorgaben motivieren (➤ Kap. 2.4.4, ➤ Kap. 2.4.8), deren Kenntnis eine Voraussetzung ist, um die nachfolgende Aufgabe zu lösen. Fehlende Informationen können im Theorieteil und im Glossar, hier: zu den Größen Drehmoment und Neutral-Null-Methode, nachgelesen werden.

Tab. 6.2 Lastmoment, Trägheitsmoment, und Neutral-Null-Methode: hinführende Fragen.

Fragen	Antworten
Wie kann das Lastmoment beim Heben einer gegebenen Last minimiert werden?	Indem (bei gegebenem Kraftarm) der Lastarm minimiert wird.
Warum wird der Kraftbetrag der Rückenstrecker beim Heben einer Last, die nicht körpernah bewältigt wird, relativ groß?	Weil das Lastmoment bei Lasten, die nicht körpernah bewältigt werden, mit der Verlängerung des Lastarmes zunimmt und weil der Kraftarm der Rückenstrecker mit etwa 3 cm sehr kurz ist.
Was versteht man unter Neutral-Null-Methode?	Die Neutral-Null-Methode ist Basis für eine genormte Messung der Gelenkwinkel und für die Kommunikation. Im aufrechte Stand mit gestreckten Armen und Beinen beträgt der Betrag der Gelenkwinkel 0°.
Welche physikalischen Einflussgrößen bestimmen den Betrag des Trägheitsmoments?	Trägheitsmoment = Masse × (Rotationsradius)^2 in kg m^2 Das Trägheitsmoment bei Rotationsbewegungen entspricht der Masse bei Translationsbewegungen.

Aufgabe

Aufgabe 6.1 (➤ Lösung zu Kap. 6.1)

Quantifizieren Sie die Belastung der Wirbelsäule beim Halten einer Last in der Frontalebene und vergleichen Sie die Wirbelsäulenbelastung bei einer Masse der Last von 2×15 kg gegenüber einer Masse von 30 kg (➤ Abb. 6.6, ➤ Tab. 6.3).

Tab. 6.3 Belastung der Wirbelsäule beim Halten einer Last.

Belastung		Aufgabe
Symmetrische Belastung (Versuchsperson von hinten)	• Lastarme (rechts und links): jeweils 20 cm, • Last (links und rechts): jeweils 15 kg	Belastung der Wirbelfläche des Segments L4/L5 quantifizieren: ....
Asymmetrische Belastung (Versuchsperson von hinten)	• Lastarm (rechts neben): 10 cm • Kraftarm (links): 5 cm • Last (rechts) = 30 kg	Belastung der Wirbelfläche des Segments L4/L5 quantifizieren: ....

6

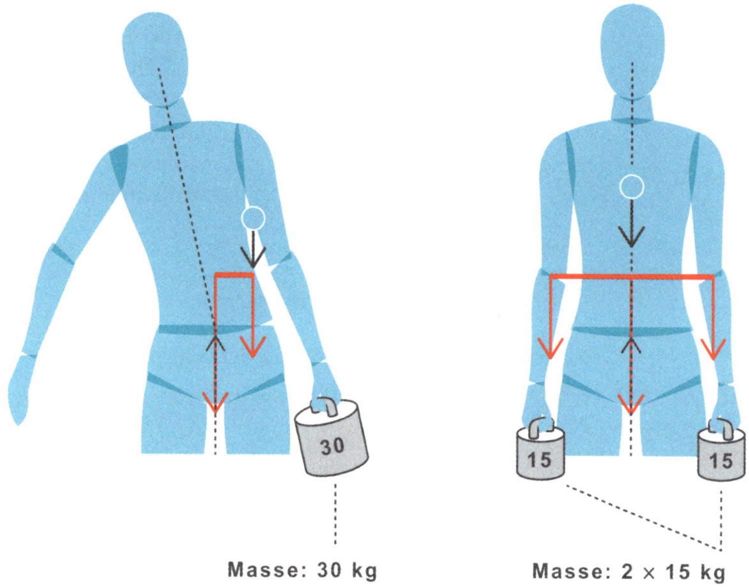

Abb. 6.6 Quantitativer Vergleich einer symmetrischen mit einer asymmetrischen Belastung der Wirbelsäule (nach Wirhed 2001). [M1645], [L325]

6.2 Belastung der Halswirbelsäule in der Sagittalebene

Zielsetzung des Aufgabenblattes

Belastungen der Halswirbelsäule, z. B. bei einer protrahierten Haltung, in Abhängigkeit von der Kopfhaltung quantifizieren.

… und die Theorie dahinter

Die Positionierung des Kopfes im Verhältnis zum Rumpf beeinflusst die Belastung der Nackenmuskulatur entscheidend. Der Schwerpunkt des Kopfes liegt bei einem erwachsenen Menschen vor dem Atlantookzipitalgelenk. Der Kopf tendiert dazu, nach vorn zu kippen, wird jedoch durch eine ständige Spannung in den Nackenmuskeln aufrecht gehalten (➤ Abb. 2.23). Bei einer Analyse der Belastung der Halswirbelsäule müssen neben der Ausprägung der Vor- oder Rückneigung immer auch das Kopfgewicht und die „Zuggurtung". berücksichtigt werden.

Für die Flexion (Vorneigung des Kopfes) sind M. longus capitis, M. rectus anterior zuständig und für die Seitneigung des Kopfes ist, unterstützt durch den M. rectus lateralis, der M. sternocleidomastoideus verantwortlich. Die Extension (Rückneigung des Kopfes) wird u. a. durch die Kontraktion vom M. splenius (bei beidseitiger Kontraktion) verursacht. Der M. rectus lateralis unterstützt die Seitbewegungen des Kopfes.

Atlas und Axis bilden untereinander und mit dem Hinterhaupt die Kopfgelenke für Dreh- und Nickbewegungen (siehe Übersicht). Der Atlas und die Hinterhauptkondylen bilden das obere Kopfgelenk, das untere Kopfgelenk ist eine Kombination von 3 Gelenken (Kummer 2005, S. 523).

Aus der Praxis für die Praxis

Beweglichkeit der Halswirbelsäule

- Neigung
  - nach ventral: ca. 90°
  - nach dorsal: ca. 90°
  - zur Seite: ca. 30°
- Rotation (beiderseits): ca. 90°
  (nach Kummer 2005, S. 528)

Für die Praxis

Mit den Begriffen Protraktion/Retraktion des Kopfes wird, im Gegensatz zu Flexion/Extension (= Vorneigung/Rückneigung), das Vorschieben/Rückschieben des Kopfes bezeichnet.

MERKE

Während bei neutraler Positionierung relativ wenig Kraftaufwand nötig ist, kommt es bei protrahierter Stellung des Kopfes zu massiven und dauerhaft erhöhten Belastungen. Bei gleichzeitiger Schwäche der Nackenflexoren sind eine Dauerkontraktion und damit Verspannungen im Bereich der Extensoren die Folge.

Diese Überlegungen sind arbeitsmedizinisch relevant für Personen, die sich z. B. bei der Bildschirmarbeit ungünstig positionieren. Bei typischer protrahierter Haltung müssen die Nackenextensoren das dann relativ große Lastmoment des Kopfes halten. Dies gilt für die autochthone Rückenmuskulatur in diesem Bereich und speziell für den M. longissimus capitis, den M. splenius capitis und den M. semispinalis capitis sowie die ebenfalls zur autochthonen Rückenmuskulatur zählenden kurzen Nackenmuskeln wie M. rectus capitis posterior minor und major und M. obliquus capitis superior. Nicht vergessen darf man natürlich die oftmals ebenfalls verspannten M. levator scapulae und M. trapezius pars descendens (Platzer 1991).

Bei Auffahrunfällen von hinten erleiden die Insassen des Öfteren ein Schleudertrauma der Halswirbelsäule (HWS-Distorsion bzw. Beschleunigungstrauma). Bei einem Unfall ist der unerwartete Kraftimpuls Ursache für eine Extensions- mit anschließender Flexionsbewegung der Halswirbelsäule: Nach diesen Unfällen leiden die beteiligten Personen u. a. unter Muskelverspannungen der Nackenmuskulatur.

Warm-up und hinführende Frage

Die hinführende Frage (➤ Tab. 6.4) soll zu einer Auseinandersetzung mit den Theorievorgaben motivieren (➤ Kap. 2.4.4), deren Kenntnis eine Voraussetzung ist, um die nachfolgende Aufgabe zu lösen. Fehlende Informationen können im Theorieteil und im Glossar, hier: zu den Größen Drehmoment, Protraktion und Retraktion, nachgelesen werden.

Tab. 6.4 Einflussgrößen, die den Betrag eines Drehmoments bestimmen: hinführende Frage.

Frage	Antwort
Welche physikalischen Einflussgrößen bestimmen den Betrag des Drehmoments, wenn eine Wippe im Gleichgewicht ist (statische Bedingung)?	$M_{statisch} = F \times l$ in Nm (Drehmoment = Kraft × Hebelarm) M = Dremoment in Nm F = Kraft oder Last in N l = Hebelarm in m

Aufgabe

Aufgabe 6.2 (➤ Lösung zu Kap. 6.2)
Quantifizieren Sie die Belastung der Halswirbelsäule (➤ Abb. 2.23 im Theorieteil):
Kopfgewichtskraft: F_{Kopf}= 48,6 N bei einer Körpergewichtskraft von 706,4 N (➤ Tab. 9.2)
Lastarm l (Senkrechte von F_{Kopf} zum Drehpunkt D: (➤ Abb. 2.23): l = 5 cm

Annahme Betrag des Kraftarmes k (Abstand Drehpunkt D zum Kraftvektor F_{Muskel}) ändert sich während der Vorneigung nur unwesentlich und beträgt k = 10 cm.
Anmerkung Der Lastarm l (Gegenkathete im rechtwinkligen Dreieck) verändert sich in Abhängigkeit vom Neigungswinkel.

Schritt 1: F_{Kopf} aus (➤ Tab. 9.2) bzw. oben ablesen: 706,4 N

Schritt 2: Belastung F_{HWS} der Halswirbelsäule bei Neigungswinkel 0° quantifizieren

Schritt 3: Lastarme l_0, l_{15}; l_{30} und l_{60} quantifizieren mit l_0 = 0,05 m:

- Lastarm ist bei Winkel > 0° die Hypotenuse im rechtwinkligen Dreieck:
  - cos α = Ankathete/Hypotenuse
- Lastarm bei Neigungswinkel 0°
  - l_0 = 0,05 m
- Lastarm bei Neigungswinkel 15°
  - l_{15} = ...
- Lastarm bei Neigungswinkel 30°
  - l_{30} = ...
- Lastarm bei Neigungswinkel 60°
  - l_{60} = ...

Schritt 4: $F_{Muskel, 15}$, $F_{Muskel, 30}$, $F_{Muskel, 60}$ berechnen:

- $F_{Muskel, 15}$ = ...
- $F_{Muskel, 30}$ = ...
- $F_{Muskel, 60}$ = ...

Schritt 5: Die jeweils resultierende Belastung F_{HWS} unter Berücksichtigung der Zuggurtung berechnen:

- $F_{HWS, 15}$ = ...
- $F_{HWS, 30}$ = ...
- $F_{HWS, 60}$ = ...

6.3 Kraft-Geschwindigkeits-Relation nach Hill und die Muskelleistungsschwelle

Zielsetzung des Aufgabenblattes

Die Vorteile des Trainings an der Muskelleistungsschwelle erklären.

… und die Theorie dahinter

Die Kraft-Geschwindigkeits-Relation nach Hill (➤ Abb. 3.6) belegt, dass zwischen der investierten Muskelkraft und der Geschwindigkeit, mit der eine Last bewegt wird, ein systematischer Zusammenhang besteht. Das dabei sich entwickelnde Leistungsmaximum wird von Lehnertz und Pampus (1989) mit dem Begriff Muskelleistungsschwelle (MLS) gekennzeichnet.

Die „Maximum voluntary Contraction" (MVC), also die Maximalkraft, und die maximale mechanische Leistung sind Parameter zur Trainingsplanung im Krafttraining (➤ Abb. 3.6). Die Absolutkraft ist die aufgrund des physiologischen Querschnitts theoretisch erreichbare Kraft. Die Differenz zwischen Absolutkraft und Maximalkraft ist die autonom geschützte Reserve, eine nicht willkürlich erfassbare Kraftreserve.

„According to the classic hyperbolic function (➤ Abb. 3.6) for the force-velocity relation […], power production is at it's maximum when a muscle shortens at about one third of the maximal shortening velocity or when it acts against a load that is one-third of the maximal isometric force"(Enoka 2008, S. 236).
Nach der klassischen hyperbolischen Funktion (➤ Abb. 3.6) für die Kraft-Geschwindigkeits-Relation (Hill 1938) ist die Kraftproduktion maximal, wenn sich ein Muskel mit etwa einem Drittel der maximalen Verkürzungsgeschwindigkeit verkürzt oder wenn er gegen eine Last wirkt, die ein Drittel der maximalen isometrischen Kraft beträgt (Enoka 2008, S. 236; Übersetzung durch die Autoren).

Für die Praxis

Nach Pampus (1992, S. 12) ist die Muskelleistungsschwelle (MLS) beim Krafttraining im Vergleich zu den bisherigen Belastungsgrößen (u. a. Wiederholungszahl oder Last) als Kontroll- und Steuerungsgröße treffsicherer:

- „[…] die maximal mögliche Intensität kann dann entwickelt werden, wenn der äußere Widerstand so gewählt wird, dass bei seiner Überwindung ca. 30 % der höchstmöglichen Kraft zum Einsatz kommt" (Pampus 1992, S. 61).
- „[…] ein Training an der MLS [kann] als höchst effektives Training bezüglich der Verbesserung der Kraftfähigkeiten angesehen werden" (Pampus 1992, S. 182).
- „[…] die MLS [scheint] ein Intensitätsbereich zu sein, in dem die Kraft- und Schnellkraftentwicklung besonders gut trainierbar sind" (Pampus 1992, S. 62).
- „[…] trainingspraktische Erfahrungen mit submaximalen Spannungsreizen scheinen die Reiz-Spannung-Theorie zu entkräften" (Pampus 1992, S. 41) und „die ATP-Mangel-Theorie muss zur ATP-Umsatz-Theorie modifiziert werden" (Pampus 1992, S. 41)."

Warm-up und hinführende Fragen

Die hinführenden Fragen (➤ Tab. 6.5) sollen zu einer Auseinandersetzung mit den Theorievorgaben motivieren (➤ Kap. 3.1.1, ➤ Kap. 3.1.2), deren Kenntnis eine Voraussetzung ist, um die nachfolgenden Aufgaben zu lösen. Fehlende Informationen können im Theorieteil und im Glossar, hier: zur Kraft-Geschwindigkeits-Relation nach Hill, nachgelesen werden.

Tab. 6.5 Kraft-Geschwindigkeits-Relation nach Hill: hinführende Fragen.

Fragen	Antworten
Welche physikalischen Größen bestimmen den Betrag des Kraftimpulses?	Kraftimpuls = Kraft × Zeitintervall: $\Delta p_{Kraft} = F \times \Delta t$ in Ns
Welche physikalischen Größen bestimmen den Betrag des Bewegungsimpulses?	Bewegunsimpuls = Masse × Geschwindigkeit: $p_{Bew} = m \times v$ in kg × m/s oder Ns
Welche physikalischen Größen bestimmen den Betrag der mechanischen Leistung?	Leistung = Kraft × Geschwindigkeit: $P = F \times v$ in W

Aufgaben

Aufgabe 6.3 (➤ Lösungen zu Kap. 6.3)

Ein Rollstuhl wird von einem Physiotherapeuten mit einer Geschwindigkeit von 1,5 m/s bewegt, der Physiotherapeut muss eine Kraft von 75 N aufbringen.
Welchen Betrag hat die mechanische Leistung, die der Physiotherapeut aufwendet?

Aufgabe 6.4 (➤ Lösungen zu Kap. 6.3)

Die Versuchsperson leistet beim Bankdrücken 15 Wiederholungen pro Minute, Gewichtskraft der Hantel: 400 N, Hantelweg: 50 cm. Die Versuchsperson benötigt im Beispiel für das Nach-oben-Drücken und das Absenken der Hantel jeweils gleich viel Zeit.
Welche mechanische Leistung muss pro Zyklus und pro Hantelweg aufgebracht werden?

Aufgabe 6.5 (➤ Lösungen zu Kap. 6.3)

Bei der Bewegungsaufgabe Bankdrücken kann die Kraft-Geschwindigkeits-Relation nach Hill sehr einfach reproduziert werden, wenn für die Zeitmessung Lichtschranken zur Verfügung stehen. Die mittlere Geschwindigkeit der Hantel kann dann errechnet werden. Die Versuchsperson starten z. B. mit einem Besenstiel und steigern dann die Last kontinuierlich (➤ Tab. 6.6).
Berechnen Sie die mechanische Leistung und den Impuls für jeden Versuch. Die Strecke ist durch den Abstand der Lichtschranken und die Last durch die Hantelscheiben gegeben bzw. kann mit einer Waage gewogen werden. Die Zeit wird von den Lichtschranken gemessen. Ohne Lichtschranken lässt sich der Versuch mit Stoppuhren durchführen. Schätzen Sie in diesem Fall die Messgenauigkeit ab.

Aufgabe 6.6 (➤ Lösungen zu Kap. 6.3)

Beim Bankdrücken werden Lasten in Abhängigkeit vom Gewicht verschieden schnell in die Hochhalte (z. B. h = 0,5 m) gedrückt. Ermitteln Sie die Zahlen für mehrere Versuche, berechnen Sie die jeweilige Leistung und interpretieren Sie die Ergebnisse (➤ Tab. 6.7).

Tab. 6.7 Bankdrücken mit verschiedenen Gewichten.

Versuch	1	2	3	4
Last in N	....	....	....	....
Zeit in s	....	....	....	....
Leistung in W	....	....	....	....

Tab. 6.6 Versuchsprotokoll für 10 Versuche für eine Versuchsperson im Bankdrücken. Die Geschwindigkeit ergibt sich durch Hub/Zeit, die Leistung durch Last × Geschwindigkeit und der Impuls durch Last mal Zeit. Die Kurve ergibt sich beim Auftragen der Geschwindigkeit für der Kraft (Kraft-Geschwindigkeits-Relation nach Hill).

Versuch	1	2	3	4	5	6	7	8	9	10
Hub in m	....									
Last in N	....	....	....	....	....	....	....	....	....	....
Zeit in s	....	....	....	....	....	....	....	....	....	....
Mittlere Geschwindigkeit in m/s	....	....	....	....	....	....	....	....	....	....
Leistung in W	....	....	....	....	....	....	....	....	....	....
Impuls in Ns	....	....	....	....	....	....	....	....	....	....

6.4 Belastung des Schultergelenks bei Abduktion

Zielsetzung des Aufgabenblattes

Die Abduktion und die muskuläre Sicherung im Schultergelenk beschreiben und erklären.

… und die Theorie dahinter

Die flache Gelenkpfanne (Cavitas glenoidales) des Schulterblattes und der Humeruskopf bilden das Schultergelenk. Das Schultergelenk ist als Kugelgelenk mit 3 Freiheitsgraden das beweglichste Gelenk des Körpers (Appell und Stang-Voss 1986, S. 52) und wird vorwiegend muskulär abgesichert. „Die Kraftarme von M. deltoideus und M. supraspinatus sind relativ klein, d. h. die von ihnen aufgebrachten Drehmomente […] nicht sehr groß. Die wesentliche Aufgabe von M. deltoideus und M. supraspinatus ist die muskuläre Sicherung [Stabilisation] des Schultergelenks" (Appell und Stang-Voss 1986, S. 58).

Die Muskeln der sogenannten Rotatorenmanschette gelten allgemein als Stabilisatoren im Schultergelenk. Durch die kurzen Hebel entwickeln die Muskeln der Rotatorenmanschette zwar nur kleine Drehmomente, sie sind leicht koordinativ zu steuern und durch ihre eingelenkige Funktion (Platzer 1991) nicht so stark durch Bewegungen anderer Gelenken (bezogen auf ihre Spannung) beeinflussbar.

Dem M. biceps mit seinem Caput longum wird bei Überkopfbewegungen eine zentralisierende und damit stabilisierende Wirkung zugesprochen. Seine Vorspannung und Kraftentfaltung hängen u. a. von Bewegung und Stellung des Ellenbogengelenks ab. Seine volle Kraft entfaltet er bei gleichzeitiger Ellenbogenflexion. Die Retraktion des Schultergürtels, etwa beim Ausholen für eine Wurfbewegung, erhöht auch die Spannung im M. pectoralis und damit seine destabilisierende Komponente nach ventral.

Durch ihre Zugrichtung und in Co-Kontraktion verhindern ventrale (M. subscapularis) und dorsale (M. infraspinatus) Anteile der Rotatorenmanschette ein Verrutschen des Humeruskopfes nach ventral oder dorsal aus der zentralen Position. Therapeuten sind entsprechend gefordert, Dysbalancen zu erkennen.

Häufig kommt es bei Problemen im Schultergelenk zu einer Verkürzung des M. pectoralis major mit entsprechender Protraktion im Schultergürtel und Innenrotation im Glenohumeralgelenk. Gleichzeitig zeigt sich eine Schwäche der kurzen Innenrotatoren wie des M. subscapularis, wodurch es im Glenohumeralgelenk zu einer Ventralisierung des Caput humeri kommen kann, welche eine Impingement-Problematik begünstigt. Auch eine Schwäche der kurzen Außenrotatoren (hauptsächlich M. infraspinatus) und der Skapulastabilisatoren findet sich häufig.

Bei Betrachtung der Zugrichtung in unterschiedlichen Gelenksstellungen wird klar, dass es neben einer Kraftkomponente in Richtung der Rotationsbewegung auch eine zentralisierende Kraftkomponente gibt. Im Beispiel von ➤ Abb. 6.7 wird dies für den M. deltoideus und den M. supraspinatus verdeutlicht.

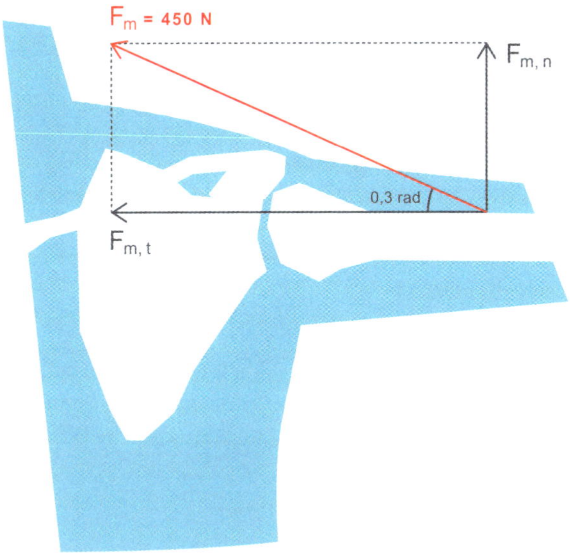

Abb. 6.7 Der akromiale Teil des M. deltoideus abduziert den Arm nur bis etwa 90° (Pars acromialis = mittlerer Anteil des Muskels), er wird durch den M. supraspinatus unterstützt. Bei zunehmender Abduktion sind auch spinale Anteile vom M. deltoideus (Pars spinalis) beteiligt. „Eine weitere Elevation ist nur bei gleichzeitiger Drehung des Schulterblattes möglich" (Appell und Stang-Voss 1986, S. 58) (F_m: Resultierende, $F_{m,n}$: Normalkomponente, $F_{m,t}$: Tangentialkomponente). [M1645], [L325]

Für die Praxis

Die Muskeln der sogenannten Rotatorenmanschette gelten allgemein als Stabilisatoren im Schultergelenk. Das Wissen um diese Funktion ist vor allem in der Rehabilitation von Schultergelenkluxationen und nach einer Rotatorenmanschetten-OP von Bedeutung, bildet aber auch die Grundlage zu Überlegungen bei Beschwerden im Schultergelenk, wie beispielsweise bei einer Impingement-Problematik (Winkel et al. 1985).

Warm-up und hinführende Fragen

Die hinführenden Fragen (➤ Tab. 6.8) sollen zu einer Auseinandersetzung mit den Theorievorgaben motivieren (➤ Kap. 2.3.4), deren Kenntnis eine Voraussetzung ist, um die nachfolgende Aufgabe zu

Tab. 6.8 Bogenmaß für den Betrag eines Winkels: hinführende Fragen.

Fragen	Antworten
Welcher Winkelbetrag entspricht dem Bogenmaß 1,57 rad?	Der Winkelbetrag beträgt 90°.
Warum muss man bei bestimmten Berechnungen das Bogenmaß wählen? *Anmerkung:* Die Länge des Kreisbogens × ist ein Maß für den Betrag des Winkels α (➤ Abb. 2.7). Die Länge des Kreisbogens × wird als Bogenmaß bezeichnet (Einheit: Radiant rad). 360° entsprechen im Bogenmaß 2 π r, 1 rad entspricht dann 57,3°.	Vorteil des Bogenmaßes als Rechengröße: Die zugehörige Länge des Kreisbogens kann dann berechnet werden. Berechnung des Bogenmaßes bei bekanntem Gradmaß: α = (α [°] × 2 π): 360°in rad Berechnung des Gradmaßes bei bekanntem Bogenmaß: α = (α [rad × 360°]: 2 π in °

lösen. Fehlende Informationen können im Theorieteil und im Glossar, hier: zu der Größe Bogenmaß nachgelesen werden.

Aufgabe

Aufgabe 6.7 (➤ Lösung zu Kap. 6.4)
Berechnen Sie die Beträge der Normal- und Tangentialkomponente $F_{m,n}$ und $F_{m,t}$ vom M. deltoideus (Muskelkraft F_m) bei Abduktion des Arms (➤ Abb. 6.7). Der M. deltoideus ist an allen Bewegungen des Armes beteiligt:

- $F_m = 450$ N
- Angriffswinkel von $F_m = 0{,}3$ rad

6.5 Belastung des Hüftgelenks

Zielsetzung des Aufgabenblattes

Biomechanische Belastungen des Hüftgelenks analysieren und quantifizieren.

… und die Theorie dahinter

6

Beim aufrechten Zweibeinstand werden die Hüftgelenke mit dem Körpergewichts F_{KG} minus dem Gewicht der Beine belastet, ein Bein wiegt ca. 1/6 des Körpergewichts. „Unter der Annahme, dass nur die Körpermasse oberhalb der Hüftgelenke wirksam ist, lässt sich die wirksame Gewichtskraft, also die [statische Belastung der Hüftgelenke], berechnen: Last gleich Körpergewicht minus Gewicht der Beine (2 × 1/6) = 2/3 des Körpergewichts" (Hüter-Becker und Dölken 2005, S. 51).

Im Hüftgelenk artikuliert das Caput femoris mit dem Azetabulum, das dem Os coxae angehört (Kummer 2005). Das Bein kann in der Sagittal- und Frontalebene bewegt werden und im Hüftgelenk rotieren:

- Extension/Flexion: −12° (Überstreckung) bis +130° (maximale Beugung), nach Neutral-Null-Methode: 12–0–130.
- Ab-/Adduktion: −45° (maximale Abduktion) bis +30° (maximale Adduktion), nach Neutral-Null-Methode: 45–0–30.
- Rotationen: −50° (maximale Außenrotation) bis +40° (maximale Innenrotation), nach Neutral-Null-Methode: 50–0–40.

Abschätzung des Druckes auf die Oberfläche (= F_{proj}) des Hüftkopfes beim langsamen Gehen (300 % des Körpergewichts, z. B. 1766 N, ➤ Tab. 6.9): $p_{mittel} = 1766\ \text{N}/20\ \text{cm}^2 = 88{,}3\ \text{N/cm}^2$ (➤ Abb. 6.8b, Brinckmann et al. 2000, S. 84).

Die Belastung des Caput femoris (➤ Tab. 6.9, ➤ Tab. 6.10, ➤ Abb. 6.8, ➤ Abb. 6.9) wird mithilfe einer biomechanischen Modellierung, also einer Verkürzung der Wirklichkeit, abgeschätzt, d. h. die statische Belastungsanalyse einer einbeinigen Standphase erfolgt in einer Ebene, also nur als eine 2 D-Analyse. Die Oberfläche einer Kugel kann mit der Formel $A = 4\pi \times r^2$ berechnet werden. Der Durchmesser des Caput beträgt nach Kapandji (1992) und Putz et al. (2012) etwa 5,0 cm.

Beschreibungsgrößen für die Berechnung der Belastung des Caput:

- Kontaktfläche bei „normaler" Hüfte und Coxa valga:
  - Kontaktfläche bei „normaler" Hüfte: 2/3 der Kugeloberfläche
  - Kontaktfläche bei Coxa valga 1/10 der Kugeloberfläche
- Körperteilgewicht F (d. h. Gewicht von Kopf, Oberkörper, Armen): 564,2 N
- Durchmesser des Caput 5 cm → Radius r = 2,5 cm

Kontaktfläche bei „normaler" Hüfte quantifizieren:
$A_{normal} = (4\pi \times r^2){:}\ 2/3 = 78{,}5\ \text{cm}^2{:}\ 2/3 = 52{,}3\ \text{cm}^2$
Kontaktfläche bei Coxa valga quantifizieren (1/10 der Kugeloberfläche):
$A_{C.valga} = 78{,}5\ \text{cm}^2{:}\ 1/10 = 7{,}9\ \text{cm}^2$
Druck bei „normaler" Hüfte (Einbeinstand):
$p_{normal} = F/A = 564{,}2\ \text{N}/52{,}3\ \text{cm}^2 = 10{,}8\ \text{N/cm}^2$
Druck bei Coxa valga (Einbeinstand):
$p_{C.valga} = F/A = 564{,}2\ \text{N}/7{,}9\ \text{cm}^2 = 71{,}4\ \text{N/cm}^2$
Der Druck bei Coxa valga ist demnach 6,6 × größer als bei normaler Hüfte unter Berücksichtigung der angenommenen Daten.

MERKE
Der Betrag der Lastarme hängt vom CCD-Winkel (Centrum-Collum-Diaphysen-Winkel = Winkel zwischen Oberschenkelhals und dem Femurschaft, ein Maß für die Belastbarkeit): Coxa vara l_1, normaler CCD-Winkel l_2, Coxa valga l_3 (Kummer 2005, S. 284). Bei Geburt beträgt der CCD-Winkel 140° bis 150°, der normale CCD-Winkel bei Jugendlichen und Erwachsenen beträgt 125° (➤ Abb. 6.10).

Tab. 6.9 Hüftgelenkbelastung, gemessen mithilfe eines instrumentalisierten Gelenkersatzes (Daten nach Bergmann 1997).

Tätigkeit	Hüftgelenkbelastung (in % des Körpergewichts)
Zweibeinstand	80–100 %
Langsames Gehen	300 %
Zügiges Gehen	350–400 %
Schnelles Gehen	500 %
Joggen	500 %
Stolpern (Spitzenwert)	800 %
Treppen aufsteigen	300 %
Treppen absteigen	500 %
Gehen mit 2 Unterarmstützen	150 %
Fahrradfahren	240 %
Heben des Beckens (im Liegen)	300 %
Heben des Beins (im Liegen)	15 %

Tab. 6.10 Belastung des Caputs in Abhängigkeit vom CCD-Winkel (Centrum-Collum-Diaphysen-Winkel (s. auch ➤ Abb. 6.10).

	Belastung Caput femoris	Belastung Collum
Coxa vara (CCD-Winkel < 120°)	Vermindert (Fläche vom Collum vergrößert)	Erhöht (Lastarm verlängert)
Coxa valga (CCD-Winkel > 130°)	Erhöht (Fläche vom Collum verkleinert)	Vermindert (Lastarm verkürzt)

Für die Praxis

Die Überlegungen zur Belastung des Hüftgelenks in Abhängigkeit vom CCD-Winkel dient auf den ersten Blick nur der Erklärung einer Prädispositionierung für die Entstehung einer Hüftgelenkarthrose

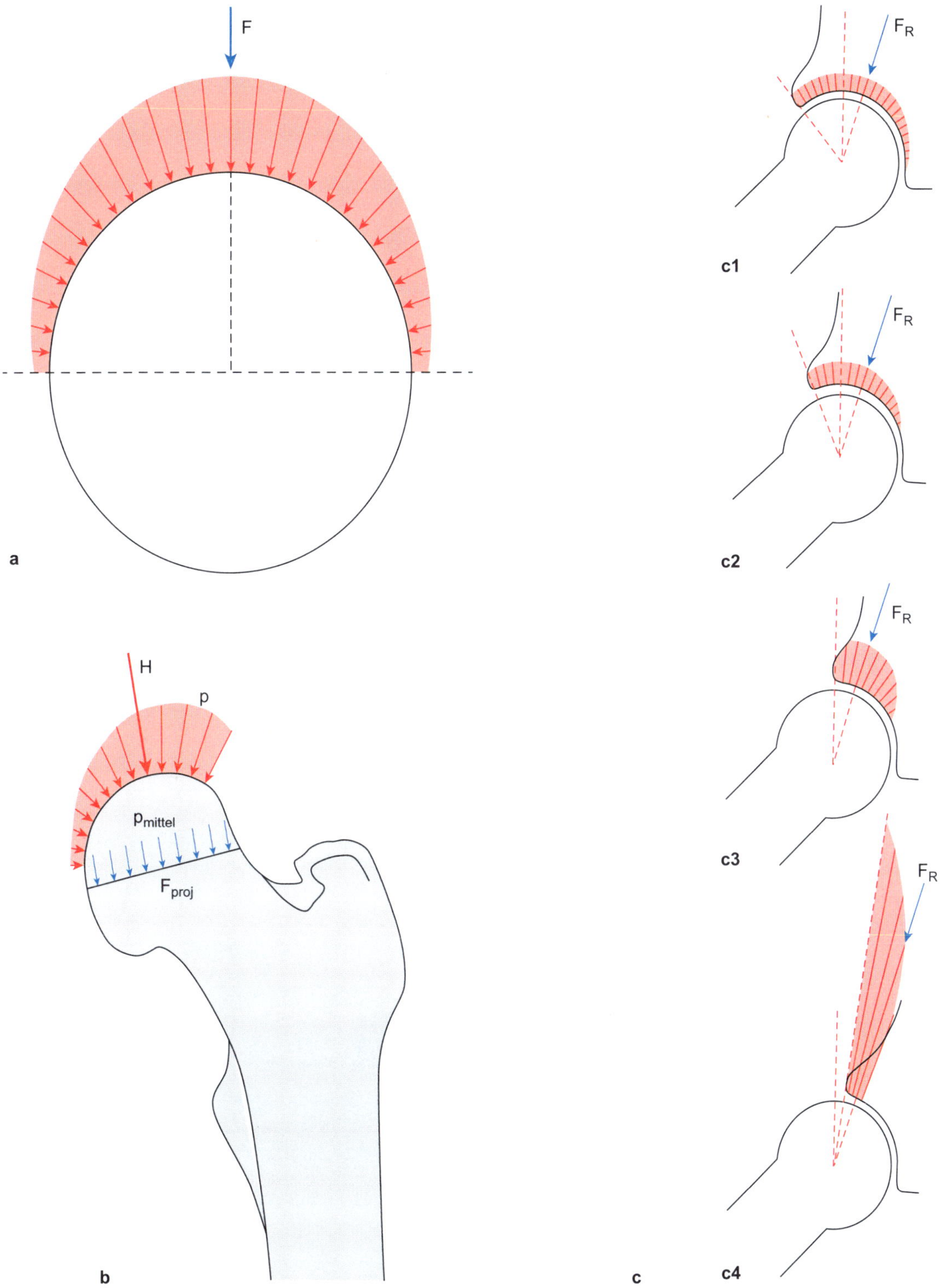

Abb. 6.8 a) Belastung (F) der Capita bei zentrischer Belastung am Modell einer Kugel. [E1275], [M1645], [L143]
b) Belastung durch die auf den Hüftkopf wirkende Kraft H (p_{mittel} = mittlerer Druck) – eine Modellsimulation nach Prof. Dr. G. Schneider, aus Brinckmann et al. (2000, S. 84): Bei einem Radius des Hüftkopfes von 2,5 cm beträgt die Fläche (= F_{proj}) etwa 20 cm^2. „Bei einem unvollständig überdachten Gelenk ist das Maximum des Drucks zum Pfannenerker hin verschoben" (Brinckmann 2000, S. 15). [M1645], [L143]
c) Zunahme der Beanspruchung durch verminderte Gelenküberdachung. [E1275], [M1645], [L143]

durch einen anatomisch veränderten Winkel in Richtung Valgus oder Varus. Für Physiotherapeuten spielt, neben der anatomischen Stellung in Abhängigkeit vom CCD-Winkel, die funktionelle Beinachsenstellung eine noch größere Rolle.

Die im Folgenden dargestellten Überlegungen gelten in angepasster Form auch für Veränderungen des Anstellwinkels durch eine vermehrte Innenrotation des Femurs und einer daraus resultierenden vermehrten Valgisierung des Kniegelenks. Dabei kommt es letztlich zu einer ähnlichen Steilstellung des Schenkelhalses wie bei Coxa valga.

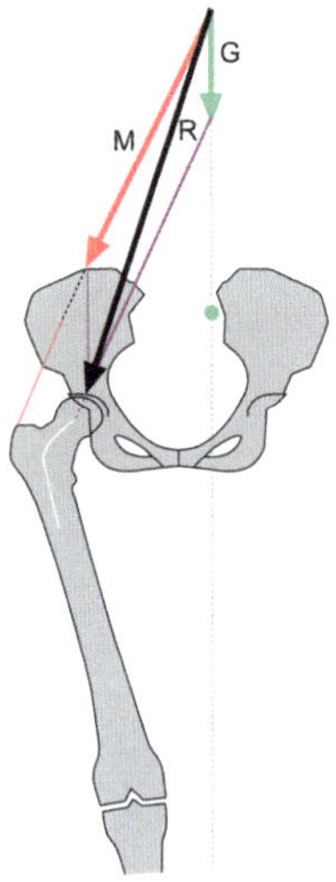

Abb. 6.9 Belastung des Hüftgelenks durch die Resultierende R (= geometrische Addition von Muskelkraft M und Körpergewicht G). [G1342]

MERKE

Aus therapeutischer Sicht ist es daher wichtig, neben der reinen Betrachtung von Winkel und Achsen in der Frontalebene auch die Rotationsstellung des Femurs und damit einhergehende Dysbalancen (wie z. B. abgeschwächte Außenrotatoren) zu erkennen.

Die Belastungen von Hüftkopf (Caput) und Schenkelhals (Collum) hängen beim Einbeinstand vom Restgewicht des Körpers (Gewicht von Kopf, Oberkörper, Armen, dem kontralateralen Bein) und vom CCD-Winkel (Centrum-Collum-Diaphyse-Winkel) ab (➤ Tab. 6.10).

Warm-up und hinführende Fragen

Die hinführenden Fragen (➤ Tab. 6.11) soll zu einer Auseinandersetzung mit den Theorievorgaben motivieren, deren Kenntnis (➤ Kap. 2.4.4, ➤ Kap. 2.4.5) eine Voraussetzung ist, um die nachfolgenden Aufgaben zu lösen. Fehlende Informationen können im Theorieteil und im Glossar, hier: zu den Größen Hebelarme und Druck, nachgelesen werden.

Tab. 6.11 Hebelarme und Druck: hinführende Fragen.

Fragen	Antworten
Welche physikalischen Einflussgrößen bestimmen jeweils den Betrag des Druckes?	$p = F/A$ in N/cm^2 p: Druck F: Kraft A: Fläche
Mit welcher Formel kann die Oberfläche einer Kugel bei bekanntem Radius berechnet werden?	$O = 4\,\pi \times r^2$ in cm^2 O: Oberfläche r: Radius

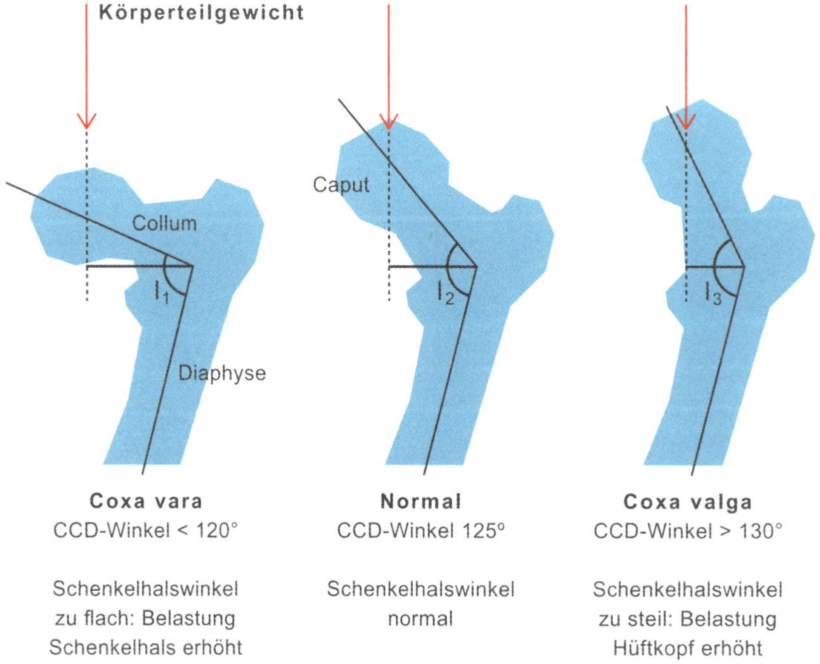

Abb. 6.10 Coxa vara mit langem Lastarm (links; optimiert Gelenkstabilität, Kraftarm verlängert), normaler Hüftwinkel (Mitte) und Coxa valga (rechts; Kraftarm verkürzt, Risiko für Verschiebung des Hüftkopfs, kurzer Kraftarm, überdachende Fläche kleiner, Gefahr der Luxation (CCD-Winkel: Centrum-Collum-Diaphysen-Winkel). [M1645], [L325]

Tab. 6.12 Belastung des Hüftgelenks (verschiedene Zeitpunkte innerhalb der Einbeinstützphase) beim Gehen.

Zyklusabschnitt	„Normal" Belastung: Vielfaches des Körperteilgewichts (Oberkörper + Arme + Schwungbein)	Coxa valga Belastung: Vielfaches des Körperteilgewichts (Oberkörper + Arme + Schwungbein)
Normales Gehen: Fersenaufsatz (Max. 1)	....	....
Normales Gehen: Abrollen (Min. 1)	....	....
Normales Gehen: Zehenabstoß (Max. 2)	....	....
Schnelles Gehen: Fersenaufsatz (Max. 1)	....	....
Schnelles Gehen: Abrollen (Min. 1.)	....	....
Schnelles Gehen: Zehenabstoß (Max. 2)	....	....

Aufgaben

Aufgabe 6.8 (➤ Lösungen zu Kap. 6.5)

Beträge der Lastarme bei Coxa vara, Coxa valga und „normalem" Hüftgelenk (➤ Abb. 6.10) trigonometrisch bestimmen und vergleichen (Länge des Collums: 12 cm). Mit dem Centrum-Collum-Diaphysen-Winkel (CCD-Winkel) wird die Neigung des Collums das Femur quantifiziert.

Betrag der Lastarme bei einer Länge des Collums von 12 cm:

- Coxa vara: ....
- Coxa valga: ....
- „Normal": ....

Warum ist das Collum bei Coxa vara stärker belastet als bei Coxa valga?

Aufgabe 6.9 (➤ Lösungen zu Kap. 6.5)

Quantifizieren Sie die Druckbelastung des Gelenkkopfs bei „normaler" Hüfte (➤ Abb. 6.9) und bei Coxa valga während verschiedenen Zeitpunkten innerhalb der Einbeinstützphase bei verschiedenen Gehgeschwindigkeiten (➤ Tab. 6.12).

Annahme: Bei „normalem" Caput-Collum-Diaphysen-Winkel werden etwa 2/3 der Oberfläche einer Kugel mit dem Radius des Caputs belastet, bei Coxa valga wird etwa 1/10 der Oberfläche einer Kugel mit dem Radius des Caputs belastet (➤ Abb. 6.8c).

Belastungsdaten: Belastungs-Zeit-Diagramm (Fersenaufsatz bis zum Ballenabdruck) beim Gehen und beim Joggen ➤ Abb. 1.1.

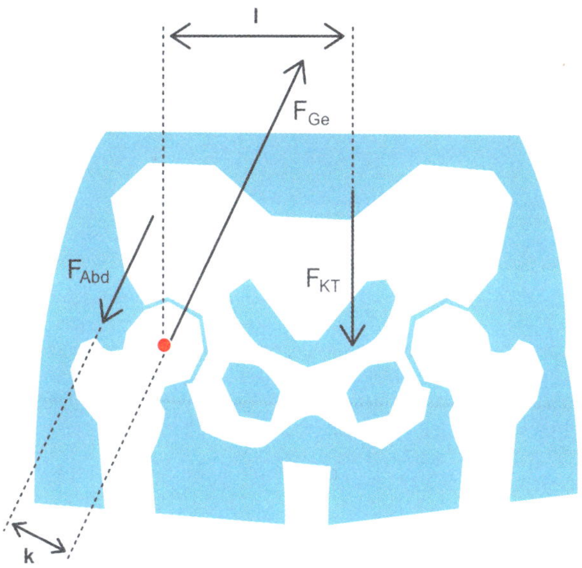

Abb. 6.11 Kräfte, die am Hüftgelenk während des Einbeinstandes/der Einbeinstützphase wirken (mod. nach Hüter-Becker und Dölken 2011). [M1645], [L325]
F_{Abd}: Muskelkraft der Hüftabduktoren
F_{Ge}: Resultierende Gelenkskraft
F_{KT}: Gewichtskraft des Körpers abzüglich der Gewichtskraft des Standbeins
k: Kraftarm der Hüftabduktoren
l: Lastarm durch den Körper abzüglich Standbein
roter Punkt: Resultierende Kraft läuft direkt durch das Hüftgelenk (kein Drehmoment wird erzeugt)

6.6 Entlastung des Hüftgelenks in der Frontalebene

Zielsetzung des Aufgabenblattes

Die Positionierung einer Stockstütze und ihr Entlastungseffekt, z. B. nach einer Hüftgelenkoperation, mit mechanischen Argumenten begründen (➤ Abb. 6.11).

… und die Theorie dahinter

Die Belastung wird hier nur in der Frontalebene analysiert (➤ Abb. 6.11), d. h. es handelt sich um eine zweidimensionale, statische Analyse während der einbeinigen Standphase, d. h. es werden keine Beschleunigungen und Verzögerungen berücksichtigt. Eine biomechanische Modellierung (Pauwels 1965) bedeutet immer eine Verkürzung der komplexen Wirklichkeit, d. h. es wird hier nur mit einer 2D-Analyse und nur einer statischen Analyse argumentiert. Direkt und in vivo können resultierende Hüftgelenkskräfte nur über instrumentierte Implantate gemessen werden.

MERKE

Nach einer Hüftgelenkoperation entlastet eine Stockstütze beim Gehen, wenn der Patient die Stockstütze auf der nicht operierten Seite einsetzt. Der Einsatz der Stockstütze muss allerdings vom Patienten mit dem Abdruck des operierten Beins (in ➤ Abb. 6.12: des rechten Beins) koordiniert werden, um das Lastmoment zu kompensieren.

Anmerkung Pro Jahr werden in Deutschland 214.000 Hüft-TEPs implantiert.

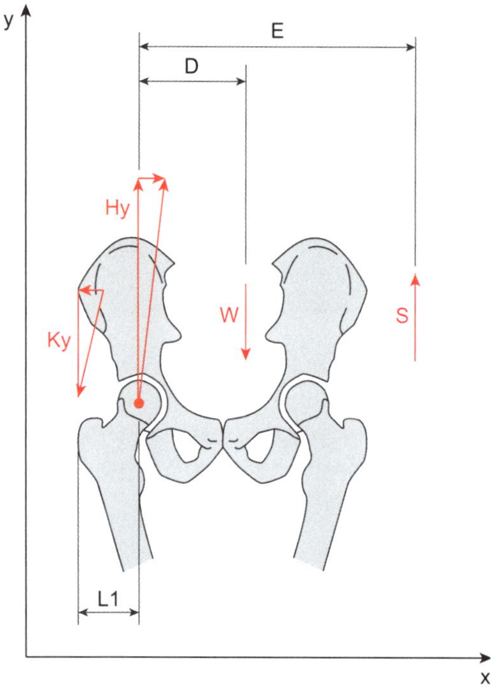

Abb. 6.12 Analyse des Stockstützeneffekts (Ansicht von vorn). Die Stockstütze entlastet von der Seite der nicht operierten (hier: der linken) Hüfte aus. Das Drehmoment der Kraft S ist dem Drehmoment der Kraft W entgegengerichtet (nach Brinckmann et al. 2000).
D: Lastarm
E: Hebelarm der Reaktionsstützkraft
Hy: Hüftgelenkbelastung (vertikale Komponente)
Ky: Muskelkraft (vertikale Komponente)
L1: Kraftarm der Abduktoren
S: Reaktionsstützkraft auf Hand und Arm, durch Einsatz der Stockstütze bedingt
W: Gewicht (Kopf, Oberkörper, Arme, linkes Bein)
[M1645], [L143]

Für die Praxis

Im physiotherapeutischen Alltag müssen bei der Behandlung von Hüftgelenkarthrosen und nach Totalendoprothesen auch notwendige und mögliche Entlastungen berücksichtigt werden. Nach Vorgabe der Operateure oder in Abhängigkeit von auftretenden Schmerzen gilt es, die Gelenke bei möglichst physiologischem Gangbild zu entlasten. Dies erfolgt aus therapeutischer Sicht zunächst unter Zuhilfenahme von 2 Unterarmgehstützen. Bei Verwendung von einem Gehstock ist es nicht nur aus gangphysiologischer Sicht wichtig, den Patienten zu verdeutlichen, dass es wichtig ist, den Stock auf der kontralateralen Seite, d. h. auf der Seite der nicht-operierten Hüfte, zu verwenden. Ähnliches gilt für das Tragen von Gewichten: Dies soll auf der ipsilateralen Seite erfolgen, was für die Patientinnen und Patienten auf den ersten Blick unlogisch erscheint.

Warm-up und hinführende Fragen

Die hinführenden Fragen (➤ Tab. 6.13) sollen zu einer Auseinandersetzung mit den Theorievorgaben motivieren (➤ Kap. 2.4.2, ➤ Kap. 2.4.4), deren Kenntnis eine Voraussetzung ist, um die nachfolgende Aufgabe zu lösen. Fehlende Informationen können im Theorieteil und im Glossar, hier: zu den Größen Drehmoment, Restgewicht, Gleichgewicht und zum Kräfteparallelogramm, nachgelesen werden.

Tab. 6.13 Drehmoment, Gleichgewicht und zum Kräfteparallelogramm: hinführende Fragen.

Fragen	Antworten
Wie können 2 Kraftkomponenten geometrisch addiert werden? Wie kann eine Kraftresultierende in ihre Komponenten zerlegt werden?	Mithilfe eines Kräfteparallelogramms.
Unter welchen Bedingungen bleibt eine Wippe im stabilen Gleichgewicht?	Wenn das rechtsdrehende Drehmoment gleich dem linksdrehenden Drehmoment ist.

Aufgabe

Aufgabe 6.10 (➤ Lösung zu Kap. 6.6)
Schätzen Sie die Belastung des rechten Hüftgelenks beim statischen Einbeinstand ab (s. a. ➤ Abb. 6.11). Die Abduktoren (u. a. M. tensor fasciae latae, seine Fasern [Tractus iliotibialis] ziehen bis zum Tibiakopf), der M. gluteus minimus und der M. gluteus medius stabilisieren beim Einbeinstand das Hüftgelenk in Frontalebene gegen das Restgewicht (Kopf, Oberkörper, Arme, linkes Bein) des Körpers (= Zuggurtung). Der Lastarm ist etwa 3 × länger als der Kraftarm, die Ausrichtung des Kraftarms entspricht bei dieser Modellierung nicht der Realität.
Berechnen Sie den Betrag der Muskelkraft der Abduktoren aus dem Betrag des Restgewichtsvektors (Angriffspunkt: linker Rand des Os sacrum) und dem Verhältnis von Lastarm zu Kraftarm (Lastarm=24 cm, Kraftarm=8 cm).
Bestimmen Sie das Restgewicht der Modellperson (s. auch ➤ Tab. 9.2): ....
Lastmoment berechnen: ....
Kraft der Abduktoren berechnen: ....

6.7 Belastung des Kniegelenks

Zielsetzung des Aufgabenblattes

Belastungen des Kniegelenks bei verschiedenen Körperpositionen, mit biomechanischen Argumenten veranschaulichen.

… und die Theorie dahinter

Das Kniegelenk ist „das höchstbelastete Gelenk des Körpers und zeigt am frühesten und häufigsten degenerative Erscheinungen" (Appell und Stang-Voss 1986, S. 91). Bei zunehmender Beugung verlagert sich die Patella, deren Kontaktfläche mit den Femurkondylen ca. 4 cm^2 beträgt. Die statische Belastung bei rechtwinklig gebeugten Knie- und Hüftgelenken beträgt etwa 5000 N. Bei hohen dynamischen Belastungen wirken über 20.000 N (Appell und Stang-Voss 1986, S. 91).

Hauer (2019) belegt mit einer komplexen Bewegungsanalyse und Modellrechnung, wie sich die Drehmomente und damit die Belastungen in Abhängigkeit der Bewegungsausführung bei einer einfachen Kniebeuge verändern. Nach Hauer (2019) verändert sich – in Abhängigkeit davon, ob man bei der Kniebeuge mit der Patella weiter ventral geht als die Fußspitze oder dies eben nicht zulässt – die Belastung für Knie- und Hüftgelenk. Geht man dabei mit den Knien weiter vor, wird die Belastung vom Knie auf die Hüfte verlagert. Parallel hat man auch mehr Muskelbelastung im Bereich der ischiokruralen Muskulatur und weniger Effekt für den M. quadriceps, was weniger Druck retropatellar bedeutet.

Allgemein nimmt der retropatellare Druck mit zunehmender Beugung zu, wobei der größte Druck retropatellar bei einem Winkel zwischen 90° und 120° zu verzeichnen ist. Pernitsch und Brunner (2011) gehen bei Hocksprüngen aus unterschiedlichen Ausgangswinkeln von einem maximalen kalkulierten Patelladruck von 8 MPa bei 66°, 11 MPa bei 94° und ebenso 11 MPa bei 108° aus (10 bar = 1 MPa = 10 N/cm²).

MERKE

Der retropatellare Druck nimmt mit zunehmender Beugung zu, wobei der größte Druck retropatellar bei einem Winkel zwischen 90° und 120° auftritt.

Für die Praxis

Die Belastung des Kniegelenks wird minimal, wenn der Oberkörper vorgebeugt wird, denn dann liegt der Schwerpunkt der kranialen Körpermasse senkrecht über der Drehachse des Kniegelenks (➤ Abb. 6.13 unten). „Bei Beugung der Kniegelenke in aufrechter Haltung des Oberkörpers liegt die Wirkungslinie der Schwerkraft der cranial gelegenen Körpermasse dorsal vom Kniegelenk […] bei Vorbeugung des Oberkörpers ist es möglich, den Schwerpunkt der cranialen Körpermasse senkrecht über den Drehachse des Kniegelenks zu verlagern" (Brinckmann et al. 2000, S. 100).

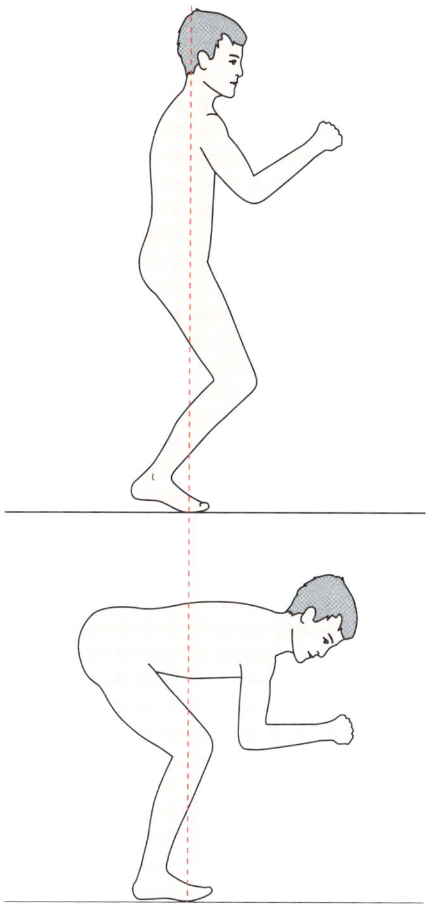

Abb. 6.13 Die Belastung des Kniegelenks wird minimal, wenn der Oberkörper vorgebeugt wird (unten), Grund: Der Schwerpunkt der kranialen Körpermasse liegt dann senkrecht über der Drehachse des Kniegelenks. [M1645], [L143]

Warm-up und hinführende Fragen

Die hinführenden Fragen (➤ Tab. 6.14) sollen zu einer Auseinandersetzung mit den Theorievorgaben motivieren (➤ Kap. 2.4.2, ➤ Kap. 2.4.4, ➤ Kap. 2.4.5), deren Kenntnis eine Voraussetzung ist, um die nachfolgenden Aufgaben zu lösen. Fehlende Informationen können im Theorieteil und im Glossar, hier: zu den Größen Druck, Last- und Kraftmoment und zur isometrischen Kraft, nachgelesen werden.

Tab. 6.14 Einflussgrößen, deren Ausprägung den Druck, die Last- und das Kraftmoment bestimmen: hinführende Fragen.

Fragen	Antworten
Von welchen mechanischen Einflussgrößen hängt der Betrag der physikalischen Größe Druck p ab?	Der Druck wird von den Größen Kraft und Fläche bestimmt: p = F/A in N/cm² (Druck = Kraft: Fläche)
Welche mechanischen Einflussgrößen bestimmen die Beträge des Last- und Kraftmoments?	Die Einflussgrößen des Lastmoments sind Last und Lastarm und die Einflussgrößen des Kraftmoments sind Kraft und Kraftarm.

Aufgaben

Aufgabe 6.11 (➤ Lösungen zu Kap. 6.7)
Vergleichen Sie den Betrag der Kontraktionskraft M vom M. quadriceps femoris und der Resultierenden R aus der Muskelkraft M und dem Lig. patellae L bei gestrecktem und flektiertem Kniegelenk (➤ Abb. 6.14).

Aufgabe 6.12 (➤ Lösungen zu Kap. 6.7)
Quantifizieren Sie die Belastung der Patella (R in ➤ Abb. 6.14) bei Flexion des Kniegelenks. Resultierende Kräfte, die die Patella belasten:

- $F_{R1} = 200$ N
- $F_{R2} = 600$ N
- angenommene Kontaktfläche: A = 4 cm²

Aufgabe 6.13 (➤ Lösungen zu Kap. 6.7)
Quantifizieren Sie den Betrag des Kraftarms und des Drehmoments am Kniegelenk. Folgende Größen und Werte sind gegeben (➤ Abb. 6.15):

- Angriffswinkel von F_m: Θ = 0,25 rad
- Abstand Muskelansatz – Drehpunkt: d = 0,05 m
- Muskelkraft (M. quadriceps): $F_m = 1000$ N

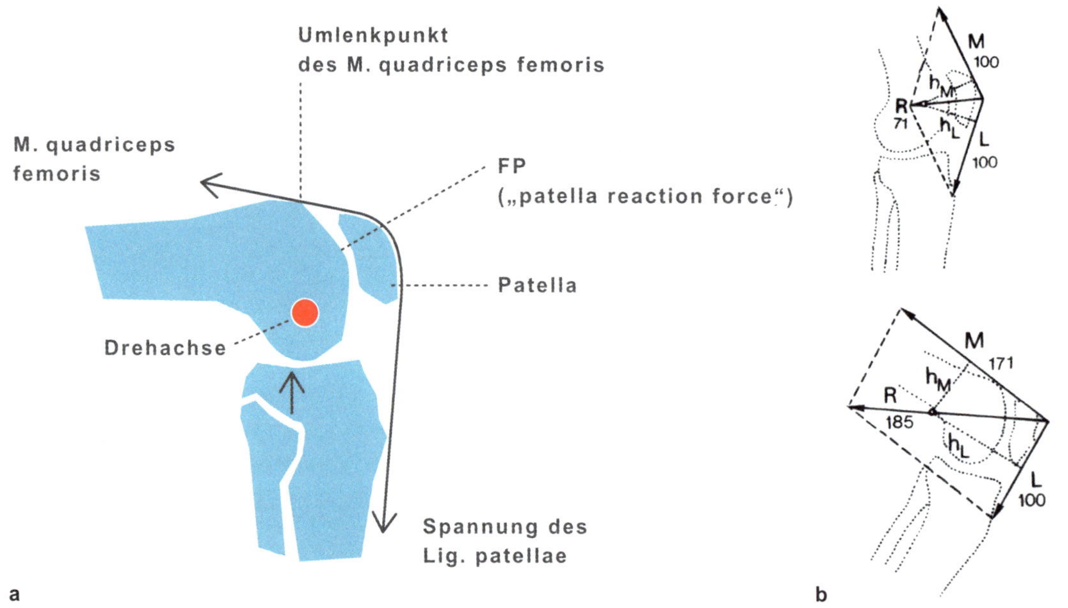

Abb. 6.14 Belastung des Kniegelenks.
a) Zugrichtung M. quadriceps und Patella Reaction Force (FP) (mod. nach Nordin und Frankel 2012). [M1645], [L325]
b) Veränderung der Belastung bei Flexion des Kniegelenks gegenüber der Situation im extendierten Kniegelenk (h_M: Hebelarm Muskel, h_L: Hebelarm des Lig. patellae, L: Lig. patellae, M: Muskelkraft, R: Resultierende aus L und M [= Anpresskraft der Patella gegen die femorale Gelenkfläche]) (Kummer 2005). [G1342]

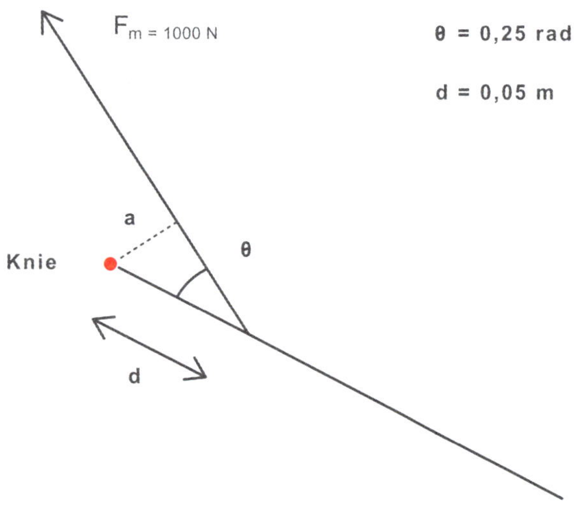

Abb. 6.15 Das Drehmoment am Kniegelenk ($M_{Knie} = F_m \times a$) bewirkt hier eine Extension des Kniegelenks (nach Enoka 2008). [M1645], [L325]
a: Kraftarm
d: Abstand Muskelansatz – Drehpunkt
Θ: Angriffswinkel von F_m

6.8 Duchenne-Hinken

Zielsetzung des Aufgabenblattes

Biomechanischen Analyse des Duchenne-Hinkens (➤ Abb. 6.16).

… und die Theorie dahinter

Die Belastung wird nur in der Frontalebene analysiert, d. h. es handelt sich um eine zweidimensionale, statische Analyse während der einbeinigen Standphase. Es werden also keine Beschleunigungen und Verzögerungen berücksichtigt (= Modellanalyse).

MERKE
Eine biomechanische Modellierung bedeutet immer eine Verkürzung der komplexen Wirklichkeit (Ballreich und Baumann 1988), denn es handelt sich hier nur um eine 2 D-Analyse und eine statische Analyse. In vivo kann die resultierende Hüftgelenkskraft nur über instrumentierte Implantate gemessen werden.

Für die Praxis

Die Schwächen von M. gluteus medius, M. gluteus minimus und M. tensor fasciae latae sind die Ursache für das Duchenne-Hinken: Beim Duchenne-Hinken kippt das Becken zur Schwungbeinseite, und der Oberkörper weicht, um zu kompensieren, zur Standbeinseite aus. Als Folge der Kippung wird die Standbeinseite entlastet, denn der Lastarm wird durch die Kippung verkürzt (➤ Abb. 6.16).

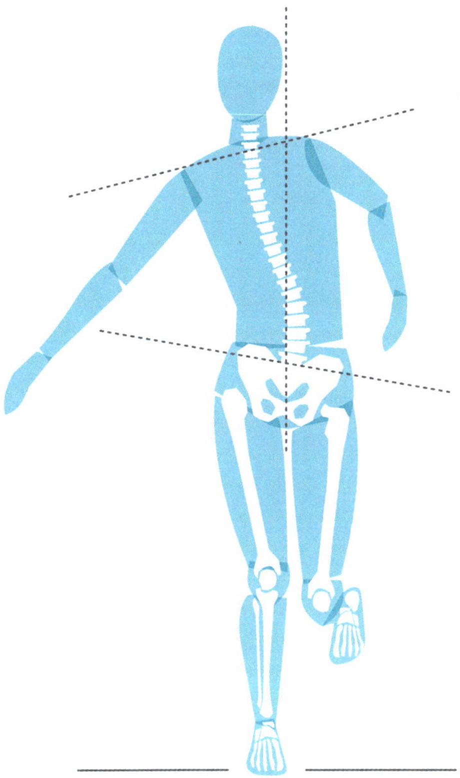

Abb. 6.16 Duchenne-Hinken rechts (Ansicht von vorn). Durch gestrichelte Linien sind die Abweichungen gegenüber den in der gesunden Situation waagerechten Linien durch das Akromion beidseitis und die Pole der Beckenschaufeln dargestellt, außerdem die seitliche Abweichung der Wirbelsäule.

Warm-up und hinführende Fragen

Die hinführenden Fragen (➤ Tab. 6.15) sollen zu einer Auseinandersetzung mit den Theorievorgaben motivieren (➤ Kap. 2.4.2, ➤ Kap. 2.4.4, ➤ Kap. 2.4.5), deren Kenntnis eine Voraussetzung ist, um die nachfolgenden Aufgaben zu lösen. Fehlende Informationen können im Theorieteil und im Glossar, hier: zu den Größen Druck, Last- und Kraftmoment und zu isometrische Kraft, nachgelesen werden.

Tab. 6.15 Druck, Last- und Kraftmoment und zu isometrische Kraft: hinführende Fragen.

Fragen	Antworten
In welche Richtung verschiebt sich bei einer Hüftarthrose (rechts) der Teilkörperschwerpunkt (Kopf, Oberköper, Arme, linkes Bein) beim Duchenne-Hinken (➤ Abb. 6.16)?	Der Teilkörperschwerpunkt wird zur rechten Körperseite hin verschoben, d. h. der Lastarm wird verkürzt und damit das Lastmoment bei der Einbeinstützphase während des Gehens reduziert.
Welche Folgen hat die Seitneigung des Oberkörpers?	Dabei werden der Lastarm des Gewichts (Kopf, Oberkörper, Arme, linkes Bein) und die aufzubringende Kraft der Hüftabduktoren reduziert.

Aufgabe

Aufgabe 6.14 (➤ Lösung zu Kap. 6.8)

Berechnen Sie die Muskelkraft der Abduktoren F_{Abd} ohne Duchenne-Kompensation.

- Last (➤ Kap. 6.1, ➤ Tab. 6.1) bei der Einbeinstützphase: F_{Last} = 564,8 N
- Lastarm l_a = 0,5 m
- Kraftarm l_k = 0,06 m
- Kraft der Abduktoren: F_{Abd}

Muskelkraft der Abduktoren F_{Abd} mit Duchenne-Kompensation (Oberkörper zum Standbein geneigt). Infolge der Duchenne-Kompensation wird der KSP zur Standbeinseite verschoben, d. h. der Lastarm wird kürzer.

- Last bei der Einbeinstützphase: F_{Last} = 564,8 N
- Lastarm l_a = 0,2 m
- Kraftarm l_k = 0,06 m
- Kraft der Abduktoren F_{Abd}?

6.9 Funktion von Ausholbewegungen

Zielsetzung des Aufgabenblattes

Die positive Effekt einer Ausholbewegung am Beispiel des Counter Movement Jump (CMJ) erklären.

… und die Theorie dahinter

Eine Ausholbewegung, die gegen die Hauptphase einer Zielbewegung, z. B. beim Counter Movement Jump ausgeführt wird, ist ein automatisiertes Bewegungsinventar, um die Hauptphase der Zielbewegung (hier: der beidbeinige Absprung), die sich an die Ausholbewegung anschließt, zu optimieren. Bei azyklischen Bewegungsabläufen wie z. B. dem Counter Movement Jump (CMJ) wird durch die Ausholbewegung, die gegen die Hauptphase gerichtet ist, durch Vordehnung der Streckerschlinge der Beine elastische Energie gespeichert. Darüber hinaus wird der Beschleunigungsweg der Hauptphase optimiert.

Der mechanische Wirkungsgrad kann bei Nutzen der elastischen Energie gesteigert werden. „Ein Teil der in den Sehnenstrukturen bei exzentrischer Kontraktion gespeicherten [elastischen] Energie wird bei der anschließenden konzentrischen Kontraktion kraftverstärkend freigesetzt (de Marées 2003, S. 181). Es kann allerdings nur ein kleiner Teil als elastische Energie gespeichert werden, der Rest geht als Wärme verloren, d. h. der Übergang von Aushol- zur Hauptphase der Bewegung muss zügig erfolgen. Die Ausprägung einer Ausholbewegung muss optimal und in Abhängigkeit der Kraftfähigkeiten des Trainierenden gestaltet werden.

„Ein Teil der in den Sehnenstrukturen bei exzentrischer Kontraktion gespeicherten [elastischen] Energie wird bei der anschließenden konzentrischen Kontraktion kraftverstärkend freigesetzt" (de Marées 2003, S. 181).

Für die Praxis

Bei azyklischen Bewegungsabläufen, z. B. beim Jump and Reach, wird durch die Ausholbewegung, die gegen die Hauptphase der Zielbewegung gerichtet ist, durch Vordehnung der Streckerschlinge der Beine elastische Energie gespeichert, wodurch sich der mechanische Wirkungsgrad signifikant steigern lässt. Darüber hinaus wird der Beschleunigungsweg der Hauptphase optimiert.

Warm-up und hinführende Frage

Die hinführende Frage (➤ Tab. 6.16) soll zu einer Auseinandersetzung mit den Theorievorgaben motivieren (➤ Kap. 2.4.2, ➤ Kap. 2.4.3), deren Kenntnis eine Voraussetzung ist, um die nachfolgenden Aufgaben zu lösen. Fehlende Informationen können im Theorieteil und im Glossar, hier: Counter Movement Jump und Remodeling, nachgelesen werden.

Tab. 6.16 Vorteile einer Ausholbewegung: hinführende Frage.

Frage	Antwort
Welche Vorteile entstehen durch eine Ausholbewegung (= Gegenbewegung zur Hauptphase der Zielbewegung), z. B. bei einem beidbeinigen Absprung?	Die Vorspannung der Muskulatur wird optimiert, und der Beschleunigungsweg wird beim CMJ verlängert.

Aufgaben

Aufgabe 6.15 (➤ Lösungen zu Kap. 6.9)
Welche potenzielle Energie hat ein Patient vor einem Drop Jump, und mit welcher Geschwindigkeit landet der Patient beim Drop Jump? Gegeben sind die Kastenhöhe mit 20 cm und die Gewichtskraft des Patienten von 700 N.

Aufgabe 6.16 (➤ Lösungen zu Kap. 6.9)
Vergleichen und interpretieren Sie die Sprunghöhen, die bei einem Counter Movement Jump (Hockstrecksprung mit Ausholbewegung) und bei einem Squat Jump (Hockstrecksprung ohne Ausholbewegung) erzielt werden. Die Versuchsperson führt jeweils 6 Jump-and-Reach-Testungen durch (➤ Tab. 6.17). Mithilfe einer Kraftmessplatte oder Kontaktmatte kann die Sprunghöhe über die „Fallzeit" t (= 1/2 Flugzeit) ermittelt werden: $h = g/8 \times t^2$.

Tab. 6.17 Sprunghöhen, die bei einem Counter Movement Jump (Hockstrecksprung mit Ausholbewegung) und bei einem Squat Jump (Hockstrecksprung ohne Ausholbewegung) erzielt werden.

Versuch Nr.	Sprunghöhe bei Counter Movement Jump	Sprunghöhe bei Squat Jump
1	....	....
2	....	....
3	....	....
4	....	....
5	....	....
6	....	....
Mittelwert	....	....

6.10 Isokinetik

Zielsetzung des Aufgabenblattes

Vor- und Nachteile des Trainingsprinzips „accommodating exercises" präsentieren und diskutieren.

... und die Theorie dahinter

Die Last-Kraft-Momente verändern sich bei Rotationen der Skeletthebel u. a. in Abhängigkeit von den sich verändernden Last- und Kraftarmen. Bei den isokinetischen Trainingsgeräten passen sich die Lastmomente der Geräte in Abhängigkeit vom Bewegungsradius den verändernden Kraftmomenten an und bedingen die sog. „accommodating exercises", d. h. die Muskulatur wird über den gesamten Bewegungsradius (z. B. von maximaler Flexion bis zur Neutral-Null-Position) optimal belastet (➤ Abb. 6.17).

„Accommodating exercises" bedeutet ein an das sich verändernde Lastmoment angepasstes Kraftmoment des Trainierenden: „A training in which the resistance varies to match the force exerted by the user" (Enoka 2008, S. 421), d. h. „[...] the angular velocity of the displaced body segment is constant, which results in an isokinetic contraction" (Enoka 2008, S. 321).

Im Verlauf einer dynamisch konzentrischen Muskelkontraktion erhöht oder vermindert sich also beim isokinetischen Training der Lastwiderstand entsprechend der günstiger werdenden Hebelverhältnisse (z. B. bei Flexion des Ellenbogengelenks) und verringert ihn wieder bei ungünstigen Hebelverhältnissen; so „[...] ist die Belastung des Muskels und damit der Krafteinsatz währende der gesamten Bewegung relativ gleich" (de Marées 2003, S. 2010). Allerdings entspricht der isokinetische Kraft-Zeit-Verlauf bei Flexion und Extension nicht ganz den Alltagsbewegungen, d. h. es werden beim isokinetischen Training nicht die natürlichen Bewegungen bzw. die sportartspezifischen Bewegungen mit Beschleunigungs- und Verzögerungsphasen imitiert.

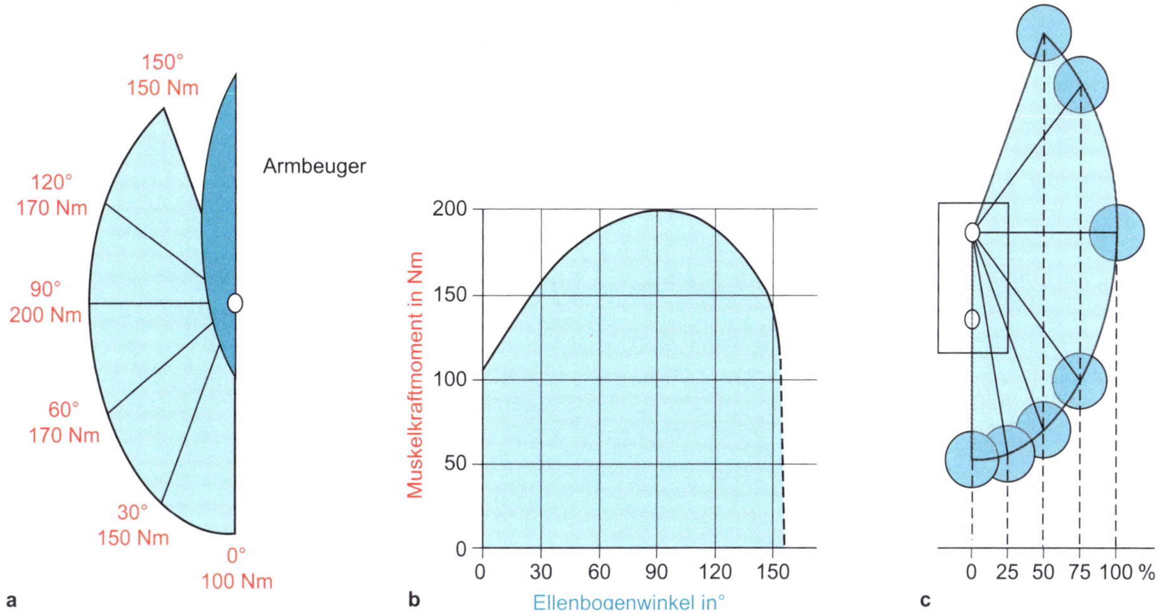

Abb. 6.17 Die Veränderung des von den Armbeugern entwickelten Muskelkraftmoments in Abhängigkeit vom Ellenbogenwinkel (150 Nm bei 30° Flexion und 200 Nm bei 90° Flexion) (a im Armmodell; b im Gelenkwinkel-Drehmoment-Graph). In (c) ist der mechanische Aufbau einer Krafttrainingsmaschine dargestellt, deren winkelabhängige Lastmomente den biomechanisch-physiologischen Drehmomentverlauf gut nachbilden können (nach Reischle 1995). [M1645], [L143]

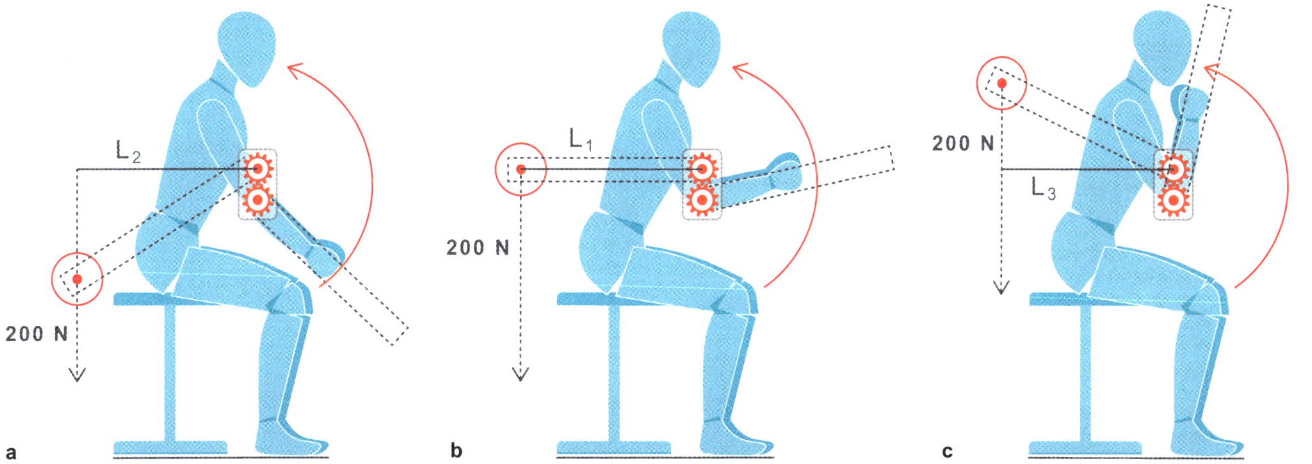

Abb. 6.18 Gelenkwinkel-Moment-Relationen. Krafttrainingsmaschinen können durch eine winkelabhängige Änderung der Hebellänge Lastmomente so variieren, dass Trainierende in jeder Gelenkwinkelstellung optimal trainieren können.
a, c) In Gelenkstellungen, in denen geringere Drehmomente erzeugt werden können, verkürzen sich die Hebellängen (L_2 und L_3) entsprechend und führen zu einem geringeren Lastmoment.
b) Bei biomechanisch-physiologisch maximaler Drehmomenterzeugung durch die Trainierenden in einer Gelenkstellung von ca. 90° ist das Lastmoment durch den großen Hebelarm L_1 ebenfalls maximal. [M1645], [L325]

MERKE

Das isokinetische Training hat einen großen Stellenwert in der physiotherapeutischen Rehabilitation nach Traumata oder in der Endoprothetik und beim vorbereitenden Krafttraining, denn die Anpassung des Widerstandes an das jeweilige muskuläre Potenzial, das sich in Abhängigkeit vom Bewegungswinkel ändert, garantiert über den gesamten Range of Motion (ROM) eine optimale Muskelbelastung und verhindert gleichzeitig eine Überlastung von noch nicht voll belastbaren Gewebestrukturen.

Für die Praxis

Die Anpassung der Lastmomente an die sich verändernden Kraftmomente bei den „accommodating exercises" wird durch spezielle Krafttrainingsmaschinen (➤ Abb. 6.18) garantiert. In einer Gelenkwinkelposition von 90°–110° entwickeln z. B. die Extensoren des Kniegelenks ihr maximales Kraftmoment, d. h. in dieser Position belastet das Trainingsgerät mit einem maximalen Lastmoment. Beim isokinetischen Krafttraining, das über den gesamten Bewegungsradius bzw. Gelenkwinkelbereich optimal wirkt, passt sich demnach das Krafttrainingsgerät den muskuloskelettalen Bedingungen an, d. h. die Muskulatur kann über den gesamten Bewegungswinkel adäquat belastet werden.

Anmerkung Gelenkwinkel-Moment-Relationen; hier: Veränderung der Muskelkraftmomente bei Flexion und Extension der Ellenbogen-, Hüft- und Kniegelenke. Man unterscheidet:

- Ascending: Das Kraftmoment nimmt mit zunehmendem Gelenkwinkel zu (Kniebeuger, Hüftadduktoren).
- Descending: Das Kraftmoment nimmt mit zunehmendem Gelenkwinkel ab (Hüftabduktoren).
- Intermediate: Das Kraftmoment nimmt zunächst zu und nach einem Optimum wieder ab (Kniestrecker, Ellenbogenbeuger, -strecker, ➤ Abb. 6.18) (Enoka 2008).

Warm-up und hinführende Fragen

Die hinführenden Fragen (➤ Tab. 6.18) sollen zu einer Auseinandersetzung mit den Theorievorgaben motivieren (➤ Kap. 2.4.4), deren Kenntnis eine Voraussetzung ist, um die nachfolgenden Aufgaben zu lösen. Fehlende Informationen können im Theorieteil und im Glossar, hier zu den Größen Drehmoment, Trägheitsmoment, nachgelesen werden.

Tab. 6.18 Gelenkwinkel und Drehmoment, Definition des Drehmoments: hinführende Fragen.

Fragen	Antworten
In welcher Winkelposition kann das Kniegelenk bei senkrecht gestelltem Oberschenkel bei der Extension das maximale Kraftmoment entwickeln?	Kniegelenk: bei etwa 110°.
In welcher Winkelposition kann das Ellenbogengelenk bei angelegtem Oberarm bei der Flexion das maximale Kraftmoment entwickeln?	Ellenbogengelenk: bei etwa 90°.
Von welchen physikalischen Größen hängt der Betrag des Drehmoments bei einer Rotationsbewegung ab?	Drehmoment = Trägheitsmoment × Winkelbeschleunigung $M = J \times \alpha$ in Nm „Es gilt, dass ein Drehmoment M einem Körper eine Winkelbeschleunigung α erteilt, indem der Trägheitswiderstand der Drehmasse J überwunden wird" (für jedes Volumenelement der Masse gilt: $J = m \times r^2$ in kgm²).
Vergleichen Sie die beiden physikalischen Größen Masse und Trägheitsmoment.	Bei Translationsbewegungen muss die Masse und bei Rotationsbewegungen das Trägheitsmoment als Einflussgröße berücksichtigt werden.

Aufgaben

Aufgabe 6.17 (➤ Lösungen zu Kap. 6.10)
Berechnen Sie die Lastmomente beim Schnell-Trainer und bewerten Sie sie (das Ellenbogengelenk ist Drehpunkt; ➤ Abb. 6.18):

- Last (Hantelscheibe): $F_{Last} = 200$ N
- Länge der Lastaufhängung (Drehpunkt bis Schwerpunkt Gewicht und Aufhängung): l = 70 cm
- Winkel in der Abbildung abschätzen oder messen
- Lastarm: senkrechter Abstand vom Drehpunkt zum Schwerpunkt des Hebels inklusive Hantelscheibe)

Betrag der Lastarme bestimmen und die Lastmomente berechnen: Länge (der Betrag eines Lastarms wird immer senkrecht zur wirkenden Last bestimmt bzw. berechnet)

Lastarm (l=70 cm) berechnen:

- Lastarm (➤ Abb. 6.18a) = ...
- Lastarm (➤ Abb. 6.18b) = ...
- Lastarm (➤ Abb. 6.18c) = ...

Lastmomente berechnen:

- Lastmoment (➤ Abb. 6.18a) = ...
- Lastmoment (➤ Abb. 6.18b) = ...
- Lastmoment (➤ Abb. 6.18c) = ...

Aufgabe 6.18 (➤ Lösungen zu Kap. 6.10)
Interpretieren Sie die Veränderung des Lastmoments beim Krafttraining (Beuger des Ellenbogengelenks) mit einem isokinetischen Krafttrainingsgerät (z. B. Schnell-Trainer) aus biomechanischer Sicht.

Interpretieren sie die Veränderung des Lastmoments bei Flexion des Ellenbogengelenks beim Schnell-Trainer (➤ Abb. 6.18):

- von ca. 30° → bis ca. 110°
- von 110°→ bis ca.170°

Aufgabe 6.19 (➤ Lösungen zu Kap. 6.10)
Interpretieren Sie die Veränderung des Muskelkraftmoments bei Extension des Kniegelenks.
Begründen Sie die Veränderung des Kraftmoments der Kniestrecker (➤ Abb. 6.19) und die Veränderung der Lastmomente.

6.11 Training mit dem Theraband

Zielsetzung des Aufgabenblattes

Die Anwendungsmöglichkeiten des Therabandes in Zusammenhang mit der Belastungstabelle von Holten (➤ Abb. 6.20), die allerdings nur eine grobe Abschätzung der Belastung erlaubt, dokumentieren.

… und die Theorie dahinter

Es handelt sich bei der nachfolgenden Analyse um eine Modellierung, also um eine Verkürzung der Wirklichkeit, denn die lineare Annäherung ist nur für einen begrenzten Dehnungsbereich gültig, exakt muss die Stiffness über eine Exponentialfunktion bestimmt werden. Die Verlängerung Δs eines Therabandes oder einer Feder ist demnach nur innerhalb eines bestimmten Bereichs der aufgewandten Kraft F proportional ($F \sim \Delta s$). Die Aufwendung der doppelten Kraft resultiert in einer Verdoppelung der bereits erfolgten Banddehnung aus der Ruhelage, und die Verdopplung der Länge des Therabandes erfordert den doppelten Kraftaufwand.

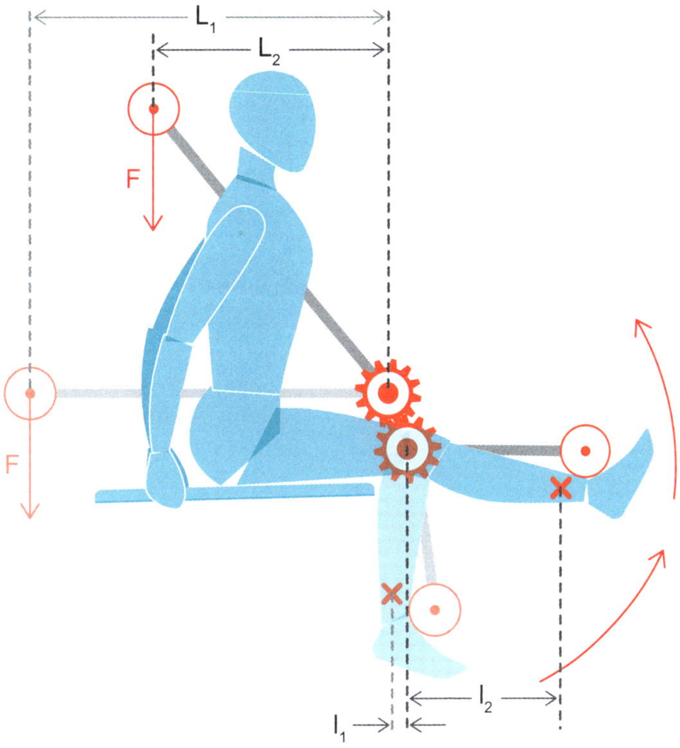

Abb. 6.19 Extension des Kniegelenks. [M1645], [L325]
F: Gewichtskraft
L_1: Gewicht entspricht der Position mit gebeugtem Bein.
L_2: Gewicht entspricht der Position mit gestrecktem Bein.

Der Quotient aus $F/\Delta s = k$ in N/cm oder N/m ist die Stiffness des Therabandes. Je höher der Betrag der Stiffness k, desto „härter" ist das Theraband. Die Bandspannung F berechnet sich nach: $F = k \times \Delta s$, wobei k nur über einen gewissen Bereich annähernd konstant ist.

„The ‚stiffness' k of the spring (such tissues as tendon and ligament) depends on the material properties, which determines the resistance that it offers to any increases in its length" (Enoka 2008, S. 84).
Die Stiffness k der Feder (bei Geweben wie Sehnen und Bändern) hängt von den Materialeigenschaften ab, die den Widerstand bestimmen, den sie einer Längenvergrößerung entgegensetzen (Enoka 2008, S. 84;Übersetzung durch die Autoren).

MERKE
Während beim Training mit Hanteln und Seilzügen in der Therapie die Belastung nur in Abhängigkeit vom Gewicht bzw. Widerstand und der Gelenkstellung variiert, erfordert die Verwendung eines Therabandes zusätzliche Überlegungen, um die Belastung optimal zu dosieren.

Für die Praxis

Bei Therabandübungen, z. B. für den M. infraspinatus (= Außenrotation des Oberarms) kommt es durch das Ansteigen der Widerstandskurve schnell zu einer Überlastung am Ende der Außenrotation, wogegen der Muskel am Beginn der Bewegung kaum gefordert wird.

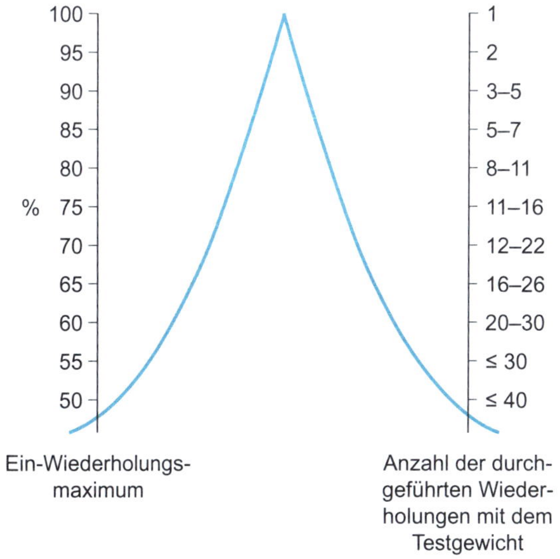

Abb. 6.20 Holten-Kurve: Beziehung zwischen durchführbaren Wiederholungen zum bewegten Lastanteil des 1 RM. [M1645], [L143]

Dem kann begegnet werden, indem man fraktioniert trainiert, d. h. immer nur einzelne Gelenkwinkelbereiche mit unterschiedlichen Bandlängen belastet; Wiederholungszahl und Ausprägung der prozentualen Belastung siehe Holten-Kurve (➤ Abb. 6.20).

Die Holten-Kurve liefert beim Training mit Therabändern für den Patienten den Zusammenhang zwischen Wiederholungszahl und der Belastung, die wiederum von der Stiffness des Therabandes und der Bandlänge abhängt. Wenn der Patient z. B. nur 2 Wiederholungen bei vorgegebener Bandlänge bewältigt, dann ist der Patient (nach Holten) mit 95 % belastet. Allerdings bestätigen Vergleichsuntersuchungen, dass die Holten-Kurve keine validen Werte liefert, denn es wurden häufig Über- oder Unterforderungen festgestellt.

Aus der Praxis für die Praxis

Das bedeutet, Therapeuten sollten sich über „Versuch und Irrtum" der relevanten Bandlänge und der relevanten Wiederholungszahl annähern und die Stiffness der verschiedenen Therabänder in ihre Überlegungen einbeziehen.

Als Richtwerte für Therabandübungen gelten:

- Maximalkrafttraining: wenn Ermüdung nach 1–3 Wiederholungen (entspricht etwa 90–100 % Belastung) spürbar wird
- Kraftausdauertraining: wenn Ermüdung nach 12–22 Wiederholungen (entspricht etwa 70 % Belastung) spürbar wird

Nach einer Knieoperation können Patienten u. a. mit einem Theraband mit der Stiffness k von 22 N/m (Enoka 2008, S. 84) die Knieextensoren trainieren. Um das Band um 20 cm oder 30 cm zu dehnen, müssen die Patienten dann folgende Kräfte entwickeln:

- $F_{20} = 22\ N/m \times 20\ cm = 44\ N$
- $F_{30} = 22\ N/m \times 30\ cm = 66\ N$

6

Warm-up und hinführende Fragen

Die hinführenden Fragen (➤ Tab. 6.19) sollen zu einer Auseinandersetzung mit den Theorievorgaben motivieren (➤ Kap. 2.4.6), deren Kenntnis eine Voraussetzung ist, um die nachfolgenden Aufgaben zu lösen. Fehlende Informationen können im Theorieteil und im Glossar, hier: zum Gesetz von Hooke, und zum Elastizitätskoeffizienten, nachgelesen werden.

Tab. 6.19 Definition von Stiffness: hinführende Fragen.

Fragen	Antworten
Was versteht man unter Stiffness eines Therabandes?	Unter Stiffness k versteht man den Quotient aus der Bandspannung und der Verlängerung des Bandes unter dieser Kraft $k = F/\Delta s$ in N/m oder N/cm.
Welche Bedeutung hat das Gesetz von Hooke für physiotherapeutische Therapiemaßnahmen?	Mit dem Gesetz von Hooke kann der Betrag der Spannung des Therabandes berechnet werden, wenn der Elastizitätskoeffizient k des Bandes bekannt ist: $F = k \times l_x$ • F=Rückstellkraft (in N) • k = Elastizitätskoeffizient (in N/m oder N/cm) • l_x = Auslenkung bzw. Deformation (in m oder cm)

Aufgaben

Aufgabe 6.20 (➤ Lösungen zu Kap. 6.11)

Berechnen Sie die Kraft, die das Theraband einer Dehnung entgegensetzt, wenn das Band 8 cm oder 15 cm gedehnt wird (Stiffness k = 22 N/m).

Tab. 6.20 Wiederholungszahl in Abhängigkeit von der Stiffness eines Therabandes über 30 s.

Stiffness des Therabandes	Wiederholungen pro 30 s (n)
Grünes Theraband („X-light"):	....
Blaues Theraband („Light"):	....
Rotes Theraband („Medium"):	....
Schwarzes Theraband („Heavy"):	....

Aufgabe 6.21 (➤ Lösungen zu Kap. 6.11)

Quantifizieren Sie die Wiederholungszahl in Abhängigkeit von der Stiffness eines Therabandes bei gegebener Zeit (30 s) (➤ Tab. 6.20).

- Trainingsposition: Oberkörper stabilisieren (Rücken und Rückseite der Oberarme an eine Wand pressen). Oberarme an den Körper pressen.
- Ausgangsposition: Theraband bei extendiertem Ellenbogengelenk (Arm in 0°-Position) leicht gedehnt. Theraband mit der Fußsohle fixieren.
- Trainingsübung: Maximale Flexion im Ellenbogengelenk (keine Pausen an den Wendepunkten); 30 s lang ausführen.

6.12 Koordination von Teilimpulsen ohne und mit Zusatzgewichten (= Halteren)

Zielsetzung des Aufgabenblattes

Die korrekte Koordination von Extension der Beine mit dem Schwungeinsatz der Arme, z. B. beim Jump and Reach erläutern und begründen.

… und die Theorie dahinter

Bei mehr oder weniger dosierten Schlusssprüngen während der postoperativen Regeneration sollten die Physiotherapeuten in der Konsolidierungsphase, spätestens in der Umbauphase (van den Berg 1999), mit den Patienten immer auch die korrekte Koordination der Teilimpulse, z. B. die Koordination von Absprung- und Armschwungimpulsen, üben, die Bewegungsausführung demonstrieren und, wenn notwendig, korrigieren.

Anmerkung In der Rehabilitation gilt es allerdings – im Gegensatz zu sportbezogenen Sprüngen –, die Belastung zunächst der jeweiligen Regenerationsphase anzupassen. Das bedeutet konkret: Schlusssprüngen während der postoperativen Regeneration nach einer Rekonstruktion des vorderen Kreuzbandes (VKB-Rekonstruktion) sollten erst in der Remodelingphase, d. h. etwa ab Woche 14, und erst bei einem Lower Limb Symmetry Index von mindestens 80–90 % (Petersen 2020, S. 7) angeboten werden. Darüber hinaus sollten die Patienten immer auch Schulungen/Anweisungen, Übungen und Korrekturen hinsichtlich der korrekten Koordination der Teilimpulse, d. h. Koordination von Absprung- und Armschwungimpuls, erhalten. „Nicht die völlige Übereinstimmung der Teilimpulse, sondern die optimale Differenz im Sinne einer verlängerten Zeitdauer der Kraftwirkung ist entscheidend. […] Die Streckung der Sprungbeine beginnt erst, wenn die Schwungelemente abgebremst werden" (Wick 2009, S. 198).

Beispielsweise kann beim Jump-and-Reach-Test durch 2 Absprungvarianten der Effekt der Koordination der Teilimpulse anschaulich demonstriert werden:

- Absprungvariante 1: Beinstreckung plus Schwungeinsatz der Arme, Sprunghöhe: 38,4 cm.
- Absprungvariante 2: Beinstreckung ohne Schwungeinsatz der Arme, Sprunghöhe: 34,5 cm.

Für die Praxis

Das rechtzeitige Abbremsen der Arme kurz vor Beendigung der Beinstreckung, d. h. eine Abbremsung des Armschwungs etwa in der Horizontalebene, bedeutet eine Vergrößerung des reaktiven Kraftstoßes (= Absprungimpuls), denn der reaktive Effekt der Abbremsung verlängert die Abdruckzeit. Es wird dabei der von den Armen (plus Halteren) kreierte Impuls auf den restlichen Körper übertragen.

Warm-up und hinführende Fragen

Die hinführenden Fragen (➢ Tab. 6.21) soll zu einer Auseinandersetzung mit den Theorievorgaben motivieren (➢ Kap. 2.3, ➢ Kap. 2.4.1, ➢ Kap. 2.4.2, ➢ Kap. 2.4.3), deren Kenntnis eine Voraussetzung ist, um die nachfolgende Aufgabe zu lösen. Fehlende Informationen können im Theorieteil und im Glossar, hier zu den Größen Translation und Rotation, Zyklusweg, Schrittlänge und valide Testverfahren, nachgelesen werden.

Aufgabe

Aufgabe 6.22 (➢ Lösung zu Kap. 6.12)
Wie stark verändert sich die Sprungweite bei den verschiedenen Absprungvarianten mit und ohne Halteren (➢ Tab. 6.22)?

6.13 Lastmomente beim Back-Extension-Training

Zielsetzung des Aufgabenblattes

Vergleich der Widerstandskurve bei „Hyperextension horizontal“ (= horizontale Auflagefläche, ➢ Abb. 6.21a) mit der Widerstandskurve bei „Hyperextension schräg“ (= geneigte Auflagefläche ➢ Abb. 6.21b) beim Back-Extension-Training (nach Gottlob 2001, S. 209).

Tab. 6.21 Bodenstützreaktionen bei Hoch- und Tiefbewegungen des Körperschwerpunktes: hinführende Fragen.

Fragen	Antworten
Welche Zeigerbewegungen einer Waage ist zu beobachten, wenn eine Versuchsperson aus der Streckposition schwungvoll eine Hockbewegung ausführt?	Die Waage zeigt zunächst weniger Gewicht als das Körpergewicht an, gegen Ende der Bewegung mehr, und nach dem Bewegungsende zeigt die Waage wieder das Körpergewicht an.
Welche Zeigerbewegungen einer Waage ist zu beobachten, wenn eine Versuchsperson aus der Tiefhalte die Arme schwungvoll in die Hochhalte verlagert?	Während der beschleunigten Hochbewegung zeigt die Waage mehr als das Körpergewicht an. Bei der Abbremsung (= Verzögerung) der Hochbewegung zeigt die Waage weniger als das Körpergewicht an. Nach der Abbremsung zeigt die Waage wieder das Körpergewicht an.

Tab. 6.22 Sprungweiten, die mit verschiedenen Absprungvarianten und beim Halterenweitsprung mit unterschiedlichen Gewichten erreicht werden.

Versuch Nr.	Variante I: Sprungweite bei beidbeinigem Absprung ohne Halteren und ohne Armschwung	Variante II: Beidbeiniger Absprung ohne Halteren und mit Armschwung	Variante III: Beidbeiniger Absprung mit Halteren 2 × 20 N und mit Armschwung	Variante IV: Beidbeiniger Absprung mit Halteren 2 × 40 N und mit Armschwung
1	....	....	....	....
2	....	....	....	....
3	....	....	....	....

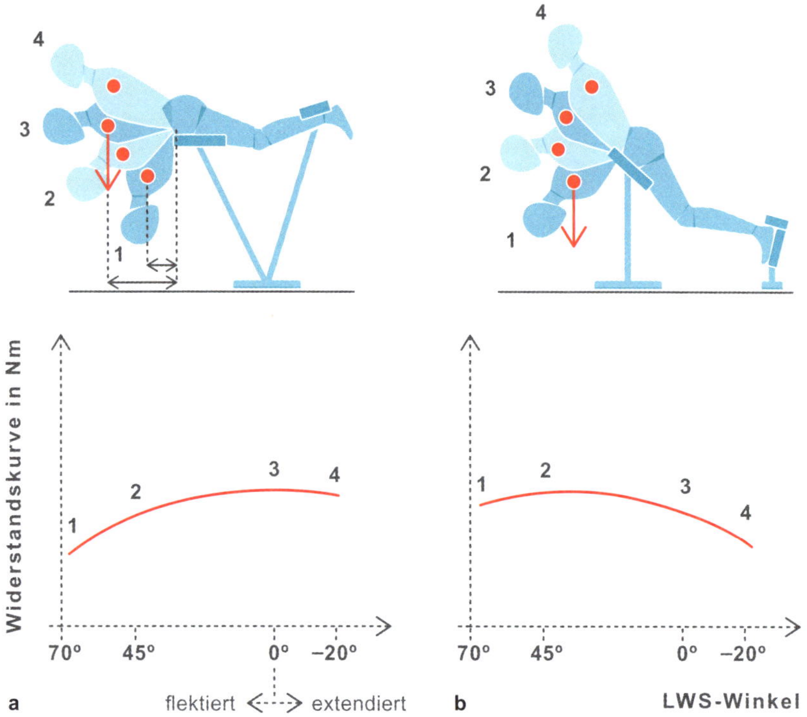

Abb. 6.21 Widerstandskurven beim Back-Extension-Training: Hyperextension horizontal (a), Hyperextension schräg (b). Bei horizontaler Hyperextension (a) wird das Belastungsmaximum bei 0° Wirbelsäulenbeugung erreicht, bei schräger Hyperextension (b) bei ca. 45° Wirbelsäulenbeugung (mod. nach Gottlob 2001). [R504], [M1645], [L325]

6

… und die Theorie dahinter

Die Kräftigung der autochthonen Rückenmuskeln beim Back-Extension-Training im unteren Lendenbereich, speziell die Kräftigung der Mm. multifidii, wird als wichtiger Schutz vor Low-Back-Pain-Problemen angesehen (Hides et al. 2016). In der Therapie und der Rehabilitation wird u. a. das in ➢ Abb. 6.21 gezeigte Back-Extension-Training genutzt. Aus therapeutischer Sicht ist es entscheidend, sich Gedanken über die Wirkung der jeweiligen Ausgangsstellungen zu machen. Therapiekonzepte der manuellen Therapie (Thue und Gloeck 1994) empfehlen in der Frührehabilitation aus einer verstärkt kyphosierten Lendenwirbelsäule nur bis zur physiologischen Lordosierung zu extendieren. Erst in weiterer Folge ist es für die Rehabilitation von Sportlern wahrscheinlich nötig, eine sportspezifische Lordosierung zu trainieren, z. B. bei Leistungsschwimmern (hier insbesondere für Schwimmart Brust).

MERKE

Die Kräftigung der autochthonen Rückenmuskeln beim Back-Extension Training im unteren Lendenbereich, speziell die Kräftigung der Mm. multifidii, wird als wichtiger Schutz vor Low-Back-Pain-Problemen angesehen (Hides et al. 2016).

Für die Praxis

Beim Back-Extension-Training (➢ Abb. 6.21) wird die maximale Belastung in Abhängigkeit von der Positionierung (schräge oder horizontale Positionierung des Patienten) erzielt. Nach Gottlob (2001, S. 209) „[…] entsteht keine Zwangslage, denn das Drehmoment wirkt der Extensionsbewegung entgegen) und wirkt somit entlordosierend".

Warm-up und hinführende Fragen

Die hinführenden Fragen (➢ Tab. 6.23) sollen zu einer Auseinandersetzung mit den Theorievorgaben motivieren (➢ Kap. 2.3.4, ➢ Kap. 2.4.4), deren Kenntnis eine Voraussetzung ist, um die nachfolgende Aufgabe zu lösen. Fehlende Informationen können im Theorieteil und im Glossar, hier zu der Größe Drehmoment, nachgelesen werden.

Tab. 6.23 Ausprägung von Drehmomenten bei verschiedenen Körperpositionen: hinführende Fragen.

Fragen	Antworten
Von welchen physikalischen Größen hängt der Betrag eines Drehmoments unter statischen Bedingungen ab?	Von der wirkenden Kraft (z. B. die Gewichtskraft) und dem Betrag des Kraft- bzw. Lastarms.
In welchen Positionen in den beiden in ➢ Abb. 6.21 dargestellten Übungsformen wirkt jeweils die maximale Belastung?	Bei ➢ Abb. 6.21a in Position 3, bei ➢ Abb. 6.21b in Position 2.

Aufgabe

Aufgabe 6.23 (➢ Lösung zu Kap. 6.13)

Vergleichen Sie die Lastmomente der Positionen bei Hyperextension horizontal (➢ Abb. 6.21a) mit denen von Hyperextension schräg (➢ Abb. 6.21b); Gewicht der Versuchsperson 706,4 N.

Last von Kopf, angelegten Armen (sind nicht eingezeichnet) und Rumpf (Körperteilgewichte, ➢ Tab. 9.2) bestimmen: ....

Betrag des Lastmoments (Hüftgelenk bis Scheitel, Arme angelegt, in den verschiedenen Positionen (1–4) abschätzen (➤ Abb. 6.21a, b):

• Lastarm: ....

Lastmomente bei den verschiedenen Positionen 1–4 in ➤ Abb. 6.21a, b berechnen und in ➤ Tab. 6.24 eintragen.

Tab. 6.24 Lastmomente beim Back-Extension-Training (Betrag der Lastarme wurde jeweils geschätzt).

Hyperextension horizontal	Hyperextension schräg
➤ Abb. 6.21a1 Lastarm: .... Lastmoment:	➤ Abb. 6.21b1 Lastarm: .... Lastmoment: ....
➤ Abb. 6.21a2 Lastarm: .... Lastmoment:	➤ Abb. 6.21b2 Lastarm: .... Lastmoment: ....
➤ Abb. 6.21a3 Lastarm: .... Lastmoment:	➤ Abb. 6.21b3 Lastarm: .... Lastmoment: ....
➤ Abb. 6.21a4 Lastarm: .... Lastmoment:	➤ Abb. 6.21b4 Lastarm: .... Lastmoment: ....

6.14 Rehabilitationsphasen und Rehabilitationsdauer

Zielsetzung des Aufgabenblattes

Die Zeitdauer von Rehabilitationsphasen kommunizieren.

… und die Theorie dahinter

Es muss berücksichtigt werden, dass zu Beginn der Rehabilitation, also während der Entzündungsphase und der Proliferationsphase, zusätzliche Belastungen von Gewebe zu minimieren sind; lt. Petersen (2020, S. 6): nur „Teilbelastungen von 10–20 kg". In der späteren Rehabilitation kann und muss das Gewebe, entsprechend der Wundheilung und des Gewebestatus, dann höheren Belastungen ausgesetzt werden, um diesen im Alltag später auch standzuhalten (van den Berg 1999). Dies gilt es bei Wurfbewegungen nach Schulterverletzungen ebenso wie bei Verletzungen der Achillessehne beim Laufen und Springen zu beachten. Petersen (2020, S. 3) unterscheidet nach einer VKB-Rekonstruktion, bei der das insuffiziente Band mit einer autologen Sehne ersetzt wird, 3 Phasen. Die 3 Phasen des Transplantatumbaus entsprechen nicht den 6 Rehabilitationsphasen nach Petersen (2020).

Für die Praxis

Postoperativ ist das Risiko für eine erneute Ruptur erhöht (Paterno et al. 2014). Nach Petersen (2020, S. 7) können während der postoperativen Phase frühestens ab Woche 22 Return-to-Sport-Testungen durchgeführt werden.

Tab. 6.25 Phasen des Transplantatumbaus: hinführende Frage.

Frage	Antwort
Welche Phasen des Transplantatumbaus unterscheidet Petersen (2020)?	Nekrosephase, Umbauphase und Reifungsphase.

Warm-up und hinführende Frage

Die hinführende Frage (➤ Tab. 6.25) soll zu einer Auseinandersetzung mit den Theorievorgaben motivieren (➤ Kap. 4.1), deren Kenntnis eine Voraussetzung ist, um die nachfolgende Aufgabe zu lösen. Fehlende Informationen können im Theorieteil und im Glossar, hier: Counter Movement Jump und Remodeling, nachgelesen werden.

Aufgabe

Aufgabe 6.24 (➤ Lösung zu Kap. 6.14)

Charakterisieren Sie die 3 Phasen des Tranplantatumbaus nach Petersen (2020).

6.15 Intraabdominaler Druck, Belastung des Knochenskeletts und der Gelenke, Entstauungstherapie

Zielsetzung des Aufgabenblattes

Die Biomechanik des intraabdominalen Druckes erklären und seine physiologische Bedeutung kommunizieren.

… und die Theorie dahinter

Intraabdominaler Druck

„Der intraabdominale Druck wird durch Anspannung des Obliquus externus und internus [z. B.beim Anheben einer schweren Hantel] erzeugt" (Brinckmann et al. 2000, S. 115).

Nach Kapandji (1992, S. 100) entlastet die Erzeugung eines intraabdominalen Überdruckes durch Kontraktion der Rumpfmuskulatur die Wirbelsäule beim Anheben eines schweren Gegenstandes: „Der Diskus zwischen Th12 und L1 wird um 50 % entlastet". Nach Kummer (2005) verhindert beim Heben einer Last der „[…] intraabdominale Druck eine weitere Lordosierung im Lumbalbereich" (S. 508), und „durch die Bauchpresse wird der gesamte Rumpf zu einer festen Säule […], dadurch kann die Wirbelsäule erheblich entlastet werden" (S. 501).

Die Aussagen von Kapandji und Kummer relativieren u. a. Brinckmann et al. (2000, S. 115) und Gottlob (2001, S. 202), denn infolge der antagonistischen Anspannung der Muskulatur ventral und dorsal der Wirbelsäule beim Heben einer Last erhöht sich die Belastung der Wirbelsäule (➤ Abb. 6.22) „Ein entlastender Effekt der intraabdominalen Druckstütze"(Gottlob 2001, S. 202) ist demnach fraglich, denn „[…] Messungen des intradiscalen Drucks zeigen, dass die Belastung bei Erzeugung des intradiscalen Drucks in der Tat zunimmt."

Tab. 6.26 Verfomungsreiz, Knochenumbau und Knochenaufbau: 1000 µStrain entsprechen einer Verformung von 0,1 %, d. h. ein Material von 1 m verformt sich um einen Millimeter. Die Deformationsgröße Strain kennzeichnet die Längenänderung in bezug auf die Ausgangslänge bei Verformung eines Knochens durch Druck- oder Zugbelastungen (Strain = Längenänderung/Ausgangslänge).

Verfomungsreiz	Reaktion der Knochensubstanz
< 800 µStrain	Knochenabbau (Atrophie)
800–1600 µStrain	Knochenumbau/-erhalt (Remodeling)
1600–4000 µStrain	Knochenaufbau (Modeling)
> 4.000 µStrain	Mikrofrakturen
> 16.000 µStrain	Makrofrakturen

Anmerkung „In jedem Fall erlaubt der intraabdominale Druck den Muskeln des Rumpfes sich zu kontrahieren, ohne dass dabei die Bauchhöhle kollabiert (Brinckmann et al. 2000, S. 115).

Die Belastung der Lendenwirbelsäule wird meist nur mit einem zweidimensionalen Modell dargestellt, das lediglich die Sagittalebene und die nach vorn gebeugte Körperhaltung berücksichtigt. Endgültige Aussagen können allerdings nur von einem dreidimensionalen Modell, das möglichst viele der beteiligten Muskeln berücksichtigt, erwartet werden (Brinckmann 2000, S. 116).

Belastung der Knochen

Für das Wachstum und die Regeneration der Knochen des Skeletts ist ein gewisser Druckbetrag oder Spannungsbetrag notwendig (➤ Tab. 6.26), der größer sein muss als der Druckbetrag der Körperteilgewichte.

DEFINITION

Strain

Die Deformationsgröße Strain kennzeichnet die Längenänderung in Bezug auf die Ausgangslänge bei Verformung eines Knochens durch Druck- oder Zugbelastungen (Strain = Längenänderung/Ausgangslänge). 1000 µStrain entsprechen einer Verformung von 0,1 %, d. h. ein Material von 1 m verformt sich um 1 mm.

Die Kraft allein ist allerdings kein vernünftiges Maß, um die Belastung zu quantifizieren, denn die Druckbelastung ist bei gegebener Kraft hoch, wenn die belastete Fläche klein ist, und umgekehrt, d. h. die physikalische Größe Druck ist hier die angemessenere Größe.

Gelenkbelastung

Mit verändertem Kniebeugewinkel verändern sich die Kraftverhältnisse im Patellofemoralgelenk. Die Natur hat sich diesem Umstand so angepasst, dass bei den Kniebeugewinkeln, bei denen die Anpresskraft am größten ist, die Auflagefläche zwischen der Patella und den Femurkondylen am größten ist (Hauer 2019). Durch das günstigere Verhältnis zwischen Kraft und Auflagefläche wird der Druck entsprechend reduziert.

Die Menisken im Kniegelenk bewirken eine Entlastung des Gelenks, durch ihre Form und Lage verändern sie die Auflagefläche der Femurkondylen auf dem Tibiaplateau, der Druck wird günstiger verteilt und damit reduziert. Kommt es infolge einer Verletzung operativ zur Resektion der Menisken, erhöht sich der punktuelle Druck und damit auch das Arthroserisiko.

MERKE

Mit verändertem Kniebeugewinkel verändern sich die Kraftverhältnisse im Patellofemoralgelenk: Bei Kniebeugewinkeln, bei denen die Anpresskraft am größten ist, ist auch die Auflagefläche zwischen der Patella und den Femurkondylen am größten (Hauer 2019).

Entstauungstherapie

In der komplexen Entstauungstherapie nach Bringezu und Schreiner (1997) spielt das Bandagieren der wegen Ödemen zu behandelnden Körperteile eine wichtige Rolle. Das korrekte Anbringen der Bandagen ist entscheidend. Durch mehr Bandagezüge wird distal ein höherer Druck erzeugt. Damit die Bandagen nicht einschneiden, wird mit Watteschichten als Grundlage gearbeitet. Diese verteilen den Druck gleichmäßig auf das Gewebe.

MERKE

Für die Physiotherapeuten ist die Erkenntnis wichtig, dass sich bei der Massage der Druck für die Patienten nicht nur durch den Einsatz von größeren Kräften, sondern vor allem durch kleinere Druckflächen vergrößert.

So spürt der Patient mehr, wenn statt der flachen Hand die Fingerkuppen oder die Handballen eingesetzt werden. Dies sollte nicht nur in Bezug auf die Wirksamkeit der Massage, sondern auch in Bezug auf ein Zuviel an Druck mit dem Effekt der Gewebezerstörung, wie man an Hämatomen erkennen kann, berücksichtigt werden.

Nach Kapandji (1992, S. 100) bewirkt die Erzeugung eines intraabdominalen Überdruckes in Brust und Bauchraum eine Entlastung der Wirbelsäule: „Der Diskus zwischen Th12 und L1 wird um 50 % entlastet". Dieser Aussage wird u. a. von Brinckmann et al. (2000, S. 115) und Gottlob (2001, S. 202) relativiert, denn „infolge der antagonistischen Anspannung der Muskulatur ventral und dorsal der Wirbelsäule erhöht sich die Belastung der Wirbelsäule" (➤ Abb. 6.22).

Für die Praxis

Anmerkungen zur physikalischen Größe Druck

Der intraabdominale Druck wird durch die Kontraktion von M. obliquus externus und internus und M. transversus erzeugt (➤ Abb. 6.22). Die Kraft allein ist allerdings kein praktikables Maß, um die Belastung zu quantifizieren, denn die Druckbelastung ist bei gegebener Kraft hoch, wenn die belastete Fläche klein ist, und umgekehrt, d. h. die physikalische Größe Druck ist hier die angemessenere Größe.

Warm-up und hinführende Fragen

Die hinführenden Fragen (➤ Tab. 6.27) sollen zu einer Auseinandersetzung mit den Theorievorgaben motivieren (➤ Kap. 2.4.5), deren Kenntnis eine Voraussetzung ist, um die nachfolgenden Aufgaben zu lösen. Fehlende Informationen können im Theorieteil und im Glossar, hier zu der Größe Druck, nachgelesen werden.

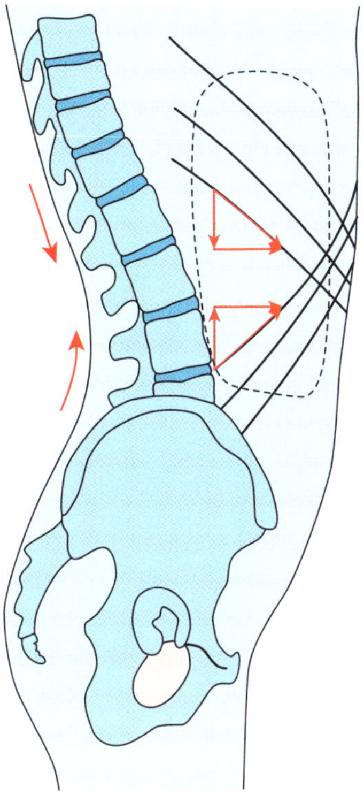

Abb. 6.22 Der intraabdominale Druck wird durch die Kontraktion des M. obliquus externus und internus und des M. transversus erzeugt: „Infolge der antagonistischen Anspannung der [ventralen und dorsalen] Muskulatur erhöht sich die Belastung der Wirbelsäule" (Brinckmann et al. 2000, S. 115). Belastungsbeispiel: „beim Anheben einer Last von 150 N in vier unterschiedlichen Hebetechniken [entwickelt sich] eine Belastung des Segments L5/S1 zwischen 5800 N und 6600 N (nach Brinckmann et al. 2000). [M1645], [L143]

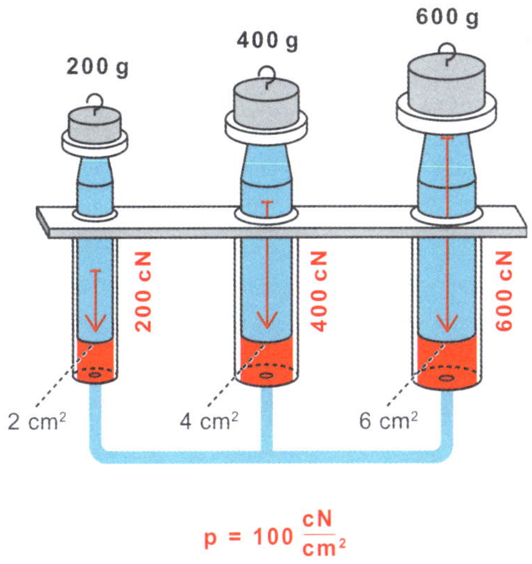

Abb. 6.23 Trotz unterschiedlicher Kreisflächen und unterschiedlicher Gewichtsbelastung herrscht der gleiche Druck auf die Kolben (mod. nach Bader und Dorn 1974). Anwendungsbezug aus der physiotherapeutischen Praxis: Die Druckbelastung auf die Wirbelkörper vermindert sich z. B. bei Gewichthebern in Abhängigkeit von der Wirbeloberfläche. [M1645], [L325]

Tab. 6.27 Die physikalische Größe Druck: hinführende Fragen.

Fragen	Antworten
Entlastet der intraabdominale Druck die Wirbelsäule?	Die Entlastung wird u. a. von Gottlob (2001) und Brinckmann (2000) als relativ gering bewertet.
Mit welcher physikalischen Größe sollte die Gelenkbelastung kommuniziert werden?	Nicht mit der Größe Kraft, sondern mit der Größe Druck, denn dann wird auch die Größe Fläche mitberücksichtigt

Aufgaben

Aufgabe 6.25 (➤ Lösungen zu Kap. 6.15)

Begründen Sie, dass die 3 Flüssigkeitshöhen in ➤ Abb. 6.23 den gleichen Betrag haben und dass der Druck in der Verbindungsröhre 100 cN/cm^2 beträgt.

Aufgabe 6.26 (➤ Lösungen zu Kap. 6.15)

Die Fläche der Bandscheibe zwischen L3 und L4 beträgt 10 cm^2 (Wirhed 2001, S. 72). Wie hoch ist der Druck, der bei einer Person mit dem Körpergewicht 700 N auf die Bandscheibe im Stand (100 %) oder beim Joggen (500 % im Vergleich zum Stand) einwirkt?

Das Teilkörpergewicht von Kopf, Armen und Rumpf (bis zur Höhe L3/L4) wird mit ca. 60 % des Gesamtkörpergewichts angenommen.

Aufgabe 6.27 (➤ Lösungen zu Kap. 6.15)

Vergleichen Sie die beiden Druckbeträge bei den folgenden Positionen (die Flächen von Pfennigabsatz und Fußsohle bitte abschätzen):

- Eine Frau (Gewichtskraft 700 N) balanciert (einbeinig) auf dem Pfennigabsatz von ihrem Schuh.
- Eine Frau (Gewichtskraft 700 N) balanciert barfuß und einbeinig auf der ganzen Fußsohle.

KAPITEL

7 Messen und Testen

7.1 Evaluierung therapeutischer Maßnahmen

Zielsetzung des Aufgabenblattes

Die Notwendigkeit der Evaluierung therapeutischer Maßnahmen betonen und die Bedeutung von Konfidenzintervallen für die Bewertung von Testergebnissen begründen.

… und die Theorie dahinter

Physiotherapeutinnen und Physiotherapeuten sind, laut den vom Weltverband für Physiotherapie veröffentlichten Kernstandards, zur Dokumentation und regelmäßigen Evaluierung ihrer Behandlung angehalten, d. h. sie sollten in jeder einzelnen Therapieeinheit Messungen und Assessments einsetzen (Leiner 2020). Das bedeutet wiederum, dass sich für die Verlaufskontrolle nur Messungen eignen, die wenig Zeitaufwand benötigen und trotzdem objektiv, reliabel und valide sind.

Die Messungen und die Rückmeldungen von Behandlungseffekten motivieren einerseits die Patienten und signalisieren den Physiotherapeuten, dass ihre Maßnahmen erfolgreich waren, oder dass eine Veränderung der Therapie notwendig ist. Wie alle Messungen und Assessmentverfahren haben auch physiotherapeutische Assessments unterschiedliche Aussagekraft, die im Wesentlichen von der Qualität der Gütekriterien Reliabilität, Validität und Objektivität abhängen (Oesch et al. 2009).

Für eine quantitativen Bewertung von Behandlungsfortschritten muss immer auch der Messfehler berücksichtigt werden. Erst ab einer Veränderung, die größer als der doppelte Messfehler ist (➤ Abb. 7.1), kann vereinfacht in der Praxis von einem tatsächlichen Behandlungseffekt ausgegangen werden.

Im physiotherapeutischen Alltag kann z. B. bei einer Gelenkmessung mit dem Goniometer (Messfehler von ±5°) erst ab Verbesserung von über ±10° relativ sicher von einem positiven oder negativen Effekt ausgegangen werden (➤ Abb. 7.1).

Die Messung und Protokollierung von Behandlungs- und Trainingseffekten und die Rückmeldung der Testergebnisse motivieren einerseits die Patienten und signalisieren darüber hinaus den Physiotherapeuten und Trainern, dass ihre therapeutischen Maßnahmen bzw. Trainingsmaßnahmen entweder erfolgreich waren oder dass eine Veränderung der Therapie bzw. des Trainings notwendig ist.

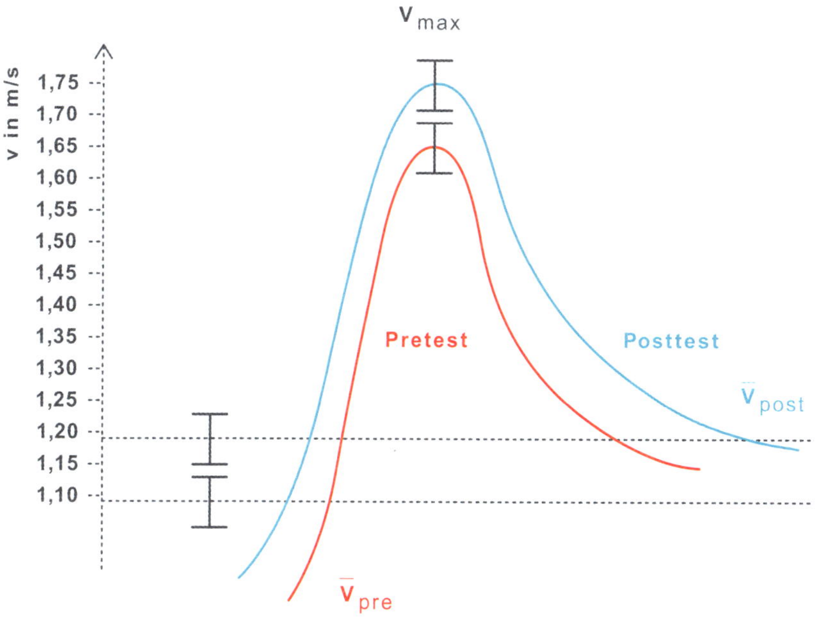

Abb. 7.1 Geschwindigkeit-Zeit-Diagramm: Die Geschwindigkeitsmaxima (v_{max}) und die Mittelwerte unterscheiden sich bei einem Pre-/Posttest um den doppelten Messfehler (→ „Fehlerbalken"), d. h. der gemessene Geschwindigkeitsunterschied ist hier bedeutsam. [M1645], [L325]

MERKE

Für eine quantitativen Bewertung von Behandlungs- bzw. Trainingsforstschritten muss immer auch der Messfehlberücksichtigt werden, d. h. erst ab einer Veränderung, die größer als der doppelte Messfehler ist (➤ Abb. 7.1), kann vereinfacht in der Praxis von einem tatsächlichen Behandlungseffekt ausgegangen werden.

Beim Suspended Deep Water Running (Aquajogging) wird z. B. bei einem Patienten nach einer Hüftoperation eine maximale Zyklusfrequenz von 30 min^{-1} mithilfe einer Frequenzuhr gemessen. Der abgeschätzte Messfehler beträgt ±2 min^{-1}, d. h. erst ab Zyklusfrequenzen von 33 min^{-1} bzw. 27 min^{-1} können bei Messwiederholungen echte Veränderungen diagnostiziert werden, denn diese Beträge liegen außerhalb des Messfehlerbereichs: „we can obtain only estimates of a person's true score […] within a range that contains the true score" *(wir können nur Schätzungen der tatsächlichen Werte einer Person […] innerhalb eines Bereichs erhalten, der die wahre Punktzahl umfasst)* (Thomas und Nelson 1990, S. 358).

Für die Praxis

Bei biomechanischen Testungen, z. B. mithilfe einer Kraftmessplattform und mit zahlenmäßig großen Stichproben, sind die Berücksichtigung der Hauptgütekriterien und Nebengütekriterien wie die Abschätzung der Rückwirkung des jeweiligen Messverfahrens, der mögliche Informationszeitpunkt und die Prüfung des personellen und materiellen Aufwands State of the Art. Bei bekannter Standardabweichung kann dann ein Konfidenzintervall (= Vertrauensintervall) berechnet werden, welches ein Urteil darüber erlaubt, ob eine Intervention sich positiv ausgewirkt hat.

Anmerkung zur Stichprobengröße bei Versuchsplanungen „Im Allgemeinen sollte man nicht weniger als 10–15 Versuchspersonen [Messobjekte] heranziehen. Oft muss die Zahl […] zwischen 30 und 100 liegen" (Clauß und Ebner 1977, S. 177).

Die Werte (Zahlenwert + Einheit, z. B. 300 N), die durch Messungen biomechanischer Größen ermittelt werden, sind stets „Näherungswerte", d. h. die Messwerte sind immer fehlerbehaftet, und sie sind jeweils nur innerhalb einer unteren und einer oberen Schranke gesichert. Ein Messwert ist immer ein Schätzwert, d. h. bei biomechanischen Analysen ist immer eine Messfehleranalyse zwingend. Zu einer strengeren Fehlerbeurteilung muss man für dieselbe Größe viele Messwerte, z. B. n = 30 bis n =100, ermitteln.

Zufällige und relative Messfehler

Jede Messung ist grundsätzlich fehlerbehaftet. Man unterscheidet grobe Fehler, zufällige Fehler und systematische Fehler. „Die Theorie der Messfehler beschäftigt sich mit den zufälligen Fehlern" (Ludwig 1987, S. 47). Die Fehlertheorie unterscheidet darüber hinaus u. a. absolute Fehler und relative Fehler in % vom Messwert.

Die Dimension des Messfehlers entspricht der Dimension der Messgröße:

- Nur relative Fehler in % sagen etwas über die Güte der Messung aus und erlauben einen Vergleich mit anderen fehlerbehafteten Messungen:
- **Beispiel:** Messwert 45,0 s und Messfehler ± 0,1 s
  - → absoluter Fehler: ± Δx (z. B. ± 0,1 s)
  - → relativer Fehler: ± Δx/x (z. B. ± 0,1 s/45,0 s) = ±0,002
  - → relativer Fehler in %: ± Δx/x × 100 = ±0,22 %
- Fehler pflanzen sich fort, wenn mit fehlerbehafteten Größen weitergerechnet wird, z. B. bei der Größe Zeit oder mit der Größe Zyklusfrequenz.

Standardabweichung

Die Standardabweichung ist u. a. ein Indikator für die Präzision der Messung, wenn Messwiederholungen mit einer Versuchsperson an einem Messtermin durchgeführt wurden. Die Ausprägung der Standardabweichung hängt einerseits vom Verhalten des Patienten und andererseits von der Messgenauigkeit des Messgerätes und dem Verhalten des Physiotherapeuten ab. Bei mehrmaliger Wiederholung einer Messung (z. B. n = 100) liegen etwa 68 % der erhaltenen Ergebnisse zwischen Mittelwert plus Standardabweichung und Mittelwert minus Standardabweichung (Gauß-Normalverteilung).

z-Wert-Transformation

Die Fragestellung eines Physiotherapeuten nach einer Therapieperiode lautet z. B.: Ist die Veränderung der Schrittfrequenz oder die Veränderung des Zyklusweges der Testperson XY im Vergleich zu einer bereits untersuchten Stichprobe ausgeprägter? Diese Fragestellung kann mit der z-Wert-Transformation beantwortet werden.

Die z-Wert-Transformation wird über die Abweichung der Messwerte vom Mittelwert und Division der Abweichung durch die Standardabweichungen berechnet. Bedeutung: Mithilfe von z-Werten (–3 bis +3) können die Veränderungen verschiedener Größen nach einer Trainingsperiode miteinander verglichen werden. Mithilfe der z-Wert-Transformation können also Variablen mit verschiedenen Messbereichen – z. B. Beweglichkeit mit der Einheit Grad und Kraft mit der Einheit Newton (die bei einer Versuchsperson erhoben wurden) – vergleichend bewertet werden (Bös 1985, S. 50). Ein höherer z-Wert signalisiert, dass nach Trainingsmaßnahmen über einen längeren Zeitraum die Veränderung eines Messwertes (z. B. Beweglichkeit mit eincm höheren z-Wert) im Vergleich zur Veränderung einer anderen Messung (z. B. Kraft mit einem niedrigeren z-Wert) bedeutsamer ist.

Warm-up und hinführende Fragen

Die hinführenden Fragen (➤ Tab. 7.1) sollen zu einer Auseinandersetzung mit den Theorievorgaben motivieren (s. oben).

Tab. 7.1 Schreibversuch, Variationsbreite und Standardabweichung: hinführende Fragen.

Fragen	Antworten
Schreiben Sie Ihren Vornamen 15 × und möglichst schnell auf ein Blatt Papier und prüfen Sie die Buchstaben auf Unterschiede! Sind alle Buchstaben gleich?	Nein, 15 identische Schriftbilder zu produzieren, ist handschriftlich nicht möglich.
Versuchen Sie 15 gleich weite Schlusssprünge auszuführen (möglichst weit springen). Wie stark weichen die Sprünge voneinander ab?	2 Streuungsmaße: • Variationsbreite $R = x_{max} - x_{min}$ Varianz $s^2 = \Sigma(x_i - \bar{x})^2/(n-1)$ • Standardabweichung (Quadratwurzel aus der Varianz) $s = \sqrt{s^2}$ Bei der Standardabweichung werden alle Messgrößen berücksichtigt, bei der Variationsbreite nur der Minimal- und der Maximalwert (s. oben).

Aufgaben

Aufgabe 7.1 (➤ Lösungen zu Kap. 7.1)

Wie stark streuen die Messergebnisse Geschwindigkeit, Zyklusfrequenz und Zyklusweg, wenn eine Versuchsperson versucht, eine 10-m-Teststrecke 7 × immer mit der gleichen Geschwindigkeit zu bewältigen?

Durchführung:

- Zeit stoppen, gleichzeitig Zyklusfrequenz mit einer Frequenzuhr ermitteln (2 Testhelfer).
- Danach Zyklusweg berechnen.
- Durchschnittliche Abweichung, Varianz und Standardabweichung mithilfe eines Taschenrechners berechnen.
- Biomechanische Messgrößen erheben, auswerten und vergleichen (➤ Tab. 7.2): Die Versuchsperson joggt und versucht die 10-m-Strecke immer mit der gleichen Geschwindigkeit zu bewältigen.

Aufgabe 7.2 (➤ Lösungen zu Kap. 7.1)

Vergleichen Sie die Verbesserung des Drehmoments und die Verbesserung der Beweglichkeit vom Kniegelenk nach physiotherapeutischen Interventionen mithilfe des z-Wertes: Welche Größe hat sich nach einer 6-wöchigen Trainingsintervention stärker verbessert (➤ Tab. 7.3)?

Interpretieren Sie die in ➤ Tab. 7.3 präsentierten z-Wert-Transformationen. Warum z-Wert-Transformation?

7.2 Gelenkbewegung und die Neutral-Null-Methode

Zielsetzung des Aufgabenblattes

Die Bedeutung der Neutral-Null-Methode vermitteln.

… und die Theorie dahinter

Mit der Neutral-Null-Methode (Debrunner 1976) werden die Ausprägung der Gelenkwinkel gemessen und kommuniziert. Die aufrechte Körperposition mit den Armen in Tiefhalte ist die Neutral-Null-Position. Jede Gelenkstellung der Extremitäten kann als Abweichung von der Neutral-Null-Position in Winkelgraden angegeben werden.

Tab. 7.2 Biomechanische Messgrößen ($v = s/t$ oder $v = ZW \times ZF/60 \rightarrow ZW = v \times 60/ZF$ wobei ZW: Zyklusweg (siehe Glossar) in m, ZF: Zyklusfrequenz (siehe Glossar) in min^{-1}, v = Geschwindigkeit in m/s).

	Weg in m	Zeit in s	Zyklusfrequenz in min^{-1}	Zyklusweg in m	Geschwindigkeit in m/s
Versuch 1	…………	…………	…………	…………	…………
Versuch 2	…………	…………	…………	…………	…………
Versuch 3	…………	…………	…………	…………	…………
Versuch 4	…………	…………	…………	…………	…………
Versuch 5	…………	…………	…………	…………	…………
Versuch 6	…………	…………	…………	…………	…………
Versuch 7	…………	…………	…………	…………	…………
Mittelwert	…………	…………	…………	…………	…………
Absoluter maximaler Fehler	…………	…………	…………	…………	…………
Relativer Fehler in %	…………	…………	…………	…………	…………
Standardabweichung	…………	…………	…………	…………	…………

Tab. 7.3 Welche Größe hat sich nach einer 6-wöchigen Trainingsintervention stärker verbessert?

Betrag Flexion	Standardabweichung	Betrag Drehmoment	Standardabweichung
Mittelwert: 75° Individual Score: 80°	5°	Mittelwert 80 Nm Individual Score: 100 Nm	8 Nm

Aus der Praxis für die Praxis

Beispiel: Ellenbogengelenk bei Extension –5° und endgradiger Flexion 120° (5–0–120). Die erste Zahl steht für den maximalen Gelenkwinkel der Bewegung, die vom Körper wegführt (z. B. Extension); die letzte Zahl steht für den maximalen Gelenkwinkel einer Bewegung, die zum Körper hinführt (z. B. Flexion). Die Messung des Gelenkwinkels erfolgt z. B. mithilfe eines Goniometers.

Warm-up und hinführende Fragen

Die hinführenden Fragen (➤ Tab. 7.4) sollen zu einer Auseinandersetzung mit den Theorievorgaben motivieren (➤ Kap. 2.4.8), deren Kenntnis eine Voraussetzung ist, um die nachfolgende Aufgabe zu lösen. Fehlende Informationen können im Theorieteil und im Glossar, hier zu den Größen Bewegungsimpuls, Kraftimpuls und Drehimpuls, nachgelesen werden.

Tab. 7.4 Neutral-Null-Methode: hinführende Fragen.

Fragen	Antworten
Wie kann die Gelenkbeweglichkeit einer Person standardisiert und nachvollziehbar beschrieben werden?	Mit der Neutral-Null-Methode. Die 1. Zahl steht für den maximalen Gelenkwinkel einer Bewegung, die vom Körper wegführt (z. B. Extension, Abduktion etc.). Die 2. Zahl ist in der Regel 0 (Bedeutung: Gelenkwinkel in Neutralstellung im Stand mit herabhängenden Armen). Die 3. Zahl steht für den maximalen Gelenkwinkel einer Bewegung, die zum Körper hinführt (z. B. Flexion, Adduktion etc.).
Warum werden Gelenkwinkel in der Biomechanik häufig im Bogenmaß angegeben?	Das Bogenmaß wird verwendet, da viele häufig angewandte Formeln nur mit Winkeln operieren, die im Bogenmaß angegeben die richtige Lösung ergeben. Mit dem Bogenmaß werden mathematische Berechnungen einfacher.

Aufgabe

Aufgabe 7.3 (➤ Lösung zu Kap. 7.2)
Messen Sie mithilfe der Neutral-Null-Methode die maximale Extension und Flexion von Gelenkwinkeln bei einem Partner mit einem Goniometer. Lassen Sie den Wert anschließend von einer Kollegin oder einem Kollegen schätzen. Alternativ eine beliebige Gelenkstellung zuerst schätzen, dann selbst mit dem Goniometer messen. Die Stellung muss vom Probanden bis Ende der Messung gleich gehalten werden.

Ellenbogengelenk im aufrechten Stand an eine Wand angelehnt nach maximaler Extension flektieren; das Messergebnis und das Schätzergebnis im Gradmaß und im Bogenmaß protokollieren:
Messung:
- ausgedrückt als Gradmaß: ....
- ausgedrückt als Bogenmaß: ....

Schätzung:
- ausgedrückt als Gradmaß: ....
- ausgedrückt als Bogenmaß: ....

7.3 Vertikale Sprungkraft testen und rückmelden

Zielsetzung des Aufgabenblattes

Präsentation von Sprungkrafttestungen und kritische Betrachtung dieser Testungen.

… und die Theorie dahinter

„Eine zentrale Variable des (motorischen) Lernens ist ohne Zweifel die ergänzende Rückmeldung" (Rockmann-Rüger 1991, S. 110). Die Rückmeldung hat zwei Funktionen: die Fehlerkorrektur und nach dem Law of Effect (Thorndike 1927) die Motivation. Die Bewegungswissenschaft unterscheidet zwischen dem Prä-KR-Intervall (Zeitspanne zwischen Informationsgabe und nachfolgender Bewegungsausführung) und dem Post-KR-Intervall (Zeitspanne zwischen und Bewegungsausführung und der nachfolgenden Informationsgabe; KR=Knowledge of Result).

MERKE
Sprungkrafttestungen, die mehr oder weniger valide sind, können mit einer Kraftmessplatte oder mit einer Kontaktmatte, dem Abalakov-Sprunggürteltest oder dem Jump-and-Reach-Test durchgeführt werden.

Für die Praxis

Die Verwendung einer Kraftmessplatte als Assessment-Instrument eignet sich ideal zur Identifizierung von Leistungsdefiziten und zur Dokumentation der Rehabilitationsfortschritte. Die Testung z. B. der Sprunghöhe mit dem Jump-and-Reach-Test ist, im Vergleich zur Testung mit einer Kraftmessplatte, kein reiner Spungkrafttest, denn die Beweglichkeit im Schultergelenk und die Reaktionszeit beim Antippen sind Faktoren, die das Testergebnis beeinflussen.

„Die vertikale Sprungkraft ist physikalisch eine Banalität, sportmotorisch allerdings ein abstraktes Konstrukt […] Sie kann eben nur mit einem großen Vorbehalt aus der Sprunghöhe abgeschätzt werden. Stets ist als wesentliche Einflussgröße auch die motorische [koordinative] Komponente zu berücksichtigen […] und der Einfluss der Motivation" (Ulmer und Gabriel 1998).

Folgende Sprungvarianten sind gängig:
- Squat Jump (SJ),
- Counter Movement Jump (CMJ) und
- Drop Jump (DJ).

Beim CMJ springen die Versuchsperson wegen der Ausholbewegung höher als beim SJ, denn beim CMJ werden die Beinstrecker voraktiviert, d. h. die Muskulatur wirkt der Dehnung entgegen, und die Kontraktionskraft wird durch die short Range elastic Stiffness gesteigert. Die Gütekriterien der Sprungvarianten sind mehrfach untersucht; sie sind sehr gut (0,8–0,9) bis annehmbar (0,7–0,8) ausgeprägt (Wank und Heger 2009).

Tab. 7.5 Counter Movement Jump und Squat Jump: hinführende Fragen.

Frage	Antwort
Warum springen die Versuchspersonen beim Counter Movement Jump im Vergleich zum Squat Jump höher?	Der Counter Movement Jump startet mit einer Ausholbewegung, die eine Vorspannung der Muskulatur bewirkt und außerdem einen optimalen Beschleunigungsweg ermöglicht. Beim Squat Jump startet der Springer aus der Hocke, also ohne Ausholbewegung.
Wie lässt sich bei der Durchführung eines Squat Jumps eine unwillkürliche Ausholbewegung minimieren?	Der Testhelfer achtet darauf, dass die Hände seitlich der Hüfte von der Versuchsperson gut fixiert werden und der gesamte Fuß flach auf dem Boden aufliegt (also Fersen und Ballen einen festen Bodenkontakt haben).

Warm-up und hinführende Frage

Die hinführende Frage (➤ Tab. 7.5) soll zu einer Auseinandersetzung mit den Theorievorgaben motivieren (➤ Kap. 2.4.1, ➤ Kap. 2.4.2, ➤ Kap. 2.4.3), deren Kenntnis eine Voraussetzung ist, um die nachfolgenden Aufgaben zu lösen. Fehlende Informationen können im Theorieteil und im Glossar, hier zu den Sprungvarianten Counter Movement Jump und Squat Jump, nachgelesen werden.

Aufgaben

Aufgabe 7.4 (➤ Lösungen zu Kap. 7.3)
Die Sprungkrafttests werden frontal zur Tafel ausgeführt, die Sprunghöhe wird mit beiden Händen von den Probanden an der Tafel markiert. Es soll die Differenz zwischen Stand (Arme in Hochhalte) und dem höchsten Punkt beim Sprung (Arme in Hochhalte) als Sprunghöhe bestimmt werden → Starthöhen und erreichte Höhen mit den Fingerspitzen markieren lassen.

Jede Versuchsperson führt 3 Squat Jumps und 3 Counter Movement Jumps aus, deren Sprunghöhe jeweils am höchsten Punkt (Arme gestreckt) gemessen wird. Außerdem werden vor den Sprüngen die Höhe der Fingerspitzen h_{Hocke} (Arme gestreckt in Hochhalte) in der Hockposition sowie die Höhe h_{Stand} der Fingerspitzen (Arme gestreckt in Hochhalte) im aufrechten Stand gemessen. Zwischen den Versuchen sind ausreichende Pausenzeiten zur Erholung einzuplanen.

Protokollieren Sie die Werte für jede Versuchsperson in einem eigenen Ausdruck von ➤ Tab. 7.6.

HINTERGRUNDINFORMATION

Quantifizierung der Beinkraft

- Weg s bestimmen: Weg der Fingerspitzen (Arme gestreckt) von Hockposition in die Streckposition (Arme gestreckt)
- Arbeit bei Beinstreckung: $W_{Streck} = F_{Beinkraft} \times s$
- Beschleunigungsweg s: Hocke (frontal zur Wand Arme in Hochhalte) und Stand (Arme in Hochhalte): $s = s_{Stand} - s_{Hocke}$
- Hubarbeit: $W_{Hub} = m \times g \times (h+s)$
- $W_{Streck} = W_{Hub} \rightarrow F_{Beinkraft} \times s = m \times g \times (h+s)$
- $F_{Beinkraft} = (h + s)/s \times m \times g$

„Das Ergebnis dieser Berechnung ist eine über die gesamte Absprungzeit gemittelte Kraft" (Duenbostl et al. 2012, S. 71).

Tab. 7.6 3-malige Testung der Sprunghöhe h_1 bis h_3 in cm. Die Sprunghöhe der beiden Testvarianten (SJ: Squat Jump, CMJ: Counter Movement Jump) vergleichen und jeweils 3 Sprünge mit ausreichenden Pausen durchführen lassen.

Vorab ermitteln: Messwerte von h_{Hock} und h_{Stand}	h_{Hock} = ... h_{Stand} = ...	
Experiment	Maximale Reichhöhe im Sprung (h_{Reich}) in cm (Maßband an der Wand) Sprunghöhe $h = h_{Reich} - h_{Stand}$	
	Squat Jump (SJ) (Start: Kniewinkel: 90°) ohne Ausholbewegung, Arme während des Sprungs in Hochhalte)	**Counter Movement Jump (CMJ)** (Start: aus stehender Position) mit Ausholbewegung, Arme während des Sprungs in Hochhalte)
	h_1 = ...	h_1 = ...
	h_2 = ...	h_2 = ...
	h_3 = ...	h_3 = ...
Berechnung	Mittelwert: .... Min.: .... Max.: .... Range:	

Tab. 7.7 Jump and Reach ohne Ausholbewegung und ohne Schwungeinsatz der Arme aus 3 verschiedenen Hockpositionen.

Kniewinkel (geschätzt)	Sprunghöhe in cm		
	Versuch 1	**Versuch 2**	**Versuch 3**
< 90°	....	....	....
= 90°	....	....	....
> 90°	....	....	....

Aufgabe 7.5 (➤ Lösungen zu Kap. 7.3)
Lassen Sie Jump and Reach ohne Ausholbewegung (ohne Schwungeinsatz der Arme) aus 3 verschiedenen Hockpositionen ausführen jeweils 3 Wiederholungen (Kniewinkel: < 90°, =90°, > 90°, ➤ Tab. 7.7). Notieren und interpretieren Sie die Ergebnisse.

Aufgabe 7.6 (➤ Lösungen zu Kap. 7.3)
Vergleichen Sie die Sprunghöhen beim Jump and Reach (jeweils 3 Sprünge) ohne und mit Ausholbewegung ohne und mit Armschwung (➤ Tab. 7.8). Interpretieren Sie die Testergebnisse.

Tab. 7.8 Verschiedene Ausführungsvarianten des Jump-and-Reach-Test vergleichen.

Kniewinkel abschätzen maximale Extension des Kniegelenks: 0°	**Sprunghöhe (wenn möglich mit Sprunggürtel oder Kontaktmatte quantifizieren) in cm**		
	Versuch 1	**Versuch 2**	**Versuch 3**
Kniewinkel: ca. 90° (ohne Armschwung und ohne Ausholbewegung)	....	....	....
Kniewinkel: ca. 120° (ohne Armschwung und ohne Ausholbewegung)	....	....	....
Kniewinkel: ca. 60° (ohne Armschwung und ohne Ausholbewegung)	....	....	....
Kniewinkel: ca. 90° (mit Armschwung und ohne Ausholbewegung)	....	....	....
Kniewinkel: ca. 90° (mit Armschwung und mit Ausholbewegung)	....	....	....
Kniewinkel: ca. 90° (ohne Armschwung und mit Ausholbewegung)	....	....	....

KAPITEL

8 Aquatraining

8.1 Statischer Auftrieb entlastet

Zielsetzung des Aufgabenblattes

Die Entlastung der Gelenke und des venösen Systems in Abhängigkeit von der Immersionstiefe und der Positionierung im Wasser begründen.

… und die Theorie dahinter

Beim Aquajoggen im shallow Water (bauch- bis brusttief) sind in Abhängigkeit von der Eintauchtiefe die Gelenke als Folge des statischen Auftriebseffektes mehr oder weniger entlastet. Es gilt das Prinzip von Archimedes (287–212 v. Chr.): Die entlastende Auftriebskraft des Wassers ist ebenso groß wie die Gewichtskraft des von einem Körper verdrängten Wasservolumens.

Berechnung des statischen Auftriebs F_{st} im Wasser:

$$F_{st}= F_2-F_1= h_2 \times \gamma_{Wasser} \times V-h_1 \times \gamma_{Wasser} \times V= (h_2-h_1) \times \gamma_{Wasser} \times V$$

Einflussgrößen:

- (h_2-h_1): Höhe des eingetauchten Körpers
- V: das Volumen des eingetauchten Körpers ist gleich dem verdrängten Wasservolumen
- spezifisches Gewicht von Wasser: $\gamma_{Wasser}= 1\ cN/cm^3$
- Gewicht des verdrängten Wassers: $(h_2- h_1) \times \gamma_{Wasser} \times V$ in cN

Der Körper mit dem größeren Volumen erfährt den größeren statischen Auftrieb. „Der statische Auftrieb entsteht dadurch, dass der hydrostatische Druck mit der Tiefe zunimmt." Eine „Flüssigkeit übt auf [einen eingetauchten] Körper eine Kraft [nach oben] aus, er erfährt durch sie einen Auftrieb" (Dorn 1971, S. 95). Der eingetauchte Körper verliert scheinbar so viel an Gewichtskraft, wie das von ihm verdrängte Wasser wiegt. „Der Körper mit dem größeren Volumen erfährt also den größeren Auftrieb" (Dorn 1971, S. 95). Über den Gewichtsverlust (Gewicht an Land minus Gewicht im Wasser) kann der statische Auftrieb bestimmt werden (Dorn 1971, S. 95).

Beispiel: Ein Quader wiegt $F_G = 70$ cN (an Land), und die Federwaage zeigt nach Immersion des Quaders 30 cN an. Der statische Auftrieb beträgt also 40 cN, d. h. der Quader verdrängt Wasser mit einem Volumen und Gewicht von 40 cN (spezifisches Gewicht: $\gamma_{Wasser}= 1\ cN/cm^3$), d. h. der statische Auftrieb beträgt 40 cN.

Satz des Archimedes „Ein Körper, der ganz oder teilweise in eine Flüssigkeit eingetaucht ist, erfährt eine Auftriebskraft, die gleich der Gewichtskraft der von ihm verdrängten Flüssigkeit ist." Der statische Auftrieb ist also gleich dem Gewicht der verdrängten Flüssigkeit.

MERKE

Die entlastende Auftriebskraft des Wassers ist ebenso groß wie die Gewichtskraft des von einem Körper verdrängten Wasservolumens.

Für die Praxis

Physiotherapeuten können z. B. nach einer Hüftoperation im Wasser mit einer Gangschulung, einem Beweglichkeits- und einem Kraftausdauertraining beginnen, sobald die OP-Wunde verheilt ist. Der Effekt der Gewichtsreduktion im Wasser bedingt Gelenkschonung und wird beim Training mit adipösen Patienten oder zur Minimierung der Stützreaktion bei Rehabilitationsmaßnahmen, z. B. nach Rekonstruktion des vorderen Kreuzbandes, ausgenutzt:

In der 1. Phase (ca. 2 Wochen postoperativ) kann das Kniegelenk mit 100–200 N belastet werden (Petersen 2020, S. 6), d. h. Aquajogging im brusttiefen Wasser oder im Tiefwasser mit Aquabelt und Flexionen bis 90° sind dann möglich: „With immersion to the xiphoid, most humans are around 75 % offloaded, and with immersion to the umbilicus around 50 %" *(beim Eintauchen bis zum Xiphoid sind die meisten Menschen zu etwa 75 % entlastet, beim Eintauchen bis zum Nabel zu etwa 50 %)* (Ruoti 1997, S. 17).

Warm-up und hinführende Fragen

Die hinführenden Fragen (➤ Tab. 8.1) sollen zu einer Auseinandersetzung mit den Theorievorgaben motivieren (➤ Kap. 2.4.9), deren Kenntnis eine Voraussetzung ist, um die nachfolgenden Aufgaben zu lösen. Fehlende Informationen können im Theorieteil und im Glossar, hier zu den Größen statischer Auftrieb, Dichte und Wichte, nachgelesen werden.

Tab. 8.1 Statischer Auftrieb, Dichte und Wichte/spezifisches Gewicht: hinführende Fragen.

Fragen	Antworten
Welche physikalische Größen bestimmen den Betrag des statischen Auftriebs?	Das durch den Körper verdrängte Wasservolumen und das spezifische Gewicht der Flüssigkeit (spezifisches Gewicht des Wassers=1 cN/cm^3).
Welche physikalischen Größen unterscheiden sich bei den Größen Wichte und Dichte?	Wichte = Gewicht/Volumen in cN/cm^3. Dichte = Masse/Volumen in kg/cm^3.

Aufgaben

Aufgabe 8.1 (➤ Lösungen zu Kap. 8.1)

Warum ist die Hockschwebe in Bauchlage (➤ Abb. 2.45) stabil und die Hockschwebe in Rückenlage instabil?

Aufgabe 8.2 (➤ Lösungen zu Kap. 8.1)
Warum sinkt eine Person, die zunächst in der Hockschwebe schwebt, wenn sie ausgeatmet hat?

Aufgabe 8.3 (➤ Lösungen zu Kap. 8.1)
Mit welchen Aktionen und mit welchen materiellen Hilfen kann verhindert werden, dass bei einzelnen Kursteilnehmern, die in Rückenlage (Hinterkopf eingetaucht, Arme in Tiefhalte) schweben, der Körper um den Volumenmittelpunkt rotiert?

Aufgabe 8.4 (➤ Lösungen zu Kap. 8.1)
Die Gewichtskraft eines Körpers beträgt in der Luft 100 cN und im Wasser (vollständig eingetaucht) 80 cN. Welchen Betrag haben der statische Auftrieb, das Volumen und das spezifische Gewicht des Objekts?

8.2 Weitere Immersionseffekte

Zielsetzung des Aufgabenblattes

Ausgewählte Therapieeffekte, bedingt durch Immersion, präsentieren.

… und die Theorie dahinter

Die Entlastung durch den statischen Auftrieb ermöglicht es dem Patienten, sich im Wasser schon frühzeitig gezielt mit Beweglichkeits-, Gleichgewichts-, Ausdauer -, Koordinations- und Kraftausdauertraining zu belasten.

MERKE
Nach einer Knie- oder Hüftoperation kann der betroffene Patient, sobald die Operationswunde verheilt ist, im brust- bis hüfttiefen Wasser oder im Tiefwasser mit einem Aquagürtel mit dem Aquatraining beginnen.
Die Belastungen beim Aquatraining sind u. a. abhängig von der Wassertiefe (Tiefwasser, d. h. Übungen ohne Bodenkontakt, oder Flachwasser, d. h. Übungen mit Bodenkontakt) und der Schrittfrequenz (➤ Abb. 8.1).

Für die Praxis

Nach Hüter-Becker und Dölken (2005, S. 294–305) muss bei Immobilisation mit 2–5 % Kraftverlust pro Tag und mit mindestens 28–70 % Kraftverlust nach 2 Wochen gerechnet werden. Aquajogging „[…] is not only advantageous as a low-impact exercise form but

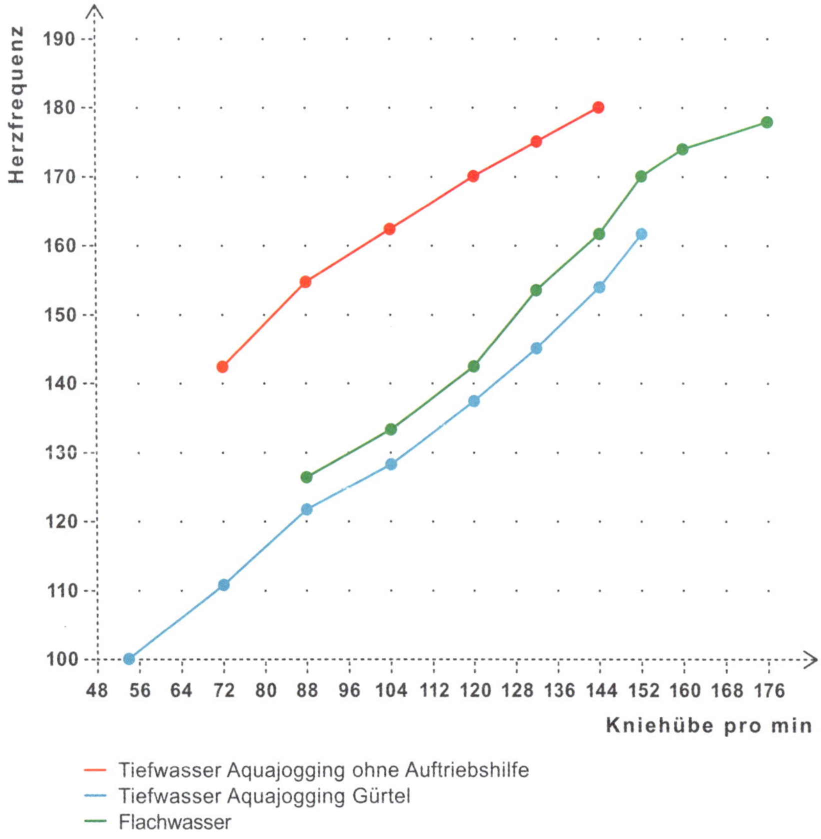

Abb. 8.1 Kniehübe/min und Herzfrequenz (Schläge/min) beim Aquajogging bei verschiedenen Wassertiefen (mod. nach Termühlen et al. 2002). [M1645], [L325]

also benefical as a training method for rehabilitation or for muscle strengthening“ *(Aquatraining ist nicht nur eine vorteilhafte Trainingsform mit geringer Belastung, sondern auch eine vorteilhafte Trainingsmethode für die Rehabilitation oder den Muskelaufbau; Übersetzung durch die Autoren)* (Nakazawa et al.,1994, S. 34). In der Bewegungssituation Wasser können sich, im Gegensatz zum Training an Land, auch stark übergewichtige Patienten problemlos bewegen, denn der statische Auftrieb entlastet.

Warm-up und hinführende Fragen

Die hinführenden Fragen (➤ Tab. 8.2) soll zu einer Auseinandersetzung mit den Theorievorgaben motivieren (➤ Kap. 2.2, ➤ Kap. 2.4.9), deren Kenntnis eine Voraussetzung ist, um die nachfolgenden Aufgaben zu lösen. Fehlende Informationen können im Theorieteil und im Glossar, hier zu den Größen statischer Auftrieb, Schwerkraft, Körperschwerpunkt und Volumenmittelpunkt, nachgelesen werden.

Tab. 8.2 Volumenmittelpunkt und Körperschwerpunkt: hinführende Fragen.

Fragen	Antworten
Welche Bedeutung haben Volumenmittelpunkt und Körperschwerpunkt für die Aquatherapie?	Durch die Verlagerung der Extremitäten werden im Wasser VM und KSP verschieden weit verlagert, d. h. die Körperlage wird instabil, und die Patienten müssen reagieren, d. h. das Gleichgewichtssystem wird belastet und damit trainiert.
Die Teilnehmer schwimmen Rückenbeinschlag und wechseln immer wieder zu Aquajogging-Aktionen in vertikaler Position. Bei welcher Aktion – Rückenbeinschlag oder Aquajogging – wirkt sich der hydrostatische Druck stärker aus?	Bei den Aquajogging-Aktionen, denn der hydrostatische Druck nimmt mit der Eintauchtiefe zu.

Aufgaben

Aufgabe 8.5 (➤ Lösungen zu Kap. 8.2)
Berechnen Sie den statischen Auftrieb und das Restgewicht (= Eintauchgewicht) der Körperteile KT:

$\gamma_{W} = F_{KT}/V_{KT}$

Tragen Sie die Ergebnisse in die letzte Spalte von ➤ Tab. 8.3 ein.

DEFINITION

Restgewicht (oder Eintauchgewicht)

Restgewicht (oder Eintauchgewicht) = Gewichtskraft an Land minus Auftriebskraft.

Tab. 8.3 Gewichtsanteile der Körpersegmente und Abschätzung des Restgewichts (= Eintauchgewicht) der Körpersegmente ($F_{Körper}$= 706,4 N): Spezifisches Gewicht eines Körperteils = Gewicht: Volumen ($\gamma_{Körperteil} = F_{Körperteil}: V_{Körperteil}$).

Körpersegmente	Gewicht an Land (in N)	Spezifisches Gewicht (in cN/cm³ bzw. N/m³)	Statischen Auftrieb und Restgewicht berechnen (in N)
Kopf	48,6	1,11	statischer Auftrieb: .... Restgewicht: ....
Rumpf	304,8	1,03	statischer Auftrieb: .... Restgewicht: ....
Oberarm	19,0	1,07	statischer Auftrieb: .... Restgewicht: ....
Unterarm	11,4	1,13	statischer Auftrieb: .... Restgewicht: ....
Hand	4,3	1,17	statischer Auftrieb: .... Restgewicht: ....
Oberschenkel	99,2	1,05	statischer Auftrieb: .... Restgewicht: ....
Unterschenkel	33,0	1,10	statischer Auftrieb: .... Restgewicht: ....
Fuß	9,6	1,09	statischer Auftrieb: .... Restgewicht: ....

Tab. 8.4 Gewicht der Körpersegmente (➢ Tab. 8.3) unter und über der Wasseroberfläche (Gewicht der Versuchsperson an Land: 706,4 N).

	Gewicht der Köpersegmente unter der Wasseroberfläche (in N)	Gewicht der Köpersegmente über der Wasseroberfläche (in N)	Restgewicht des Körpers (in N)	Verhältnis zum Körpergewicht (in N)
Knietief	....	....	....	....
Hüfttief	....	....	....	....
Schultertief (Arme in Tiefhalte, teilweise eingetaucht)	....	....	....	....
Vollständig eingetaucht	....	....	....	....

Tab. 8.5 Restgewicht bei schultertiefer Immersion

	Körpergewicht an Land (in N)	Restgewicht im Wasser (in N)	Restgewicht im Wasser (in % des Körpergewichtes)
Martina	670	48,5	7,20
Stefanie (im 8. Monat schwanger)	874	35,8	4,10
Holger	786	74,0	9,41

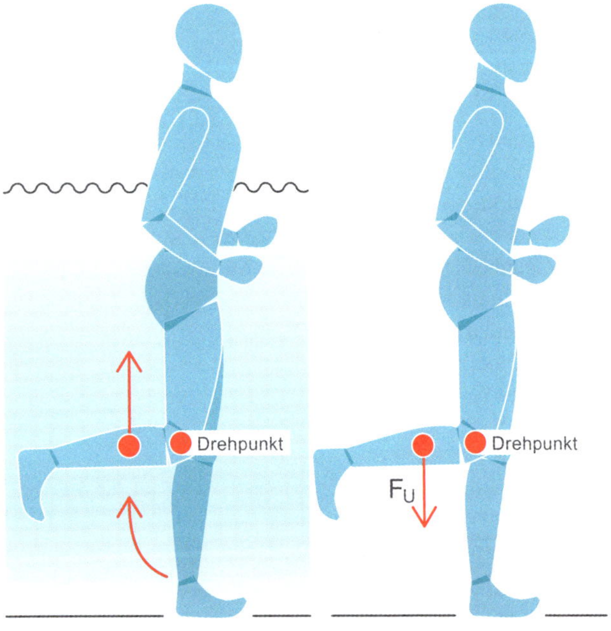

Abb. 8.2 Flexion des Kniegelenks a) im Wasser (statische Situation, d. h. Entlastung der Flexoren), b) an Land, d. h. Belastung der Flexoren: Die F_U greift am Teilkörperschwerpunkt des Unterschenkels an (F_U: Gewichtskraft Unterschenkel). [M1645], [L325]

Aufgabe 8.6 (➢ Lösungen zu Kap. 8.2)
Bestimmen Sie das Gewicht der Körpersegmente (➢ Tab. 8.3) unter und über der Wasseroberfläche (Gewicht der Versuchsperson an Land: 706,4 N) und tragen Sie die Ergebnisse in ➢ Tab. 8.4 ein. Das Restgewicht ist in der oben genannten Infobox definiert.

Aufgabe 8.7 (➢ Lösungen zu Kap. 8.2)
Interpretieren Sie das unterschiedliche Eintauchgewicht/Restgewicht von 3 Versuchspersonen interpretieren (schultertiefe Immersion, ➢ Tab. 8.5); das Restgewicht ist in der oben genannten Infobox definiert.

Tab. 8.6 Immersionseffekte.

Physikalische Größen	Betrag
Gewichtskraft von Unterschenkel und Fuß	....
Auftriebskraft von Unterschenkel und Fuß (entspricht dem verdrängten Volumen)	....
Restgewicht vom Unterschenkel bei Immersion	....
Lastarm	....
Kraftarm	....
Lastmoment an Land	....
Lastmoment bei Immersion	....
Notwendiger isometrischer Kraftbetrag der Beuger (M. biceps femoris, M. semitendinosus, M. semimembranosus)	....
– an Land	....
– bei Immersion	....
Muskelkraftbetrag bei Immersion im Vergleich zum Kraftaufwand an Land	....

Aufgabe 8.8 (➢ Lösungen zu Kap. 8.2)
Quantifizieren Sie den Immersionseffekt (statische Bedingung) bei flektiertem Kniegelenk, d. h. die Entlastung (➢ Abb. 8.2); Restgewicht (Eintauchgewicht = Gewichtskraft an Land minus Auftriebskraft) ➢ Tab. 8.3). Tragen Sie die Ergebnisse in ➢ Tab. 8.6 ein.

Aufgabe 8.9 (➢ Lösungen zu Kap. 8.2)
Schätzen Sie die Entlastungen und Kontaktzeiten am Beckenboden beim Gehen im Wasser bei Immersion in verschiedenen Wassertiefen von 0,0–1,2 m ab. Lesen Sie die Werte auf der Ordinate (y-Achse): „Wassertiefe" und der Abszisse (x-Achse): „Kontaktzeit (Fuß)" aus ➢ Abb. 8.3 ab und tragen Sie die Daten von Nakazawa (1994) in ➢ Tab. 8.7 ein.

8

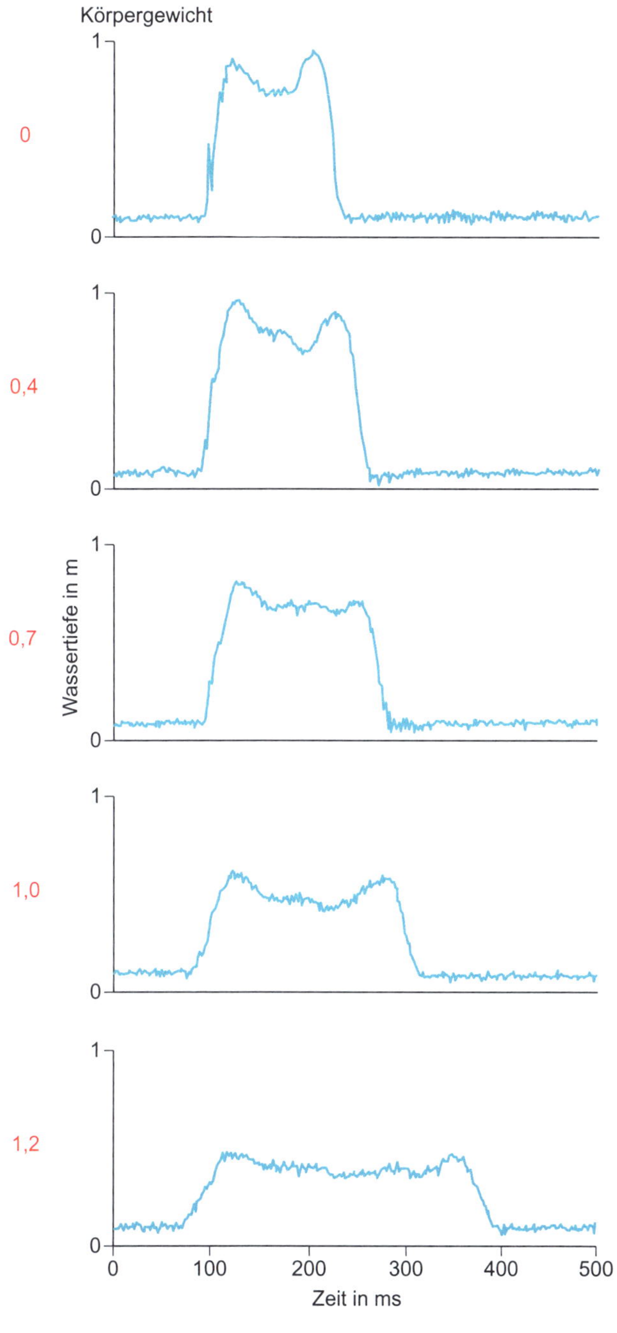

Abb. 8.3 Bodenstützreaktionen in verschiedenen Wassertiefen (mod. nach Nakazawa 1994). [M1645], [L143]

Tab. 8.7 Beziehung zwischen Eintauchtiefe, Entlastung und Kontaktzeit beim Gehen in Wasser im „shallow Water".

Eintauchtiefe in m	Relatives Körpergewicht in %	Kontaktzeit in ms
0	....	....
0,7	....	....
1,0	....	....
1,2	....	....

Aufgabe 8.10 (➤ Lösungen zu Kap. 8.2)

Messen Sie die Pulsfrequenz von einer Versuchsperson, jeweils nachdem die Versuchsperson 5 min in einer Position verharrte:

- an Land in vertikaler Position: ....
- an Land in horizontaler Position: ....
- im Wasser (brusttief) in vertikaler Position: ....
- im Wasser in horizontaler Position: ....

Interpretieren Sie die Werte.

8.3 Positionierung des Körperschwerpunktes und des Volumenmittelpunktes bei ausgewählten Krankheitsbildern

Zielsetzung des Aufgabenblattes

Die Positionierungen des Körperschwerpunktes und des Volumenmittelpunktes (➤ Abb. 2.2c) präsentieren die Abweichungen bei ausgewählten Krankheitsbildern und die therapierelevanten Effekte bei provozierten Abweichungen erklären.

… und die Theorie dahinter

Bei Immersion wirken u. a. die statische Auftriebskraft und die Schwerkraft. Die resultierende statische Auftriebskraft, die zur Wasseroberfläche hin wirkt, greift am Volumenmittelpunkt (VM) des verdrängten Wasservolumens an, und die resultierende Schwerkraft, die zum Boden des Schwimmbeckens hin wirkt, greift am Körperschwerpunkt (KSP) an.

Wenn Volumenmittelpunkt und Körperschwerpunkt nicht zusammenfallen, dann entsteht ein Drehmoment, sofern der VM und der KSP nicht direkt auf einer vertikalen Linie liegen. Liegt der KSP unterhalb des VM, ist die Position stabil; liegt der KSP genau oberhalb des VM, ist die Position labil.

MERKE

Die Position von KSP und VM ist u. a. abhängig vom jeweiligen Krankheitsbild (u. a. bei einer Parese, Paraplegie, Tetraplegie, Hemiparese oder Hemiplegie) und der Positionierung der Extremitäten im Wasser.

Für die Praxis

Durch eine Veränderung der Körperkonfiguration, z. B. bei einer Veränderung der Extremitätenpositionierung, kann bei den Patienten ein labiles Gleichgewicht, z. B. in Rückenlage, provoziert werden, das dann von den Patienten durch entsprechende Reaktionen wieder stabilisiert werden kann/muss. Im Wasser können die Patienten also, äußerst effektiv und mit relativ einfachen Bewegungshandlungen, eventuell vom Physiotherapeuten oder von Materialien unterstützt, das stabile Gleichgewicht auslenken und wiederherstellen und damit die Gleichgewichtsfähigkeit trainieren.

Darüber hinaus wird bei Immersion bei entsprechender Wassertemperatur der Muskeltonus gesenkt. Das heißt, bei einem adäquaten Übungsangebot, einer Wassertemperatur von 32° bis 34° und bei den individuell möglichen Bewegungsamplituden kann die Gelenkbeweglichkeit optimal in der Bewegungssituation Wasser trainiert werden.

Warm-up und hinführende Frage

Die hinführende Frage (➢ Tab. 8.8) soll zu einer Auseinandersetzung mit den Theorievorgaben motivieren (➢ Kap. 2.2, ➢ 2.4.9), deren Kenntnis eine Voraussetzung ist, um die nachfolgenden Aufgaben zu lösen. Fehlende Informationen können im Theorieteil und im Glossar, hier zu den Größen statischer Auftrieb, Schwerkraft, Körperschwerpunkt und Volumenmittelpunkt, nachgelesen werden.

Tab. 8.8 Schwimmen, schweben, sinken: hinführende Frage.

Frage	Antwort
Unter welchen Bedingungen schwebt, schwimmt oder sinkt ein Körper?	Schwimmen: Dichte des Körpers < Dichte des Wassers (statischer Auftrieb des Körpers > Schwerkraft). Schweben (völlig eingetaucht, unter der Wasseroberfläche): Dichte des Körpers = Dichte des Wassers (statischer Auftrieb des Körpers = Schwerkraft). Sinken: Dichte des Körpers > Dichte des Wassers (statischer Auftrieb des Körpers < Schwerkraft).

Aufgaben

Aus der Praxis für die Praxis

Die Lösung der nachfolgenden Aufgaben gelingt problemlos, wenn die Leser berücksichtigen, dass das spezifische Gewicht der Extremitäten immer höher ist als das spezifische Gewicht des Wassers ($\gamma_{Wasser} = 1\ cN/cm^3$) und das verdrängte Wasservolumen dem Volumen der jeweiligen Extremität entspricht.

Aufgabe 8.11 (➢ Lösungen zu Kap. 8.3)

Analysieren Sie die Reaktion des Körpers im Wasser bei Verlagerung der Extremitäten (Körperposition: Ausgangsposition ist die Rückenlage, keine Vorneigung des Kopfes, Arme in Tiefhalte, Pullbuoy als Auftriebshilfe unterhalb der Kniegelenke zwischen die Beine geklemmt) und tragen Sie die Ergebnisse in ➢ Tab. 8.9 ein. Begründen Sie die Körperreaktionen.

Aufgabe 8.12 (➢ Lösungen zu Kap. 8.3)

Notieren Sie den Einfluss der in ➢ Tab. 8.10 genannten Krankheitsbilder auf die Körperlage im Wasser und begründen Sie diese Reaktionen.

Tab. 8.9 Reaktion des Körpers im Wasser bei Verlagerung der Extremitäten.

Bewegungsaufgabe bzw. Positionierung der Extremität(en)	Reaktion des Körpers	Begründung der Körperreaktion
Hockschwebe in Ventral- und Dorsalposition vergleichen	....	....
Abduktion rechter Arm bis Schulterhöhe	....	....
Abduktion linker Arm bis Schulterhöhe	....	....
Abduktion rechtes Bein (ohne Pullbuoy), evtl. mit Unterstützung einer Physiotherapeutin	....	....
Abduktion rechtes Bein und linker Arm (ohne Pullbuoy), evtl. mit Unterstützung eines Physiotherapeuten	....	....
Rechter Arm aus dem Wasser gehoben	....	....

8

Tab. 8.10 Einfluss von plegischen und paretischen Krankheitsbildern auf die Körperlage im Wasser.

Krankheitsbild	Körperlage im Wasser	Begründung
Paraplegie: Doppelseitige Lähmung (komplett oder inkomplett) der Beine	....	....
Hemiplegie: halbseitige Lähmung	....	....
Hemiparese: halbseitige und unvollständige Lähmung einer Muskelgruppe	....	....

8.4 Aerobe Ausdauerbelastungen beim Aquatraining individualisieren

Zielsetzung des Aufgabenblattes

Die Bedeutung der Bewegungssituation Wasser für ein Training der aeroben Ausdauer begründen und individualisierte Therapiemaßnahmen ableiten.

… und die Theorie dahinter

Die Belastungsvorgaben für ein aerobes Ausdauertraining müssen selbstverständlich auch beim Aquatraining, wenn irgend möglich, individualisiert werden. Beispielsweise kann mithilfe der Karvonen-Formel (➤ Kap. 3.2.2) für jeden Patienten und jede Sportlerin der optimale Trainingspuls bestimmt werden. Die individuelle Beanspruchung kann von den Teilnehmern neben der Karvonen-Formel auch mit der Borg-Skala (RPE) und der Wehrlin-Tabelle abgeschätzt werden (➤ Kap. 3.2.2).

MERKE

Bei Immersion ist eine Pulsfrequenzreduktion, u. a. in Abhängigkeit zur Eintauchtiefe, festzustellen, die bei Belastungsvorgaben zu berücksichtigen ist.

Aus der Praxis für die Praxis

Da es in der physiotherapeutischen Praxis oft nicht möglich ist, für jeden Patienten mittels Spiro-Ergometrie und Laktatmessung die ventilatorischen und metabolischen Schwellenwerte zu bestimmen, stellt die Anwendung der Karvonen-Formel eine einfache Möglichkeit für eine grobe Belastungsvorgabe dar, z. B. in der Rehabilitation von Patienten und Patientinnen mit kardiovaskulären Vorerkrankungen. Eine weitere Anwendung findet die Karvonen-Formel bei Hobbysportlern (➤ Kap. 3.2.2).

Tab. 8.11 Testung physiologischer Belastung: hinführende Fragen.

Fragen	Antworten
Mit welcher Testung kann die physiologische Belastung einer Versuchsperson ohne Geräteaufwand abgeschätzt werden?	Unter anderem mit dem Karvonen-Test. Berechnung der Trainingspulsfrequenz mit der Karvonen-Formel: $HF_{Train} = HF_{Ruhe} + (HF_{Max} - HF_{Ruhe}) \times$ Intensität Herzfrequenz für 60 % der Maximalbelastung: $HF_{Belastung}$ = 75 bpm + (180 bpm −75 bpm) × 0,6 = 138 bpm • HF: Herzfrequenz • HF_{Max}: maximale Herzfrequenz • HF_{Ruhe}: Ruheherzfrequenz • HF_{Train}: Trainingsherzfrequenz (hier: 60 % von HF_{max}, für aerob extensives Ausdauertraining)
Welcher Test wird als „Goldstandard" zur Bestimmung physiologischer Parameter unter physischer Belastung und in der Leistungsdiagnostik angesehen?	Die Spiroergometrie ist die präziseste und umfassendste Methode, um die Leistungsfähigkeit und den Stoffwechselstatus einer Person zu erheben.

Warm-up und hinführende Frage

Die hinführende Frage (➤ Tab. 8.11) soll zu einer Auseinandersetzung mit den Theorievorgaben motivieren (➤ Kap. 2.4.9, ➤ Kap. 3.2), deren Kenntnis eine Voraussetzung ist, um die nachfolgenden Aufgaben zu lösen. Fehlende Informationen können im Theorieteil und im Glossar, hier: zu den Größen Maximalpuls und Pulsfrequenzreduktion, nachgelesen werden.

Aufgaben

Aufgabe 8.13 (➤ Lösungen zu Kap. 8.4)

Bestimmen Sie den individuellen Maximalpuls mithilfe der in ➤ Tab. 8.12 genannten Formeln und vergleichen Sie die Ergebnisse.

Aufgabe 8.14 (➤ Lösungen zu Kap. 8.4)

Kalkulieren Sie die relative maximale Leistungsfähigkeit für Männer und Frauen > 30 Jahre nach der folgenden Formel nach de Marées (2003, S. 455):

- Soll-Leistung (♂) P_{Soll} = 3 × eigene Körpermasse in kg × (130 – mein Alter in Jahren)/100 W
- Soll-Leistung (♀) P_{Soll} = 2,5 × eigene Körpermasse in kg × (124 – mein Alter in Jahren)/100 W

Tab. 8.12 Berechnen des individuellen Maximalpuls mithilfe verschiedener Formeln.

Maximalpuls-Formel	Ergebnis
1) Maximalpuls (bpm) = 220 – Lebensalter in Jahren	....
2a) ♂ Maximalpuls (bpm) = 223–0,9 × Lebensalter in Jahren	....
2b) ♀ Maximalpuls (bpm) = 226 – Lebensalter in Jahren	....
3a) ♂ Maximalpuls (bpm) = 214 – (0,5 × Lebensalter in Jahren) – (0,11 × Körpermasse in kg)	....
3b) ♀ Maximalpuls (bpm)= 210 – (0,5 × Lebensalter in Jahren) – (0,11 × Körpermasse in kg)	....

KAPITEL

9 Modelle „verkürzen" die Realität

9.1 Modellansatz und Freiheitsgrade

Zielsetzung des Aufgabenblattes

Bewegungen sind nur mit kinematischen und dynamischen Abweichungen reproduzierbar, deshalb ist bei Bewegungsanalysen der Modellansatz eine Methode der Wahl.

… und die Theorie dahinter

Das menschliche Bewegungssystem ist äußerst komplex, insgesamt verfügt der menschliche Körper über 238 Freiheitsgrade (Saziorski 1987), wenn alle Gelenke berücksichtigt werden. Bei Ansteuerung von Bewegungen muss das motorische System immer mehrere Freiheitsgrade – beim Hüftgelenk sind es 3 – bewältigen. Infolge der hohen Anzahl an Freiheitsgraden kann das motorische System eine Bewegung nur mit kinematischen und dynamischen Abweichungen reproduzieren (➤ Abb. 9.1), deshalb ist bei Bewegungsanalysen der Modellansatz eine Methode der Wahl: „Biomechanische Modelle […] sind verkürzte und pragmatische Abbildungen [einer] Bewegungstechnik" (Ballreich und Kuhlow 1992, S. 30), z. B. zum Erkenntnisgewinn und zur Kenntnisvermittlung: „Auf Grund der Komplexität können selten exakte Lösungen erzielt werden, denn das Analyseproblem muss vereinfacht und modelliert werden" (Mathelitsch und Thaller 2010, S. 11).

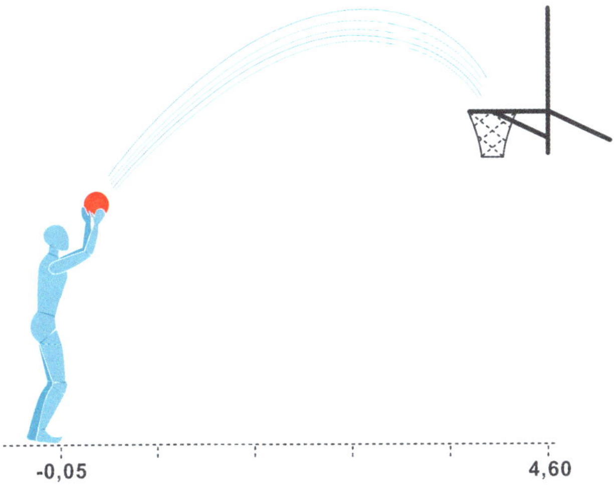

Abb. 9.1 Trajektorien eines Profibasketballers (Abstände in m) (mod. nach Schöllhorn 2005). [M1645], [L325]

MERKE

Die Flugbahnen (Trajektorien) eines Profibasketballers (➤ Abb. 9.1) unterscheiden sich bei jedem Wurf, d. h. dem Spieler gelingen, obwohl er bereits tausende Würfe geworfen hat, nur selten zwei identische Flugbahnen: „Phänomen der Nichtwiederholbarkeit von Bewegungen" [Sport- und Alltagsbewegungen] (Schöllhorn 2005).

Für die Praxis

Die hohe Anzahl an Freiheitsgraden des motorischen Systems des Werfers ist Ursache für die Streuung der Flugbahnen. Die Streuung bei Übungswiederholungen ist auch Fakt beim physiotherapeutischen Training und beim Neulernen von Bewegungen. Das bedeutet: Physiotherapeuten sollten bei motorischen Lernangeboten und bei Trainingsmaßnamen nicht nur monotone Wiederholungen anbieten. Es ist notwendig, die Bewegung zu variieren hinsichtlich Belastung, Frequenz, Entfernung etc. (Müller et al. 1999).

Warm-up und hinführende Fragen

Die hinführenden Fragen (➤ Tab. 9.1) sollen zu einer Auseinandersetzung mit den Theorievorgaben motivieren (➤ Kap. 2.3.3, ➤ Kap. 2.4.6, ➤ Kap. 2.4.8, ➤ Kap. 2.4.9), deren Kenntnis eine Voraussetzung ist, um die nachfolgenden Aufgaben zu lösen. Fehlende Informationen können im Theorieteil und im Glossar, hier zum Modellansatz und zu den Freiheitsgraden, nachgelesen werden.

Tab. 9.1 Modellmethode und Freiheitsgrade: hinführende Fragen.

Fragen	Antworten
Warum arbeitet die Biomechanik mit Modellen, die die Realität verkürzen?	Mit über 200 Freiheitsgraden ist das Bewegungssystem Mensch für Bewegungsanalysen äußerst komplex, d. h. der Modellansatz (= Verkürzung der Realität) ist hier die Methode der Wahl.
Wie viele Freiheitsgrade hat das Hüftgelenk?	Das Hüftgelenk hat 3 Freiheitsgrade: Abduktion/Adduktion, Extension/Flexion und Rotation.

Aufgaben

Aufgabe 9.1 (➤ Lösungen zu Kap. 9.1)

Berechnen Sie die Fallzeit t des Körperschwerpunktes bei einem Absprung aus einer Höhe von 3 m, 10 m und 27 m.

Aufgabe 9.2 (➤ Lösungen zu Kap. 9.1)

Berechnen Sie die Eintauchgeschwindigkeit einer Person mit 68 kg Masse bei den Absprunghöhen von 3 m, 10 m und 27 m (Tipp: $E_{pot} = E_{kin}$).

Aufgabe 9.3 (➤ Lösungen zu Kap. 9.1)

Berechnen Sie den Wasserwiderstand beim Eintauchen aus einer Absprunghöhe:

- 3 m: ....
- 10 m: ....
- 27 m (Klippenspringer): ....

9.2 Grafische Methode zur Bestimmung des Körperschwerpunktes

Zielsetzung des Aufgabenblattes

Die grafische Methode für die Bestimmung der TKSPs und des KSPs präsentieren und die Vor- und Nachteile der Methode erläutern.

... und die Theorie dahinter

Mit der grafischen Methode können die Teilkörperschwerpunkte (von Kopf, Rumpf und den Extremitäten) und der Körperschwerpunkt von einer fototechnisch oder mithilfe eines Videosystems „eingefrorenen" Bewegungssituation, entweder „per Hand" oder videoanalytisch, bestimmt werden.

MERKE

Nachteil der grafischen Methode: Die zur KSP-Bestimmung zur Verfügung stehenden Teilkörpergewichte (➤ Tab. 9.2) sind Mittelwerte, die an Leichen ermittelt wurden.

Vorteil der grafischen Methode: Der Körperschwerpunkt kann an einer fototechnisch fixierten Originalposition, d.h. er muss nicht an einer nachgestellten Position (vgl. Rechtecksplattform) bestimmt werden.

Arbeitsschritte der grafischen Methode

Schritt 1 Gewünschte Position foto- oder videotechnisch „einfrieren" und Gelenkpunkte auf dem Foto oder dem Videobild markieren (➤ Abb. 9.2).

Tab. 9.2 Teilgewichte, relative Gewichte und Schwerpunktradien einer Person mit 66 kg Körpermasse (Daten nach Roth und Willimczik 1999, S. 47). Der Betrag vom Schwerpunktradius entspricht dem Abstand des Teilkörperschwerpunkts (TKSP) vom proximalen Gelenk im Verhältnis zur Gesamtlänge des Segments, z.B. TKSP des Unterarms: Distanz des TKSP vom Ellenbogengelenk mit dem Abstand von 42 % der Gesamtlänge des Unterarms. Beim Körpersegmenten Kopf dienen die Gehörgänge als anatomische Orientierungspunkte, beim Körpersegment Rumpf ist der Schwerpunktradius kaudal orientiert.

Körpersegmente	Gewicht (in N)	Relatives Gewicht (in %)	Schwerpunktradien
Kopf	48,6	7	Mittig zwischen beiden Gehörgängen
Rumpf	304,6	43	0,44
Oberarm	19,0	3	0,47
Unterarm	11,4	2	0,42
Hand	4,3	1	0,50
Oberschenkel	99,2	12	0,44
Unterschenkel	3,3	5	0,42
Fuß	9,6	2	0,44

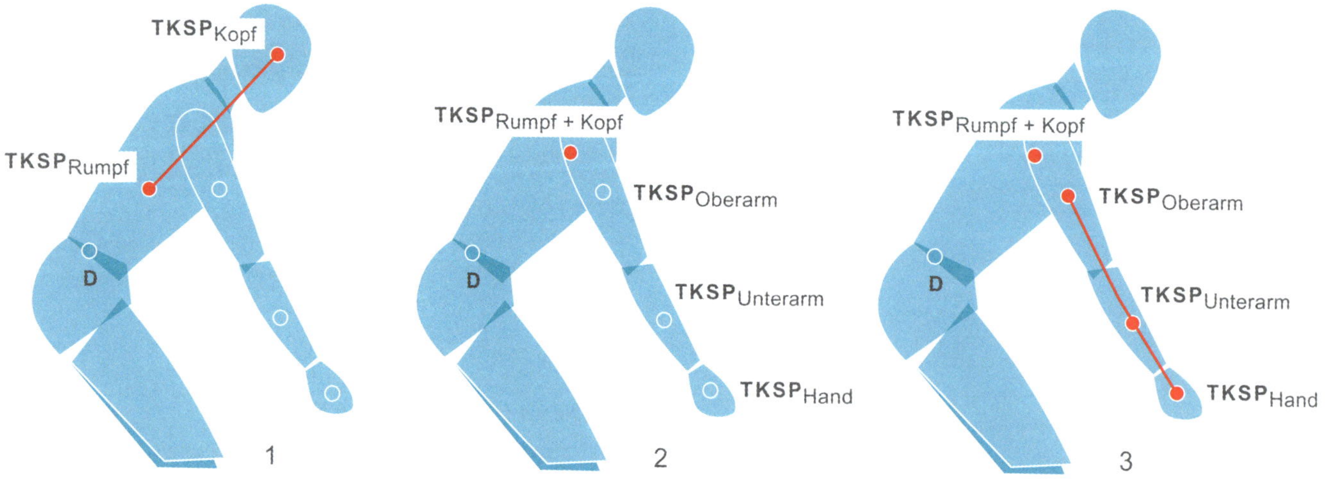

Abb. 9.2 Ermittlung des Körperschwerpunktes mit der grafischen Methode (dargestellt am Beispiel Kopf + Rumpf) (D: Drehpunkt).

9

Schritt 2 In die zu analysierende Abbildung (➤ Abb. 9.2) die Teilkörperschwerpunkte einzeichnen, d. h. die Teilkörperschwerpunkte (TKSPs) mithilfe der Schwerpunktradien (siehe ➤ Glossar, (➤ Tab. 9.2) bestimmen und einzeichnen. Die Schwerpunktradien der Teilkörperschwerpunkte werden immer vom proximalen Gelenk aus bestimmt, Schwerpunktradien kennzeichnen also den Abstand vom proximalen Gelenk. Die Beträge der Schwerpunktradien zum proximalen und distalen Gelenk summieren sich immer zu 1.
Schritt 3 Gemeinsamer Teilschwerpunkt (➤ Tab. 9.3) aus zwei Teilkörpern (z. B. Unterarm und Oberarm, Kopf und Rumpf) bestimmen, bis die Position des KSPs fixiert werden kann.

Tab. 9.3 Teilungsverhältnisse der Körpersegmente. Teilungsverhältnisse (entsprechen dem Verhältnis der Teilkörpermassen) der Verbindungsstrecken zwischen zwei Teilkörperschwerpunkten bestimmen (mod. nach Willimczik 1978, S 27).

Körpersegmente	Teilungsverhältnis
Hände: Unterarme	1: 2
Hände und Unterarme: Oberarme	6: 6 (= 1: 1) → Teilschwerpunkt Arme
Kopf: Rumpf	7: 43
Kopf und Rumpf: Arme	50: 12 (=25: 6)
Kopf/Rumpf/Arme: Beine	62: 38 (=31: 19)

Für die Praxis

Soll ein Salto vorwärts oder rückwärts gelingen, muss der Vektor der Bodenstützreaktion hinter oder vor dem Köperschwerpunkt wirken, damit sich ein Drehmoment entwickeln kann. Der Köperschwerpunkt bildet ein Modell des Originals Körper ab. Der Körperschwerpunkt und die Teilkörperschwerpunkte der ausgewählten Körperteile sind damit wichtige Bezugspunkte. Der KSP repräsentiert die Masse des gesamten Körpers, die Teilkörperschwerpunkte repräsentieren die Masse einzelner Körperteile.

Anwendung in der Physiotherapie findet die Modellsimulation einerseits bei Überlegungen zu Übungen mit Schwerpunktverlagerung im Stehen, beim Heben, aber auch beim Transfer von Patienten, wo man die günstige Positionierung von Körperschwerpunkten für ein ökonomisches Handeln nutzt. In der Aquatherapie werden beim Gleichgewichtstraining Verlagerungen des Körperschwerpunktes und des Volumenmittelpunktes provoziert, um Rotationen um die Transversal- oder Sagittalachse auszulösen.

Warm-up und hinführende Fragen

Die hinführenden Fragen (➤ Tab. 9.4) sollen zu einer Auseinandersetzung mit den Theorievorgaben motivieren (➤ Kap. 2.2, ➤ Kap. 2.4.2), deren Kenntnis eine Voraussetzung ist, um die nachfolgenden Aufgaben zu lösen. Fehlende Informationen können im Theorieteil und im Glossar, hier zu den Größen Körperschwerpunkt, Last- und Kraftmoment, nachgelesen werden.

Tab. 9.4 Grafische Methode zur Bestimmung von Teilkörperschwerpunkten und des Körperschwerpunktes: hinführende Fragen.

Fragen	Antworten
Wie stark weichen die Positionen von einem ausgewählten Teilkörperschwerpunkt in der Horizontalen und in der Vertikalen, voneinander ab, wenn mehrere Physiotherapeutinnen den TKSP, z. B. vom Bein, grafisch bestimmen? Anmerkung: von allen Physiotherapeutinnen wird die gleiche Vorlage (➤ Abb. 9.3) bearbeitet.	Leser vergleichen die Analyseergebnisse
Welchen Vorteil hat die grafische Methode zur KSP-Bestimmung im Vergleich zur mechanischen Methode, und welchen Vorteil hat die mechanische Methode?	Bei der grafischen Methode ist immer die Originalposition Messvorlage. Bei der mechanischen Methode kann die Körperposition der Versuchsperson sehr schnell und gezielt verändert werden, d. h. mit der Position kann experimentiert werden.

Aufgaben

Aufgabe 9.4 (➤ Lösungen zu Kap. 9.2)
Bestimmen Sie den Teilkörperschwerpunkt (TKSP) des rechten Beins und zeichnen Sie ihn in ➤ Abb. 9.3 ein.

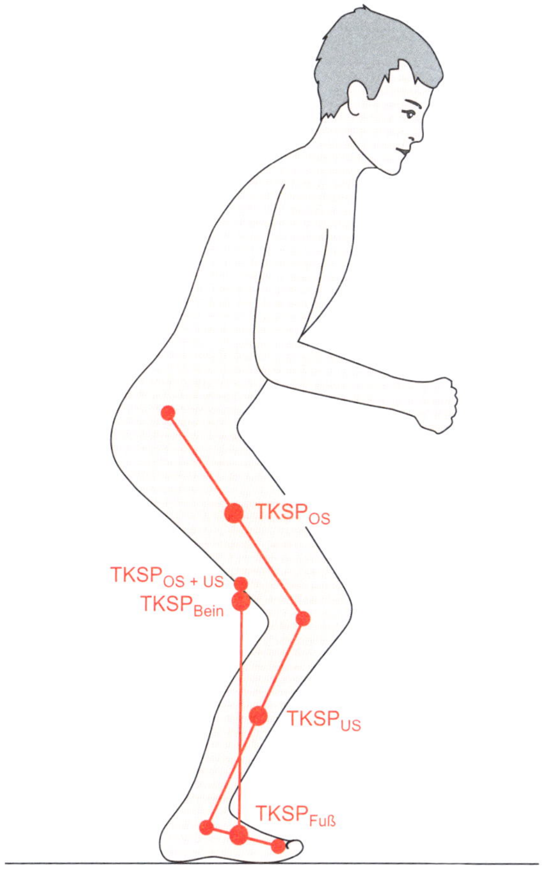

Abb. 9.3 Ermittlung des Körperschwerpunktes des rechten Beins mit der grafischen Methode. [M1645], [L143]

9

Aufgabe 9.5 (➢ Lösungen zu Kap. 9.2)

Quantifizieren Sie die Belastung des lumbosakralen Übergangs (L5/S1) beim Heben einer Last (➢ Abb. 9.4):

- Gewichtskraft der Versuchsperson F_{KSP}= 706,4 N
- Last der Körperteile Rumpf, Kopf, freie obere Extremitäten: $F_{Körperteile}$
- Lastarm der Körperteile: $l_{Körperteile.}$ = 0,3 m
- Last des Getränkekastens: F_{Last} = 200,0 N
- Lastarm des Getränkekastens: l_{Kasten} = 0,6 m
- Kraftarm: $l_{Rückenstrecker}$ = 0,05 m

Arbeitsschritte Drehpunkt einzeichnen, Betrag des Lastarms (Arme, Rumpf, freie obere Extremitäten) abschätzen und einzeichnen; Körperteilgewichtskräfte der Versuchsperson (insgesamt 706,4 N, ➢ Tab. 9.2).

9.3 Mechanische Methode zur Bestimmung des Körperschwerpunktes

Zielsetzung des Aufgabenblattes

Die mechanische Methode für die Bestimmung des Körperschwerpunktes anwenden und ihre Vor- und Nachteile erläutern.

… und die Theorie dahinter

Beim Heben/Halten entstehen Belastungen, die „[…]von den Wirbelkörpern und den Bandscheiben aufgenommen und […] über die Iliosakralgelenke in den Beckenring bzw. die Beine abgeleitet" werden (Gottlob 2005, S. 177). Drehmomente entstehen und belasten immer dann, wenn Kräfte exzentrisch (➢ Abb. 9.5) wirken, also nicht am Schwerpunkt angreifen, z. B. bei einer Wippe oder beim Heben einer Last.

„Die exzentrische Wirkung einer Kraft ist eine mehr qualitative und anschauliche Betrachtung der Erzeugung von Drehungen. Der entsprechende physikalisch exakte Begriff ist das Drehmoment" (Kassat 1993, S. 93).

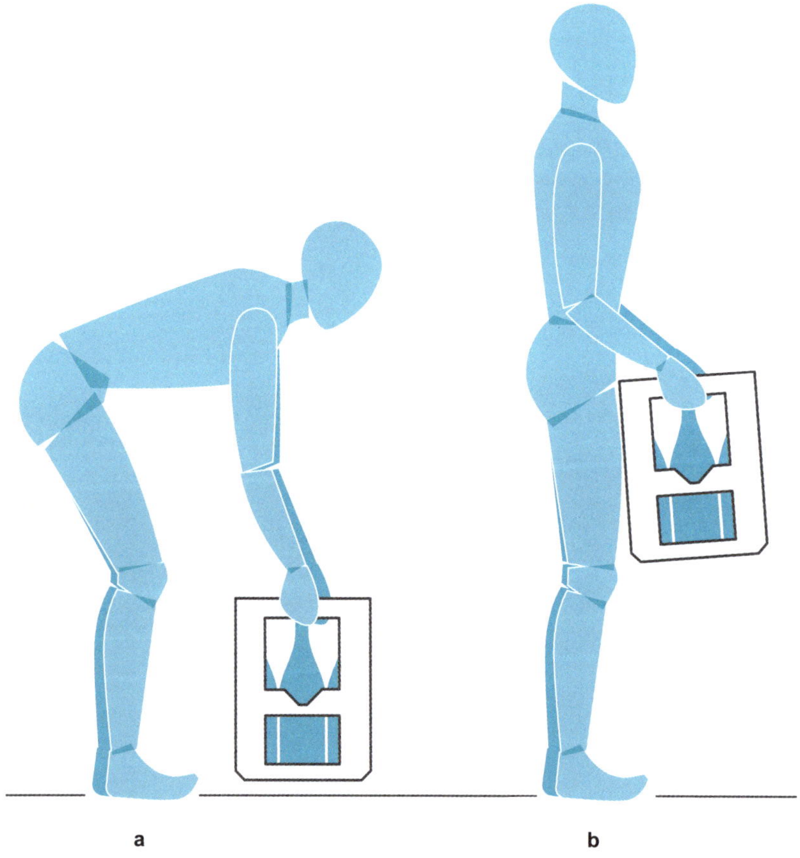

Abb. 9.4 Belastung der Lendenwirbelsäule in der Sagittalebene (statische Bedingung), nachdem die Last angehoben wurde: Belastung in Position a (die Last ist gerade angehoben) versus Belastung in Position b (die Last wird vor dem Körper in aufrechter Position gehalten). [M1645], [L325]

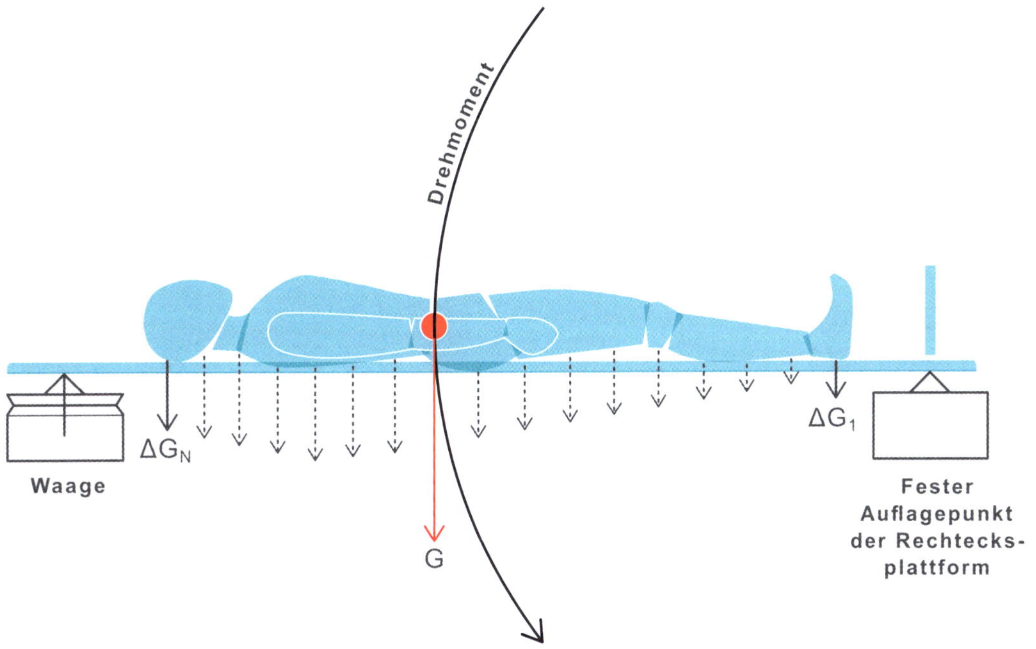

Abb. 9.5 Resultierende Gewichtskraft G und die Teilkräfte $\Delta G_1 \rightarrow \Delta G_n$, die Gewichtskraft G greift am KSP an (mod. nach Ballreich u. Baumann 1988). [M1645], [L325]

Messmethode

Die Rechtecksplattform ist ein einarmiger Hebel. Bei der mechanischen KSP-Bestimmung mit der Rechtecksplattform verursacht die Versuchsperson ein Drehmoment um den festen Auflagepunkt. Bei der KSP-Analyse mit der Rechtecksplattform erzeugt die resultierende Gewichtskraft G, die am Körperschwerpunkt angreift, ein Drehmoment auf die Rechtecksplattform entgegen dem Uhrzeigersinn (➤ Abb. 9.5).

Für die Praxis

Die Effekte von Drehmoment bzw. exzentrische Wirkung spielen z. B. eine entscheidende Rolle bei Überlegungen zum bandscheibenschonenden Heben.

Beispiel: Bei gebeugten Kniegelenken wird der KSP tiefer gelegt, und die Position der Patienten oder Sportler ist stabiler als im aufrechten geraden Stand.

Warm-up und hinführende Fragen

Die hinführenden Fragen (➤ Tab. 9.5) soll zu einer Auseinandersetzung mit den Theorievorgaben motivieren (➤ Kap. 2.2, ➤ Kap. 2.4.2), deren Kenntnis eine Voraussetzung ist, um die nachfolgenden Aufgaben zu lösen. Fehlende Informationen können im Theorieteil und im Glossar, hier zu den Größen Körperschwerpunkt, Last- und Kraftmoment und zum einarmigen Hebel, nachgelesen werden.

Tab. 9.5 Bedeutung des Körperschwerpunktes, Hebel und Drehmoment: hinführende Fragen.

Fragen	Antworten
Warum spielt der Körperschwerpunkt in der Biomechanik eine so große Rolle?	Der KSP ist ein wichtiger Bezugspunkt und repräsentiert den dazugehörigen Gesamtkörper; es ist der Punkt, an dem scheinbar alle äußeren Kräfte angreifen. Er dient als Bezugspunkt für Interpretationen, z. B. bei der Diskussion um verschiedene Hochsprungtechniken oder beim Vergleich von stabilem und labilem Gleichgewicht.
Wo befindet sich in etwa der Körperschwerpunkt beim Fosbury-Flop während der Lattenüberquerung?	Im Idealfall befindet sich der KSP beim Fosbury-Flop bei der Lattenüberquerung einige Zentimeter unterhalb der Latte.
Was versteht man unter einem einarmigen Hebel?	Bei einarmigem Hebel greifen Last (z. B. Unterarmgewicht) und Kraft der Armbeuger auf der gleichen Hebelseite, (z. B. rechts vom Drehpunkt) an. Die Wippe ist dagegen ein zweiarmiger Hebel.
Was versteht man unter einem Drehmoment?	Das Drehmoment ist ein Produkt aus den Größen Kraft und Kraftarm.

9

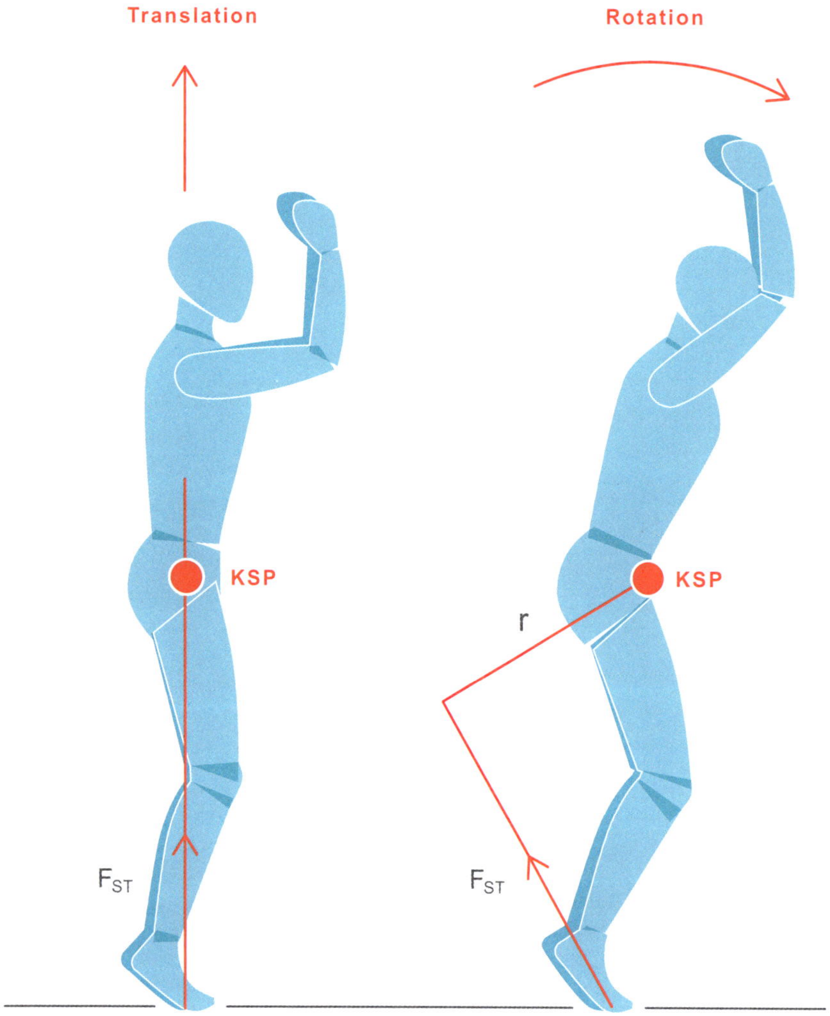

Abb. 9.6 Wie kann der Athlet eine Translations- (links) oder aber eine Rotationsbewegung (rechts) auslösen? (mod. nach Krug et al. 2009). [G1343], [M1645], [L325]

Aufgaben

Aufgabe 9.6 (➤ Lösungen zu Kap. 9.3)

Wie kann der Athlet eine Translations- oder aber eine Rotationsbewegung auslösen?

Warum bewirkt die Stützreaktion F_{St} bei ➤ Abb. 9.6 links keine Rotation?

Warum bewirkt die Stützreaktion F_{St} bei ➤ Abb. 9.6 rechts eine Rotation?

Aufgabe 9.7 (➤ Lösungen zu Kap. 9.3)

Nehmen Sie die mechanische Bestimmung des Körperschwerpunktes mithilfe einer Schwerpunktplattform (➤ Abb. 9.7) vor; das Eigengewicht der Schwerpunktplattform muss hierbei berücksichtigt werden:

F_{Waage} = Waagenanzeige mit Versuchsperson in N, diese ergibt sich aus der Summe des Teilkörpergewichts der Versuchsperson F_{TKG} und der der unbelasteten Plattform F_0:

$F_{Waage} = F_{TKG} + F_0$

bzw. für die Bestimmung des KSP der Versuchsperson:

$F_{TKG} = F_{Waage} - F_0$

$l_{Plattform}$ = Abstand der beiden Auflagepunkte der Rechtecksplattform in m

Gleichgewicht der Momente:

Die Gewichtskräfte des KSP F_{KSP} und der Rechtecksplattform F_0 erzeugen in dem in ➤ Abb. 9.7 dargestellten Aufbau ein Drehmoment gegen den Uhrzeigersinn. Die Waage erzeugt als Reactio über die Kraft F_{Waage} ein Drehmoment im Uhrzeigersinn.

Abstand des KSPs vom fixen Auflagepunkt der Rechtecksplattform:

$F_{KSP} \times l_{KSP} = (F_{Waage} - F_0) \times l_{Plattform}$

$l_{KSP} = (F_{Waage} - F_0) \times l_{Plattform)} : F_{KSP}$

F_{KSP} = Körpergewichtskraft der Vpn) in N

Messung Abstand der Auflagepunkte der Rechtecksplattform:

- $l_{Plattform}$ = ... m

Teilkörpergewicht der unbelasteten Rechtecksplattform:

- F_0 = ... N

Größen und Werte (Arme in Tiefhalte):

- $F_{Waage, Tiefhalt}$ = ... N

Größen und Werte (Arme in Hochhalte):

- $F_{Waage, Hochhalte}$ = ... N

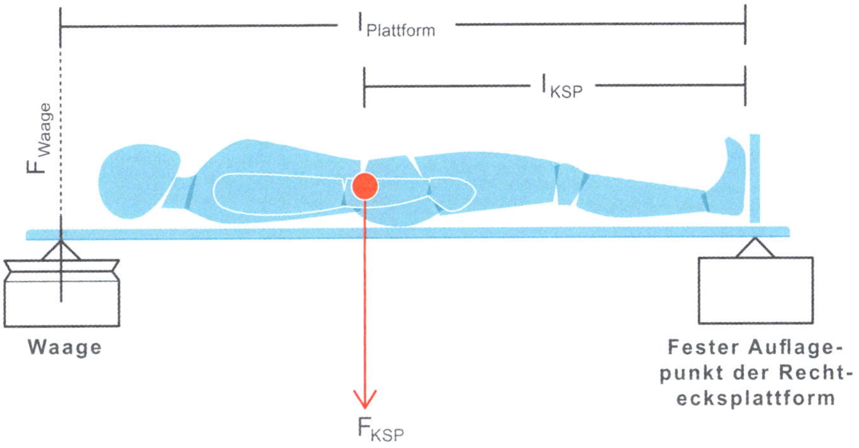

Abb. 9.7 Mechanische Bestimmung des Körperschwerpunktes mit einer Rechtecksplattform. [M1645], [L325]

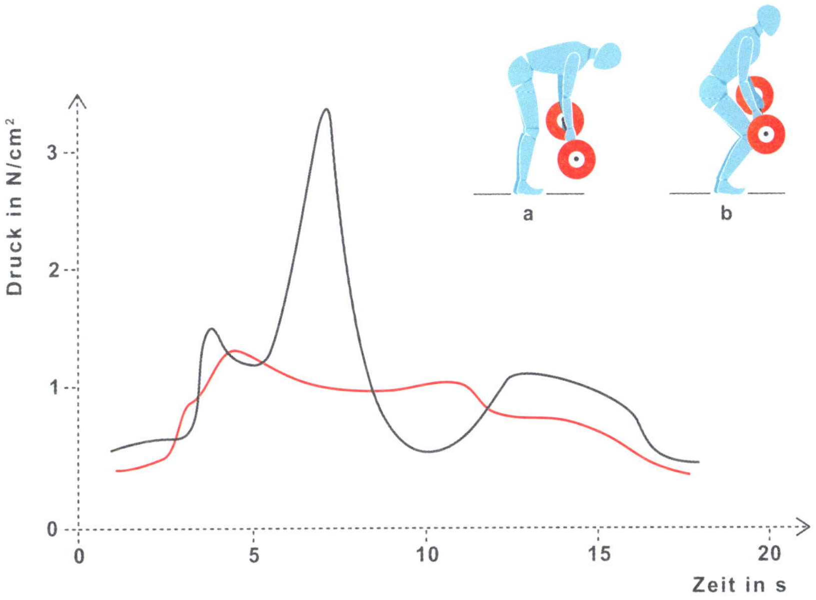

Abb. 9.8 Belastung der Lendenwirbelsäule beim Heben einer Last aus dem Rücken heraus (a, schwarze Kurve) vs. „gesundes Heben" mit kleinem Hebel aus den Knien (b, rote Kurve). [M1645], [L325]

Berechnung Lage der KSP:

- $l_{KSP,\ Tiefhalte}$= ....
- $l_{KSP,\ Hochhalte}$= ....

Beträge der Drehmomente bedingt durch die Kräfte F_{KSP} und F_0:

- $M_{Tiefhalte}$: ....
- $M_{Hochhalte}$: ....

Aufgabe 9.8 (➤ Lösungen zu Kap. 9.3)

Berechnen Sie die Kraft der Rückenstrecker unter statischen Bedingungen.

Daten:

- Last von Kopf, Arme und Rumpf: F_{KAR} = 500 N
- Lastarm von Kopf, Arme und Rumpf: l_{KAR} = 0,20 m
- Zu hebende Last: F_{Last} = 200 N
- Lastarm einer zu hebenden Last: l_{Last} = 0,50 m
- Kraftarm Rückenstrecker: $l_{Rücken}$ = 0,05 m

Kraft der Rückenstrecker unter statischen Bedingungen berechnen: ....

Aufgabe 9.9 (➤ Lösungen zu Kap. 9.3)

Berechnen Sie die Belastung der Lendenwirbelsäule beim Heben einer Last und vergleichen Sie die Situation bei Flach- versus Rundrücken (➤ Abb. 9.8).

Daten:

- Hantelgewicht: 500 N
- Lastarm bei Flachrückenposition: 50 cm
- Lastarm bei Rundrückenposition: 80 cm
- Kraftarm: 5 cm

Belastung der Lendenwirbelsäule unter Berücksichtigung der „Zuggurtung" berechnen: ....

Anhang

Glossar

A

Abduktion/ Adduktion Mit Abduktion wird die Abspreizung einer Extremität vom Körper und mit Adduktion die Heranführung der Extremität zum Körper bezeichnet. Die Bewegung erfolgt in der Frontalebene und um die Sagittalachse.

Accommodation Devices Mit Accommodation Devices werden Krafttrainingssysteme bezeichnet, deren Widerstand sich in Abhängigkeit vom Gelenkwinkel des Trainierenden dem Betrag des momentan abrufbaren Muskelmoments des Trainierenden anpasst, z. B. über den Einsatz von Exzenterscheiben.

Achsen und Ebenen In der Sagittalebene wird der Arm aus der Tiefhalte um die Transversalachse nach vorn (Anteversion) und nach hinten (Retroversion) geschwungen. Wird der Arm vom Körper abgespreizt (Abduktion) und wieder zum Körper herangeführt wird (Adduktion), erfolgt die Bewegung in der Frontalebene und um die Sagittalachse.

Schließlich kann als 3. Hauptbewegung der hängende oder hoch erhobene Arm nach innen oder außen gedreht werden (Rotation); dies geschieht in der Horizontalebene und um die Longitudinalachse (Appell und Stang-Voss 1986, S. 27).

actio = reactio Nach dem Gegenwirkungsgesetz (3. newtonsches Axiom) wirkt immer ein Kräftepaar (actio = reactio), d. h. zu einer wirkenden Kraft (actio) wirkt immer eine gleich große Gegenkraft (reactio), z. B. die Bodenstützreaktion (reactio) bei einem Schlusssprung (actio) oder beim Sprung (actio) von einem schwimmenden Boot, das dann vom Ufer weggestoßen wird (reactio). Das Gegenwirkungsgesetz gilt auch für Aktionen ohne festen Stütz, z. B. bei der gekonnten Landevorbereitung beim Weitsprung.

Aerob-anaerobe Schwelle Es ist vor allem das Verdienst von Mader in den 1970er-Jahren, „das Laktat als leistungsdiagnostisches Kriterium in die Routine-Leistungsdiagnostik eingeführt zu haben. Er prägte den Begriff aerob-anaerobe Schwelle als den Bereich des Übergangs zwischen der rein aeroben zur partiell anaeroben laktazid gedeckten muskulären Energiestoffwechselleistung der Arbeitsmuskulatur unter den gegebenen Belastungsbedingungen. Die aerob-anaerobe Schwelle entspricht dem sogenannten maximalen Laktat-Steady-State (max_{LaSS}), also der Belastung, bei der Laktatbildung und Laktatelimination gerade noch im Gleichgewicht stehen […] bei der dann im Mittel das Laktat auf 4 mmol/l im peripheren Blut angestiegen ist“ (de Marées 2003, S. 462–463).

Aerobe Energiegewinnung Unter aerober Energiegewinnung versteht man Zellsysteme, die unter Sauerstoffverbrauch Energie produzieren, gewinnt bei einer Belastungsdauer von über 1 min zunehmend an Dominanz.

Afferenzen Die Erregungen, die über sensible Nervenfasern vom peripheren Nervensystem zum Zentralnervensystem geleitet werden, werden als Afferenzen bezeichnet. Die sensiblen Nervenfasern verbinden z. B. die Muskelspindeln mit dem Rückenmark. Es werden u. a. Erregungen weitergeleitet, die bei einer Dehnung des Muskels entstehen.

Agonist/ Antagonist Der Agonist ist ein Muskel (z. B. M. biceps brachii), der eine Aktion (hier: Flexion im Ellenbogengelenk) bewirkt, die der Aktion des Antagonisten (hier: M. triceps, Extension im Ellenbogengelenk) entgegenwirkt.
Mit Antagonist wird ein Muskel bezeichnet (z. B. M. triceps bei Flexion des Ellenbogengelenks), der den Agonisten (hier: den Beugern des Ellenbogengelenks: M. biceps, M. brachialis, M. brachioradialis) entgegenwirkt.

Aktionsformen der Muskulatur Die nachfolgend gelisteten Aktionsformen können mithilfe der Kraft-Geschwindigkeits-Relation nach Hill gegeneinander abgegrenzt werden:
Konzentrisch: dynamisch überwindend – der Muskel verkürzt sich.Exzentrisch I: dynamische nachgebend, bei kontrollierter Last – der Muskel verlängert sich.
Exzentrisch II: dynamisch nachgebend, bei unkontrollierbarer Überlast – der Muskel verlängert sich.
Isometrisch (statisch) I: die Muskellänge bleibt bei einer Last, die konzentrisch überwindbar wäre, konstant.
Isometrisch (statisch) II: die Muskellänge bleibt bei einer Maximallast konstant.

Allgemeine aerobe dynamische Ausdauer „Eine effektive Beanspruchung der allgemeinen aeroben dynamischen Ausdauer liegt bei Einsatz von mehr als 1/6–1/7 der Skelettmuskulatur, bei einer Beanspruchung von mehr als 50 % bis 70 % der maximale Kreislaufleistungsfähigkeit [typischerweise bei einer HF im Bereich 130/min bis 150/min] und einer Dauer von mindestens 10 Minuten vor“ (de Marées 2003, S. 311).

Anaerobe Energiegewinnung Unter anaerober Energiegewinnung versteht man Prozesse, die ohne Sauerstoff Energie produzieren, d. h. ATP wird aus Glykogen gewonnen und steht schnell, d. h. sofort nach Belastungsbeginn, zur Verfügung.

Anekdotische Evidenz Die anekdotische Evidenz ist eine informelle, ungewisse Annahme, z. B. über eine individuell effektive Trainingsmaßnahme. Sie hat im Vergleich zur empirischen Evidenz eine schwache argumentative Aussagekraft.

Anfangskraft, optimale Das Prinzip der optimalen Anfangskraft (Hochmuth 1982, S. 163) erklärt, dass eine Körperbewegung [z. B. Absprung], mit der eine hohe Endgeschwindigkeit erreicht werden soll, durch eine entgegengesetzt gerichtete Bewegung einzuleiten ist. Die Anfangskraft, bedingt durch die Ausholbewegung, sollte optimal und nicht maximal sein, denn ansonsten würde der größte Teil der Muskelkraft zur Abbremsung der Ausholbewegung benötigt. „Durch das Abbremsen der Gegenbewegung entsteht eine Anfangskraft, durch die der Kraftstoß (Impuls) vergrößert wird“ (Willimczik und Roth 1999, S. 56).

Arbeit bei Rotationsbewegungen
Ein konstantes Drehmoment M verrichtet bei einer Rotation eines Körpers um den Winkel α die folgende Dreharbeit (360° im Gradmaß entsprechen $2\pi r/r = 6,28$ rad im Bogenmaß):
$W_{rot} = M \times \alpha$ in Nm oder $W_{rot} = F \times r \times \alpha$ in Nm
Hier bedeuten:
W: Arbeit in Nm oder J M (= F × r): Drehmoment in Nm
α: Rotationswinkel im Gradmaß (°) oder Bogenmaß 1/rad
n: Anzahl der Umdrehungen

Arbeit bei Translationsbewegungen
$W_{Trans} = F \times (s_2 - s_1)$ in Nm oder J oder 1 kg m^2/s^2
Hier bedeuten:
W: Arbeit in Nm oder J F: Kraft in N
s: Weg in m

Arbeit und Energie
„Wird ein Körper 1 m weit durch eine konstante Kraft von 1 N bewegt, hat die äußere Kraft eine Arbeit von 1 Nm verrichtet […], je nach Auswirkung der Kraft: Beschleunigungsarbeit, Reibungsarbeit, Hubarbeit, Verformungsarbeit[…])" (Ballreich und Baumann 1988, S. 68).
Die Energie eines Systems befähigt das System, Arbeit zu verrichten (= Arbeitsvermögen). Die Mechanik unterscheidet zwischen kinetischer (E_{kin}), potenzieller (E_{pot}) und elastischer Energie (E_{elast}).
Für die kinetische Energie bei translatorischen Bewegungen gilt:
$E_{kin} = 1/2\ m \times v^2$ in Nm oder Joule.
Für die kinetische Energie bei rotatorischen Bewegungen gilt:
$E_{kin} = 1/2\ J \times \omega^2$ in Nm oder Joule
ω ist die Winkelgeschwindigkeit und J ist das Trägheitsmoment eines Körpers, der sich um seine Schwerpunktachse, z. B. eine rotierende Scheibe, dreht (hier: $J = 1/2\ m \times r^2$ in kg × m^2).
Definitionen und Energieeinheiten:
Ein Joule (1 J) ist diejenige Arbeit, die verrichtet wird (= Energie, die man einem Körper zuführt), wenn die Kraft 1 N über 1 m wirkt.
Energieeinheiten:
Joule (J) = Nm = Ws = kg m^2/s^2
1 Nm = 1 J
1 J ~ 0,24 cal
1 cal ~ 4,19 J
1 kJ = 10^3 J
1 kcal ~ 4,18 kJ ~ 4,19 × 10^3
1 kJ ~ 0,24 kcal
Für die potenzielle Energie gilt:
$E_{pot} = m \times g \times \Delta h$ in Joule oder Nm
Beispiel: Am oberen Umkehrpunkt von einem Squat Jump (Strecksprung aus der Hockposition) hat die Versuchsperson einen bestimmten Betrag an potenzieller Energie erzielt. Man unterscheidet 2 Formen der potenziellen Energie: gravitationsbedingte potenziellen Energie und elastische Energie.

Assessment
Der Begriff Assessment steht für die systematischen Erfassung des Gesundheitszustandes eines Patienten und ist ein Synonym zur systematischen Erfassung von Daten und zu ihrer Interpretation. Bartholomeyczik und Halek unterscheiden zwischen dem Prozess des Assessment und den Assessmentinstrumenten (Bartholomeyczik und Halek 2009, S. 130). In der physiotherapeutischen Praxis werden sowohl objektive als auch subjektive Methoden verwendet. Zu den objektiven Methoden rechnet man z. B. Umfangsmessungen und funktionelle Leistungstests, z. B. die Limb-Symmetry-Testung.

ATP und ADP
Das ATP-Molekül (Adenosintriphosphat) stellt den Zellen Energie bereit. Ein ATP-Molekül enthält 3 Phosphatreste, davon 2 Phosphatreste mit energiereichen Bindungen. Bei der Biosynthese von ATP wird Glukose und Sauerstoff in der Zelle über die Atmungskette und den Zitronensäurezyklus in Kohlendioxyd und Wasser umgewandelt.
Adenosindiphosphat (ADP) ist ein Nukleotid mit 2 Phosphatresten und nur 1 energiereichen Phosphatbindung.

Auftriebskraft, statische
Der statische Auftrieb eines Körpers im Wasser ist nach Archimedes gleich dem Gewicht des von ihm verdrängten Wasservolumens V_W, er hängt also vom spezifischen Gewicht des Fluids (z. B. Wasser) und vom Eintauchvolumen des Körpers ab:
$F_{st} = A\ (p_2 - p_1) = A\ \gamma_W\ (h_2 - h_1) = V_W \times \gamma_{W\ N}$
Hier bedeuten:
F_{st}: statischer Auftrieb N A: Fläche cm^2
$p_2 - p_1$: Druckdifferenz N/cm^2
$h_2 - h_1$: Höhe der Wassersäule in cm
$V_W \times \gamma_W$: Gewicht des verdrängten Wasservolumens in N

Auftriebskraft, dynamische
Siehe „Lift".

Autogene Hemmung
„Die Aktivität aus den Golgi-Sehnenorganen wirkt über langsamer leitende Nervenfasern (Ib-Fasern) und über mehrere Zwischenneurone hemmend auf den sich kontrahierenden Muskel (autogene Hemmung = Selbsthemmung) und fördernd auf seinen Gegenspieler [= Spannungskontrollsystem])" (de Marées 2003, S. 72).

Autologe Sehne
Eine autologe Sehne ist eine transplantierte körpereigene Sehne des Patienten.
Beispiel: Bei einer Kreuzband-OP werden meist autologe Sehnentransplantate für die Rekonstruktion verwandt.

Auxotonische Kontraktion
Bei einer auxotonische Kontraktion ändern sich gleichzeitig Muskellänge und Muskelspannung.

Axiom
Gültige Wahrheit, allgemein als absolut richtig anerkannter Grundsatz.

B

Behaviorismus
Der Behaviorismus ist eine Methode, die sich mit dem von außen objektiv beobachtbaren Verhalten eines Lebewesens, das sich als Reaktion auf einen Reiz ereignet, befasst, z. B. das Hundeexperiment von Pawlow.

Bernoulli-Effekt
Der Bernoulli-Effekt bezeichnet den Sachverhalt, dass in einer Röhre, deren Durchmesser in einem definierten Abschnitt kleiner wird, die Strömung im definierten Abschnitt schneller wird. Der Betrag des Wanddrucks einer strömenden Flüssigkeit, z. B. in einer Röhre oder einem Blutgefäß, ist umgekehrt proportional zur Strömungsgeschwindigkeit, d. h. der Wanddruck in der Röhre nimmt ab, wenn die Strömung beschleunigt wird.

Beweglichkeit
Die Fähigkeit, Gelenkbewegungen mit den erforderlichen Schwingungsweiten auszuführen, wird als Beweglichkeit bezeichnet. Aus funktionell-anatomischer Sicht liegen der Beweglichkeit die Gelenkigkeit und die Dehnfähigkeit zugrunde (Hohmann et al. 2007, S. 98).

„Beweglichkeit ist die Fähigkeit, Bewegungen gezielt und mit der erforderlichen Amplitude (= Schwingungsweite) willkürlich auszuführen" (Martin et al. 1993, S. 147). „Beweglichkeit ist die Fähigkeit, Bewegungen und Haltungen über die anatomisch mögliche Bewegungsreichweite der beteiligten Gelenke und Muskeln ausführen bzw. einnehmen zu können und dies bei einem annehmbaren, nicht schmerzhaften Dehngefühl und gegen eine submaximale, nicht hinderlichen Dehnwiderstand" (Klee 2017, S. 225).

Bewegungsimpuls Der Bewegungsimpuls p eines Körpers ist das Produkt aus seiner Masse m und der Geschwindigkeit v, mit der er sich bewegt:
$p = m \times v$ in kg × m/s oder in Ns.

Bewegungsrichtungen Abduktion/Adduktion, Flexion/Extension, Außenrotation/Innenrotation. Siehe auch „Körperachsen, Köperebenen, Lagebezeichnungen, Bewegungsrichtungen als Orientierungshilfen".

Bezugssystem Ein Koordinatensystem ist beispielsweise ein Gebilde, in dem sich orts- und zeitabhängige Größen eindeutig beschreiben lassen. Sowohl die Lage als auch die Bewegung von Objekten kann immer nur in Bezug zu einem Bezugssystem angegeben werden.

Biomechanik Die Biomechanik beschreibt, untersucht und bewertet biologische Systeme mit Begriffen, Gesetzmäßigkeiten und Methoden der Mechanik, Anatomie und Physiologie: „The study of forces acting on and generated within a body and of the effects of these forces on the tissues, fluids or materials used for diagnosis, treatment or research purposes (European Society of Biomechanics, nach B. Voelker 2011, S. 3).

Bodenstützreaktion Kraft, die beim ruhigen Stand der Gewichtskraft einer Person entgegenwirkt. Bei einer Landung, z. B. beim Abgang vom Hochreck oder nach einem Strecksprung, muss noch kinetische Energie abgeführt werden, d. h. der Betrag ist dann höher als beim ruhigen Stand.

Bogenmaß/ Kreiszahl π Das Bogenmaß eines Winkels entspricht der Länge des zu diesem Winkel gehörigen Kreisbogens des Einheitskreises: „Neben dem Gradmaß für Winkel wird ein Winkel im dimensionslosen Bogenmaß [rad ist keine Dimension] kommuniziert" (Bäumler und Schneider 1981, S. 39). Das Bogenmaß eines Winkels berechnet sich aus dem Verhältnis der jeweiligen Bogenlänge und dem dazu gehörigen Radius, z. B. 360° entsprechen dann 2 π r/r. Die Einheit für das Bogenmaß wäre m/m, man verwendet aber die „Dummy-Einheit" Radiant (rad), um zu verdeutlichen, dass es um einen Winkel geht.
Anmerkungen:
Die Kreiszahl π ist das Verhältnis des Umfangs eines Kreises zu seinem dazugehörigen Durchmesser. π ist eine mathematische Konstante mit dem Wert 3,14. Das Bogenmaß entspricht dem Quotienten aus Kreisumfang ($U = 2\,\pi\,r$) und Kreisradius r:
$2\,\pi\,r/r = 2\,\pi = 6{,}28$ rad entsprechen dann 360° und ein rad entspricht einem Winkel von etwa 57,3° (360°/6,28).
Umrechnungsformel für das Grad- in das Bogenmaß:
$x = \alpha/180° \times \pi$
Umrechnungsformel für das Bogenmaß in das Gradmaß
$\alpha = x/\pi \times 180°$

Bone Remodeling Knochenumbau; kontinuierlicher Prozess, bei dem Knochen abgebaut (Osteoklasten) und wieder neu gebildet (Osteoblasten) werden.

Borg-Skala Die Borg-Skala (Borg 1962) ist ein subjektives Bewertungsverfahren, um u. a. das körperliche Belastungsempfinden (= subjektiv registrierte Erschöpfung) zu quantifizieren.

Klassische Borg-Skala:
6 = überhaupt nicht anstrengend
7
8 = extrem leicht
9 = sehr leicht
10
11 = leicht
12
13 = etwas anstrengend
14
15 = anstrengend
16
17 = sehr anstrengend
18
19 = extrem anstrengend
20 = maximal anstrengend

1982 hat Borg noch seine sogenannte Category Ratio Scale für Funktionstestungen (z. B. den 6-Minuten-Gehtest, 6MWT) veröffentlicht:
0 = überhaupt keine Atemnot
0,5 = Atemnot knapp wahrnehmbar
1 = sehr milde Atemnot
2 = milde Atemnot
3 = mäßige Atemnot
4
5 = schwere Atemnot
6
7 = sehr schwere Atemnot
8
9
10 = maximale Atemnot

Boyle-Mariotte, Gesetz von Das Produkt aus dem Druck p und dem Volumen V einer abgeschlossenen Gasmenge ist bei gleichbleibender Temperatur konstant: Druck p × Volumen V = konst.

C

CCD-Winkel Centrum-Collum-Diaphysen-Winkel = Winkel zwischen Diaphyse und Schenkelhals.

Cosinus Der Cosinus eines Winkels ist das Verhältnis der Ankathete zur Hypotenuse.

Coxa vara, Coxa valga und normaler Schenkelhalswinkel (Winkel zwischen Schenkelhals und Oberschenkelknochen) Coxa vara: Schenkelhalswinkel < 120°.
Coxa vara: Schenkelhalswinkel > 130°.
Normaler Hüftwinkel: ca. 125° (bei Kindern 140°).

Cross-Education Cross-Education bedeutet, dass z. B. beim Krafttraining mit dem rechten Bein auch Trainingseffekte beim linken, z. B. eingegipsten Bein, das also nicht aktiv trainiert werden kann, festzustellen sind.

Crosslinks Vorteilhafte Crosslinks („Querverbindungen") stabilisieren z. B. fasziale Strukturen, z. B. Bindegewebe und Sehnen. Unvorteilhafte Crosslinks, die sich durch Verletzung oder Immobilisation entwickeln, bedingen u. a. Verklebung von Faszien. Anpassung der Crosslinks erfolgen durch gezieltes Beweglichkeitstraining nach Bewegungseinschränkungen. Die Querverbindungen bei Aktin und Myosin während der Muskelkontraktion werden ebenfalls als Crosslinks bezeichnet.

D

Dehnung Relative Längenänderung eines Köpers unter Belastung.

Dehnungsreflex, monosynaptischer Als Dehnungssensoren fungieren die Muskelspindeln, die parallel zu den quergestreiften Fasern im Muskel liegen. Der monosynaptische (= eine Synapse zwischen Sensor und dem Effektor) Dehnungsreflex ist ein Reflex, der durch Dehnung ausgelöst wird, z. B. der Patellarsehnenreflex (= Eigenreflex, d. h. Erregung und Antwort liegen innerhalb eines Organs).

Diagnostik In der Medizin Lehre von der Erkennung von Krankheiten.

Diaphyse Mittlerer Teil eines Röhrenknochens.

Dichte Die Dichte ist ein Quotient aus Masse und Volumen: $\delta = m/V$ in g/cm^3.

Dorsalflexion „Die Bewegungen des Fußes gegen den Unterschenkel erfolgen in zwei Gelenken, die als oberes und unteres Sprunggelenk bezeichnet werden. Das obere Sprunggelenk ist ein Scharniergelenk. In diesem Gelenk werden die Dorsalflexion (Heben der Fußspitze) und die Plantarflexion (Senken der Fußspitze) durchgeführt, oder bei feststehendem Fuß bewegt sich der Unterschenkel entsprechend nach vorne und hinten" (Appell und Stang-Voss 1986, S. 96).

Dorsalflexion/Plantarflexion Dorsalflexion: Flexion des Fußrückens in Richtung Schienbein (u. a. M. tibialis anterior).
Plantarflexion: Flexion in Richtung Fußsohle (u. a. M. triceps surae).

Drehimpuls Ein rotierender Körper besitzt einen Drehimpuls L. Der Betrag des Drehimpulses hängt vom Betrag des Trägheitsmoments J und vom Betrag der Winkelgeschwindigkeit ω ab.
$L = J \times \omega$ in $kg \times m^2/s$
Drehimpulserhaltungssatz: In einem abgeschlossenen System bleibt der Gesamtdrehimpuls konstant, wenn kein äußeres Drehmoment wirkt.
Die Drehimpulserhaltung kann mit dem Drehschemelexperiment anschaulich demonstriert werden.

Drehmoment Das Drehmoment M ist das Produkt aus einer wirkenden Kraft F und dem Hebelarm l, z. B. bei einer Wippe. Ein Moment ist immer die Bezeichnung für ein Produkt aus zwei physikalischen Größen (hier: F und l). Der Betrag des Hebelarms entspricht dem senkrechten Abstand l zwischen dem Angriffspunkt der Kraft F_{Kraft} bzw. der Last F_{Last} und der Drehachse, d. h. Kraft- oder Lastvektor bilden einen 90°-Winkel mit dem Kraft- oder Lastarm.

Drehmoment-Geschwindigkeits-Relation Die Veränderung des Kraftmoments als Funktion der Winkelgeschwindigkeit der Skeletthebel.

Drehmoment-Winkel-Relation Die Veränderung des Kraft- oder Lastmoments in Abhängigkeit vom Betrag des Gelenkwinkels, z. B. bei Flexion des Ellenbogengelenks.

Druck Die physikalische Größe Druck p ist ein Quotient aus einer wirkenden Kraft, z. B. einem Gewicht, und der Auflagefläche des Gewichts: $p=F/A$ in cN/cm^2.
Um "[…] den Druck auf einzelne Körperteile zu minimieren, muss die Landung [z. B. bei einem Judowurf] auf einer möglichst großen Fläche erfolgen. Bei der Fallschule seitwärts wird dies durch eine Dreipunktlandung ermöglicht" (Wick 2009, S. 225).

Druck, hydrostatischer Für den hydrostatischen Druck p_{hyd} gilt, wenn $\gamma = F_G/V$ (= spezifisches Gewicht, hier des Wassers: $1\ cN/cm^3$) und $F_G = \gamma \times A \times h$ (= Gewicht einer Wassersäule) und $p = F/A$ (= Druck):
$p_{hyd} = A \times h \times \gamma/A = h \times \gamma = h \times \delta \times g$
Hier bedeuten:
A: Fläche in cm^2
F_G: Gewichtskraft des eingetauchten Körpers in N
γ: spezifisches Gewicht des Wassers in cN/cm^3,
δ: Dichte des Wassers in g/cm^3
V: Volumen in cm^3
p_{hyd}: hydrostatischer Druck in 1 bar oder $10\ N/cm^2$
h: Wassertiefe in cm.

Druck, intraabdominaler Druck in der Bauchhöhle (normal: 0–5 mm Hg). Bei Werten > 20 mm Hg kommt es zur Abnahme der arteriellen Durchblutung und des venösen Rückstroms zum Herzen.

Duchenne-Hinken Pathologisches Bewegungsmuster beim Gehen, entsteht u. a. als kompensatorische Bewegung bei Schwäche der Hüftabduktoren.

E

Energie Fundamentale Größe in der Physik (Einheit: Joule). Energie ist notwendig, um mechanische Arbeit zu verrichten, Wärme abzugeben oder Licht auszustrahlen.
Details s. „Arbeit und Energie".

Evaluierung Eine fachgerechte Untersuchung und Bewertung.

Evidenz Gültigkeit, z. B. eines Fallberichts. Empirische Evidenz: Erfahrungen sind dann empirisch evident, wenn sie durch unsere Sinne oder durch experimentelle Verfahren zugänglich sind, z. B. bei Laborexperimenten mit einer Kraftmessplatte.

Extension = Streckung
Der Winkel zwischen den Knochenlängsachsen wird größer (siehe auch Flexion).

Extension/Flexion Siehe „Flexion/Extension".

F

Faszien Faszien sind Bindegewebestrukturen, die Muskeln und Organe umhüllen; sie separieren Muskeln, Organe,

Nerven und liefern dem Gehirn Informationen über Spannung und Druck in den Geweben.

Flaschenzug Vorrichtung mit Rollen und einem Seil; mit einem Flaschenzug können Gewichte leichter gehoben werden.

Flexion/ Extension = Beugung/Streckung
Bei Flexion wird der Winkel zwischen den Knochenlängsachsen kleiner.
Beispiel: Ellenbogengelenk:
- Der Gelenkwinkel wird bedingt durch die Flexoren kleiner.
- Der Gelenkwinkel wird bedingt durch die Extensoren größer.

Free Body Diagram (= Schnittprinzip) Am freigeschnittenen Körperteil, z. B. dem Unterarm, können die an ihm wirkenden Muskelkräfte analysiert werden, ohne die Wirkung dieser Kräfte auf den Restkörper zu berücksichtigen. Der Lernende stellt sich vor, dass er von außen am beteiligten Muskel zieht.

Freiheitsgrade Für die Bewegung im Raum werden Freiheitsgrade definiert (Kummer 2008), um die Anzahl möglicher Bewegungen, die das Gelenk ausführen kann, zu kommunizieren. Unter Freiheitsgraden versteht man in der Anatomie und Biomechanik die Anzahl der möglich Bewegungsachsen eines Gelenks. Pro Freiheitsgrad sind immer 2 Bewegungsrichtungen möglich, z. B. Flexion/Extension.
Ein im Raum frei beweglicher starrer Körper besitzt demnach 6 Freiheitsgrade, 3 rotatorische und 3 translatorische.
Translatorische Freiheitsgrade: vor/zurück, links/rechts, hinauf/hinunter.
Rotatorische Freiheitsgrade: Rotation um die Sagittalachse, Rotation um die Horizontalachse, Rotation um die Frontalachse.

Frequenzierung/ Superposition „Auf der Ebene der einzelnen motorischen Einheiten kann die Kontraktionskraft durch Steigerung der Aktivierungsfrequenz erhöht werden […]. Tritt ein zweites Aktionspotential auf, bevor die Muskelfaser mechanisch vollständig entspannt ist, so beginnt die zweite Zuckung auf einem höheren Kraftniveau, sie schaltet sich sozusagen auf die erste Zuckung auf und führt dadurch zu einem höheren Kraftbetrag als isolierte Einzelzuckungen (Superposition)“ (nach Gollhofer et al. 2009, S. 4).

Frequenzuhr (= Schlagzahluhr) Mithilfe einer Frequenzuhr können Bewegungszyklen pro Minute gemessen werden.

Frontalebene Eine Ebene, die den Körper in eine vordere und eine hintere Hälfte teilt.

G

Gleichgewicht Ein Körper ist im statischen Gleichgewicht, wenn er keine beschleunigte geradlinige Bewegung (Translation) und keine Drehbewegung (Rotation) erfährt (Brinckmann et al. 2000, S 39). „Ein starrer Körper ist dann im Gleichgewicht, wenn alle wirkenden Drehmomente gleich Null sind“ (Kuchling 1991).
Die Bewegungs- und Trainingswissenschaft unterscheiden stabiles-, labiles und indifferentes Gleichgewicht:
Der stabile Gleichgewichtszustand eines Körpers ist dadurch gekennzeichnet, dass er wieder in eine stabile Lage gelangt, wenn man ihn geringfügig aus der Ausgangslage herausbewegt oder kippt.
Beispiele: Die Schwerkraftresultierende trifft im Stand die Sohlenfläche/die Resultierende aus Gewichtskraft und Zentrifugalkraft trifft bei einem Skischwung die Skifläche.
Indifferenter (= neutraler) Gleichgewichtszustand: Bei Störung des indifferenten Gleichgewichtszustandes entsteht ein neuer Gleichgewichtszustand, indem das System zur Ruhe kommt.
Beispiel: Ein Ball, der auf einer ebenen Fläche liegt, dann eine kurze Strecke rollt und dann wieder zur Ruhe kommt.
Ein labiler Gleichgewichtszustand liegt dann vor, wenn eine geringe Lageveränderung des Körpers dazu führt, dass er sich aus der Ausgangslage bewegt.
Beispiel: Skischwung auf der Außenkante des Innenskis.

Golgi-Sehnenorgan „Im Bereich der Sehnen der Skelettmuskulatur befinden sich Sensoren, die sog. Golgi-Sehnenorgane, die aus kollagenen Bindegewebsfasern und einer sich zwischen diesen Fasern aufzweigenden markhaltigen Nervenfaser bestehen. Diese Sensoren registrieren Dehnung, sind zu den Fasern der Arbeitsmuskulatur in Serie (‚hintereinander‘) geschaltet und damit Messfühler für Spannungs- und Kraftänderungen des Muskels. Sie werden durch passive Dehnung des Muskels und besonders empfindlich durch Kraftzunahmen infolge Muskelkontraktion aktiviert. Auf diese Weise erhalten die Motoneurone ständig Informationen über die Länge und den Spannungszustand der von ihnen versorgten motorischen Einheiten“ (de Marées 2003, S. 71).

Gradmaß Das Gradmaß ist ein Winkelmaß, d. h. 1° ist definiert als der 360. Teil eines Vollkreises (360°).

Grundlagenausdauer GA I Das Training der Grundlagenausdauer GA I: „Beim aeroben Ausdauertraining besteht zwischen Sauerstoffaufnahme und Sauerstoffverbrauch ein Gleichgewicht (= steady state).“ Grenzwerte: Laktat 2–3 mmol/l, Pulswerte 120/min bis 130/min (Rudolph 2008, S. 41).

Grundumsatz/ Gesamtumsatz Der Grundumsatz garantiert die Funktionsbereitschaft der Zellen plus den Energiebedarf ständig tätiger Organe: 1 kg Körpermasse benötigt pro Stunde eine Energiemenge von ca. 4 kJ (etwa 1 Watt/kg/h).
Gesamtumsatz = Grundumsatz + Arbeitsumsatz (nach de Marées 2003, S. 386)

Gütekriterien Mithilfe der Gütekriterien kann die Qualität von Erhebungsverfahren bestimmt werden. Die Hauptgütekriterien sind: Objektivität, Reliabilität, Validität.

H

Halteren (auch: Halteres) Sprunggewichte (in jeder Hand 1,5 kg bis 2 kg Masse) beim antiken Weitsprung. Der Weitsprung der Griechen bestand aus mehreren Sprüngen, die genaue Durchführung ist heute unklar. Die besten Athleten sprangen über 15 m weit.

Hebelgesetz Die Physik unterscheidet ein- (= Unterarm und M. biceps brachii) und zweiseitige Hebel. Ein zweiseitiger Hebel, z. B. eine Wippe, ist dann im Gleichgewicht, wenn für die Kräfte F und Abstände der wirkenden Kräfte vom Drehpunkt l gilt:

$$F_{\text{links v. Drehpunkt}} \times l_{\text{links v. Drehpunkt}} = F_{\text{rechts v. Drehpunkt}} \times l_{\text{rechts v. Drehpunkt}}$$

Hemiparese Die erhebliche motorische Einschränkung (unvollständige Lähmung) einer Körperseite.

Hemiplegie Die vollständige Lähmung einer Körperseite („Halbseitenlähmung").

Hill, Kraft-Geschwindigkeits-Relation Nach Hill (1938) nimmt das Kraftpotenzial eines Muskels mit abnehmender Kontraktionsgeschwindigkeit zu. Die Muskelkraft ist im isometrischen Zustand maximal. Die generierte Kraft bei exzentrischen Kontraktionen ist größer als die isometrische Maximalkraft. Die mechanische Leistung ($P_{max} = F \times v$ in W) von einem isolierten Muskel erreicht bei ungefähr 30–35 % von v_{max} und 30 % von F_{max} ihren maximalen Wert; bei einer Muskelgruppe sind die prozentualen Werte höher.

Holten-Diagramm Am linken Zweig des Holten-Diagramms sind die prozentualen Anteile von der Maximallast (= 1er-Wiederholung) und am rechten Zweig des Diagramms die Anzahl der Wiederholungen, die mit der jeweiligen Last möglich sind, aufgetragen.

I

Impingement-Syndrom Schmerzhafte Einklemmung von Sehnen oder Muskeln im Gelenk.

Impulsänderung Integral einer Kraft F über das Zeitintervall Δt. Die Impulsänderung (Krafstoß) ist eine vektorielle Größe und beschreibt die Änderung des Bewegungszustandes eines Körpers, z. B. Stützreaktion × Zeit, mit denen das Sprungbein bei einem Hochsprung agiert.

Intervallmethode/ Wiederholungsmethode Die Intervall- und Wiederholungsmethode sind durch die Kombination aus Belastungs- und Erholungsphasen gekennzeichnet. Bei der extensiven Intervallmethode ist die Pause kürzer als die Belastungszeit. Bei der intensiven Intervallmethode ist die Pause größer als die Belastungszeit. Für die Wiederholungsmethode ist die (nahezu) vollständige Erholung während der Pause kennzeichnend.

K

Karvonen-Formel Die Karvonen-Formel eignet sich für die individualisierte Bestimmung von Intensitätsvorgaben (hier: Herzfrequenz HF):
$Hf_{train} = HF_{Ruhe} + (HF_{max} - HF_{Ruhe}) \times$ Faktor
Der Faktor für den Übergangsbereich extensive Belastung → intensive Belastung beträgt 0,6.

Kinästhetik Lehre von den Bewegungsempfindungen.

Kinematik Die Kinematik beschreibt Bewegungen u. a. mit den Größen Weg s in m, Zeit t in s, Geschwindigkeit v in m/s, Beschleunigung a in m/s^2, Zyklusfrequenz ZF in min^{-1} und Zyklusweg ZW in m. Die verursachenden Kräfte werden nicht berücksichtigt.

Kinetik Die Kinetik beschäftigt sich mit Kräften, die auf den Körper wirken.

Kontraktion, exzentrische Bei exzentrischen Kontraktionen (negativ-dynamisch, nachgebend) ist die zu bewältigende Last größer als die Muskelspannung. Dabei kann der Muskel sein Kraftpotenzial maximal ausschöpfen und seine höchste Kraft entwickeln. In der Physiotherapie wird der Begriff allerdings auch dann verwendet, wenn keine Überlast vorliegt.

Kontraktion, isometrische Eine Muskelkontraktion, bei der die Muskelspannung konstant bleibt oder sich verändert und bei der die Muskellänge sich nicht verändert.

Kontraktion, isotonische Eine Muskelkontraktion, bei der sich die Länge der Muskelfasern verändert und die Muskelspannung gleich bleibt. Rein isotonische Kontraktionen kommen im Alltag selten vor.

Kontraktion, konzentrische Bei der konzentrischen Muskelkontraktion (= positiv-dynamisch, überwindend) verkürzt sich der Muskel, und die intramuskuläre Spannung nimmt zu, z. B. bei einem Klimmzug an der Reckstange.

Koordination, intermuskuläre Zusammenwirken verschiedener Muskeln bei einem gezielten Bewegungsablauf (Hollmann und Hettinger 1990).

Koordination, intramuskuläre Die intramuskuläre Koordination kennzeichnet „das Nerv-Muskel-Zusammenwirken innerhalb eines Muskels. Hierfür stehen 3 Regulationsmechanismen zur Verfügung:
- Rekrutierung: Anzahl der in einem Kontraktionsvorgang eingesetzten (rekrutierten) motorischen Einheiten;
- Frequenzierung: Erregungsfrequenz der Motoneurone, d. h. die zeitliche Dichte der Nervenimpulse" (Neumaier 2003, S. 40);
- Synchronisation: Gleichzeitige Aktivierung von Motoneuronen (Zatsiorsky und Kraemer 2006).

Koordination/ Koordinationsformel Koordination: Das „geordnete Zusammenspiel von [Teilbewegungen], Organen und Organsystemen zur Gewährleistung einer bestimmten Funktion" (Hegner 2006, S. 254).
Koordinationsformel:
Koordinationstraining= beherrschte Fertigkeit + Informationsanforderung + Druckbedingungen (Roth 1998; Neumaier 2006).

Koordination/ koordinative Anforderungen von Bewegungsaufgaben
- Informationsdruck (z. B. optischer Druck, etwa bei einer Skiabfahrt im Nebel).
- Ausführungsdruck (z. B. Zeitdruck, etwa beim Start zum 100-m-Lauf).
- Gleichgewichtsdruck (z. B. beim Balancieren).

Koordination/ koordinative Fähigkeiten/ Fertigkeiten Die „koordinative Fähigkeiten kennzeichnen individuelle Differenzen im Niveau der Bewegungssteuerung und -regelung und der Informationsverarbeitung. Ihrem Fähigkeitscharakter entsprechend repräsentieren sie jeweils technikübergreifende Leistungsvoraussetzungen" (Roth und Willimczik 1999, S. 243).
Hotz (1986, S. 27) unterscheidet z. B. 7 koordinative Fähigkeiten: Gleichgewichtsfähigkeit, Orientierungsfähigkeit, Differenzierungsfähigkeit, Reaktionsfähigkeit, Kopplungsfähigkeit, Umstellungsfähigkeit, Rhythmisierungsfähigkeit.
„Die koordinativen Fähigkeiten bilden – nach vorherrschender Auffassung – die zentrale Basis für das, was man als motorische Intelligenz, Lernfähigkeit, Begabung oder Talent bezeichnet" (Roth 1989, S. 85).
Geschlossene koordinative Fertigkeiten: Situationsgemäße Aufgabenlösungen, z. B. Flickflack am Boden (Brehm 1998), d. h. Umfeld und Ausführungsanforderungen sind festgelegt und gleichbleibend.

Offene koordinative Fertigkeiten werden unter variierenden Umweltanforderungen realisiert, z. B. Ski alpin.

Koordinatives Anforderungstraining Das Koordinationstraining ist die Auseinandersetzung mit bisher noch nicht oder eher selten bewältigten „Ausführungs- und/oder Informationsanforderungen". *Beispiel:* Hopserlauf (= Ausführungsdruck) im brusttiefen Wasser mit geschlossenen Augen (Informationsdruck) und Armkreisen rückwärts.
Grundformel für das koordinative Anforderungstraining (Roth 1989, S. 90–92): Formel für das Koordinationstraining = Einfache (gekonnte) Fertigkeit + Informationsdruck (z. B. mit geschlossenen Augen üben) + Ausführungsdruck (z. B. unter Zeitdruck üben).

Kopflot und die 4 Wirbelsäulenkrümmungen Die geringsten Gelenkbelastungen ergeben sich aus einer Körperhaltung im Stand, wenn das sogenannte Kopflot vom äußeren Gehörgang zum Os naviculare verläuft und die Wirbelsäule 4 Krümmungen aufweist.

Kopplung, simultane Die gleichzeitige Ausführung von Teilbewegungen, z. B. Hopserlauf mit Armkreisen vorwärts.

Kopplung, sukzessive Mit sukzessiver Kopplung werden nacheinander ausgeführte, d. h. gekoppelte Bewegungszyklen bezeichnet, z. B. Hopserlauf und dann Schlusssprünge und dann einbeiniges Hüpfen etc.

Körperachsen, Köperebenen, Lagebezeichnungen, Bewegungsrichtungen als Orientierungshilfen
- Hauptachsen: Sagittalachse (= Pfeilachse), Transversalachse (= Querachse), Longitudinalachse (= Längsachse).
- Hauptebenen: Sagittalebene, Transversalebene, Frontalebene.
- Lagebezeichnungen: kranial/kaudal, ventral/dorsal, superior/inferior, distal/proximal.
- Bewegungsrichtungen: Abduktion/Adduktion, Flexion/Extension, Außenrotation/Innenrotation.

Körperschwerpunkt (KSP) Der Körperschwerpunkt (KSP) ist ein konstruierter, fiktiver Punkt, seine Positionierung ist von der jeweiligen Rumpf-, Arm- und Beinposition abhängig. Der KSP liegt, wenn die Person sich in vertikaler Position befindet und die Arme in Neutral-Null-Position am Körper angelegt sind, über Hüfthöhe. Der KSP ist Angriffspunkt der Schwerkraftresultierenden (siehe auch Volumenmittelpunkt VM) und ein wichtiger Bezugspunkt für biomechanische Analysen. Der KSP verschiebt sich bei Arm-, Bein- oder Rumpfbewegungen. Die Position des KSPs kann mit einer Schwerpunktplattform oder mit der grafischen Methode bestimmt werden.

Kraft *Aspekt Mechanik:* Eine Kraft mit der Größe 1 N beschleunigt einen Körper mit der Masse 1 kg in 1 s um die Geschwindigkeit 1 m/s.
Aspekt Motorik: „Kraft ist die Fähigkeit […], mit Muskelkontraktionen Widerstände zu überwinden (konzentrische Belastung]), ihnen entgegenzuwirken (exzentrische Belastung bei Überlast]) oder sie zu halten (statische Belastung)" (Grosser et al. 1993, S. 34). Bei seiner Ruhelänge kann der Muskel den größten Kraftbetrag entwickeln.
Maximalkraft
Wenn eine Last, z. B. beim Bankdrücken, gerade 1 × bewegt werden kann. Training der Maximalkraft: u. a. mit Einer-Wiederholungen und mit relativ langen Pausen.
Kraftausdauer
Die Kraftausdauer ist die Fähigkeit, einen Bewegungswiderstand über eine gewisse Zeit, also statisch oder dynamisch, bewältigen zu können (Hohmann et al. 2003). Eine gut ausgeprägte Kraftausdauer minimiert den belastungsbedingten Abfall der Kraftimpulse bei wiederholt ausgeführten Bewegungsabläufen.
„Die Kraftausdauer wird durch die Maximalkraft, die Leistungsfähigkeit des Energiestoffwechsels und die Ermüdungsresistenz des Nervensystems bestimmt" (Hegner 2006, S. 130).

Kraftdefizit Autonom geschützte Kraftreserve, die nur im Notfall aktiviert werden kann.

Kraftfähigkeit Die Kraft ist die Fähigkeit, mit Muskelkontraktionen Widerstände zu überwinden (Grosser et al. 1993, S. 34). „Erscheinungsformen der menschlichen Kraft: Maximalkraft, Startkraft, Explosivkraft, Schnellkraft, Reaktionskraft, Kraftausdauer" (Hegner 2006, S. 254).
Die maximale Kraftentwicklung findet statt bei einer Sarkomerlänge von ca. 2 µm (Ruhelänge des Muskels).

Kraft-Längen-Diagramm Das Kraft-Längen-Diagramm eines Sarkomers kennzeichnet die aktive Kraftentwicklung des Sarkomers (Enoka 2008, S. 230).

Kraftlinie Die Kraftlinie eines Muskels entspricht der Hauptrichtung der Kraftentfaltung und kann in eine Rotations- und Gelenkkomponente zerlegt werden.

Kraftmoment Produkt aus Kraft und Kraftarm.

Kraftresultierende Die Kraftresultierende ergibt sich aus der geometrischen Addition zweier Kräfte. Eine Kraft ihrerseits kann in Komponenten zerlegt werden. Zum Beispiel kann die Gewichtskraft eines Körpers auf einer schiefen Ebene in die Komponente Hangabtriebskraft und die Komponente Normalkraft zerlegt werden.

Kraftschnelligkeit/Schnellkraft Die Kraftschnelligkeit/Schnellkraft sind Fähigkeiten für das schnelle Überwinden von Widerständen. Die Trainingswissenschaft unterscheidet:
- Kraftschnelligkeit: relativ große Widerstände,
- Schnellkraft: relativ geringe Widerstände.

Kraftstoß/Bewegungsimpuls Der Kraftstoß (= die Impulsänderung) ist das Produkt $F \times \Delta t$ aus der Kraft F und dem Zeitraum Δt, in dem diese Kraft wirkt. Der Kraftstoß $F \times \Delta t$, der auf einen Körper wirkt, ändert dessen Bewegungsimpuls um Δp. Der Kraftstoß entspricht der Fläche unter einem Kraft-Zeit-Diagramm und ist eine vektorielle Größe, die den Bewegungsimpuls ändert:
$F \times \Delta t = m \times \Delta v$ in Ns
Kraftstoß = Impulsänderung

Kreiszahl π Siehe „Bogenmaß/Kreiszahl π".

Lagebezeichnungen Kranial/kaudal, ventral/dorsal, superior/inferior, distal/proximal.
Siehe auch „Körperachsen, Köperebenen, Lagebezeichnungen, Bewegungsrichtungen als Orientierungshilfen".

L

Law of Effect Das Law of Effect (nach Thorndike, 1874–1949) besagt, dass Lernen ein Ergebnis einer Verhaltenskonsequenz ist (= operante Konditionierung). Das bedeutet: Führt eine

Verhaltensweise zu einer positiven Konsequenz, z. B. zu einer Feel better Sensation nach einem aeroben Ausdauertraining, dann wird die Verhaltensweise öfter von dem Trainierenden wiederholt. Handlungen, die für den Handelnden erfolgreich sind, werden besonders gut im Gedächtnis gespeichert und von ihm häufiger ausgeübt.

Lernen, explizites Die expliziten (= ausdrücklich, deutlich) Informationen werden bewusst wahrgenommen und beim Lernen eingesetzt. „Explizite Gedächtnisinhalte können durch den bewußten Akt des ‚Sich-an-etwas-Erinnerns' zurückgeholt werden" (Kandel et al. 1995, S. 672).

Lernen, implizites Implizites Lernen ist die „Erfahrungsnutzung, die unabhängig von einem Erinnerungsbewusstsein Effekte zeigt" (Perrig1991, S. 204). Ausgeführte Aktionen können vom Lernenden oft nicht artikuliert werden, d. h. „die Bildung und der Abruf von Gedächtnisinhalten sind nicht unbedingt an bewusste Aufmerksamkeit oder kognitive Vorgänge gebunden" (Kandel 1995, S. 673).

Lernen, motorisches „Motorisches Lernen ist die erfahrungsabhängige und relativ überdauernde Veränderung der Kompetenz, in bestimmten Situationen durch ein bestimmtes Verhalten bestimmte Effekte zu erzielen. In dieser Definition werden motorische Aktionen (engl. „response") auf der einen Seite mit situativen Bedingungen (engl. „stimulus") und auf der anderen Seite mit resultierenden Situationsänderungen in Beziehung gesetzt" (Hossner und Künzell 2003, S. 134).

Lift Der dynamische Auftrieb (= Querkraft), bewirkt, dass ein flacher Stein bei einem geschickten Wurf im Wasser hüpft. Der dynamische Auftrieb wirkt senkrecht zur Strömungsrichtung und kann einen Körper anheben oder stabilisieren. Einem Schwimmer hilft er, seine Körperposition zu halten oder sich effizient fortzubewegen, indem er die Schwerkraft teilweise ausgleicht (den Körper nach oben drückt).

M

Maßeinheit Festgelegte Größe, die als Referenz dient, um physikalische Größen, z. B. Länge, Masse, Zeit oder Temperatur zu messen, quantitativ zu beschreiben und vergleichbar zu machen.
Die Zehnerpotenzen sind leitendes Kriterium:
- Millimeter: 1 mm = 10^{-3} m
- Mikrometer:1 µm = 10^{-6} m
- Nanometer: 1 n = 10^{-9} m

Mathematische Symbole – eine Auswahl Δ (Delta) steht für eine Differenz, Ziffer ohne Δ steht für eine absolute Zahl, z. B. $\Delta x = x_2 - x_1$
Σ (Sigma, Summenzeichen), z. B. $\Sigma x_i = x_1 + x_2 + x_3$
π: Pi
∫: Integral
sin: Gegenkathete/Hypotenuse (Sinus)
cos: Ankathete/Hypotenuse (Cosinus)
tan: Ankathete/Gegenkathete (Tangens)
cot: Gegenkathete/Ankathete (Cotangens)
<: kleiner als
>: größer als
≤: kleiner als oder gleich
≥: größer als oder gleich
√: Wurzelzeichen
27°: 27 Grad
3^2: Exponent, Exponentation bzw. Potenzieren: 3 × 3=9
%: Prozent (1/100)
‰: Promille (1/1000)
~: Ähnlichkeit, Circa-Wert
±: Plus- und Minusoperationen: 10 ± 3: experimentell bestimmter Wert liegt zwischen 7 und 13 (z. B. nach einer Fehlerberechnung)
≠: ungleich

Maximalkraft Wenn eine Last, z. B. beim Bankdrücken, gerade 1 × bewältigt werden kann. Training der Maximalkraft: u. a. mit Einer-Wiederholungen und mit relativ langen Pausen.

Mechanische Leistung Die mechanische Leistung P ist der Quotient aus Arbeit W und Zeit t bzw. das Produkt aus der aufgewendeten Kraft F und der Geschwindigkeit v. Die Gleichung gilt nur für konstante Geschwindigkeiten. Bei Beschleunigungen und Verzögerungen muss immer die dann wirkende Trägheitskraft auch berücksichtigt werden.
Mechanische Leistung an Land:
$P_{Land} = W/t = F \times s/t = F \times v$ in Nm/s J7 s oder oder W
Hier bedeuten:
P: mechanische Leistung in Nm/s oder W
W: Arbeit in Nm
t: Zeit in s
s: Weg in m
F: Kraft in N
v: Geschwindigkeit in m/s
Mechanische Leistung im Wasser:
$P_{Wasser} = F_{W \times} v = 1/2 (c_w \times A \times \rho \times v^3)$ in Nm/s oder J/s oder W
Hier bedeuten:
F_W: Wasserwiderstand in N
v: Geschwindigkeit in m/s
c_w: Widerstandsbeiwert (dimensionslos)
A: Querschnittsfläche in cm^2
ρ: Dichte in g/cm^3

MET (Metabolic Equivalents of Tasks) Die Belastungsintensität kann u. a. mit METs (Metabolic Equivalents of Tasks) quantifiziert und kommuniziert werden. Eine metabolische Einheit (1 MET =16,8 W) entspricht etwa 3,5 ml O_2 pro Minute und pro kg Körpergewicht (1 kcal/kg) unter Ruhebedingungen (Ainsworth et al. 2000). „Unter MET wird hierbei der Multiplikationsfaktor verstanden, um den, bei einer gegebenen Belastung, der Sauerstoffbedarf von 3,5 ml/kg Körpergewicht in Ruhe ansteigt" (Rost et al. 2001, S. 49).

Miculicz-Linie Der Verlauf der Miculicz-Linie verbindet den Hüftkopf mit dem Mittelpunkt des Sprunggelenks und dokumentiert eine zentrische oder exzentrische Belastung der Kniegelenke.
- Normal: Die Linie verläuft mitten durch das Kniegelenk.
- Genum valgum (X-Stellung): Die Tragelinie ist lateral verschoben.
- Genum varum (O-Stellung): Die Tragelinie ist nach medial verschoben.

Modell, biomechanisches „Biomechanische Modelle sind verkürzte, pragmatische Abbildungen des Modelloriginals" (Ballreich und Baumann 1988, S. 110).
Beispiele: der Körperschwerpunkt des menschlichen Körpers oder der Volumenmittelpunkt des vom Körper

verdrängten Wasservolumens oder zweidimensionale Abbildungen eines Bewegungsablaufes oder das Free Body Diagram.

Moment Das Moment ist die Drehwirkung einer Kraft, es entspricht bei Rotationsbewegungen der physikalischen Größe Kraft bei Translationsbewegungen. Man unterscheidet sprachlich Last- und Kraftmomente, die in der Mechanik nicht unterschieden werden.

Motiv Die innere „Triebfeder", etwas Bestimmtes zu tun.

Motivation Man unterscheidet:
- Intrinsische Motivation, d. h. Antrieb von innen.
- Extrinsische Motivation, d. h. z. B. Aussicht auf eine Belohnung.
- Anforderungsorientierte Motivation, d. h. eine Bewegungsaufgabe reizt.
- Kontextorientierte Motivation, d. h. Effekt auf das soziale Umfeld,

Motorik Die einer von außen sichtbaren Bewegungshandlung zugrunde liegende Gesamtheit aller Steuerungs- und Funktionsprozesse wird als Motorik bezeichnet. So gesehen ist die Bewegung die äußere Verlaufsform innerer motorischer Prozesse (Grosser et al. 1987, S. 14). „Nach dem Kriterium der Bewegungsgebundenheit lassen sich die Motorikmerkmale nach motorischen Fertigkeiten (motor skills, technikgebunden) und motorische Fähigkeiten (motor abilities, technikungebunden) unterscheiden. In der sportwissenschaftlichen Motorikforschung werden im Bereich der motorischen Fähigkeiten üblicherweise energetisch bedingte konditionelle Fähigkeiten von zentralnervös bedingten koordinativen Fähigkeiten abgegrenzt" (Wollny 2003, S. 375).

Motorische Einheit Die kleinste vom ZNS beeinflussbare Einheit (= motor unit) ist eine motorische Vorderhornzelle (α-Motoneuron) mit den von ihr gesteuerten Muskelfasern, diese zentralnervöse Einheit wird als motorische Einheit bezeichnet (Sherrington 1932).

Motorische Einheit/Alles-oder-Nichts-Gesetz Die Muskelfasern einer motorischen Einheit werden immer von ein und demselben Motoneuron innerviert und auf diese Weise alle gleichzeitig kontrahiert. Wird eine motorische Nervenzelle aktiviert, kontrahieren alle Muskelfasern dieser Einheit (Alles-oder-Nichts-Gesetz) (Gollhofer et al. 2009, S. 42).
Die motorischen Einheiten werden unter Berücksichtigung der biochemischen Eigenschaften in 3 Gruppen eingeteilt:
- Slow Twitch Fibres (S): Langsam kontrahierende, rote Muskelfasern, ermüdungsresistente Fasern mit niedriger Aktivierungsschwelle, d. h. sie werden als Erstes innerviert, liefern geringe Kraftbeträge, sind vorwiegend bei tonischer Haltearbeit aktiv.
- Fatigue Twitch, Fatigue resistant Fibres (FT, intermediate): Relativ ermüdungsresistent; Motoneuronen mit einer mittleren Aktivierungsschwelle.
- Fast fatiguable Fibres (FF): Weiße Muskelfasern, die von großen Motoneuronen innerviert werden; sie haben die höchste Aktivierungsschwelle, werden nur bei sehr hohen Kraftanforderungen rekrutiert, sehr schnelle Ermüdung.

Muskelausdauertraining Die Intensität beim Training der Muskelausdauer soll etwa 30 % bis 40 % des „One Repetition Maximum" (1 RM) betragen. Ein Trainingsbeispiel: Wiederholungszahl pro Satz: n=25, Anzahl der Sätze pro Muskelgruppe: n = 3–5, Satzpause: 3 min.

Muskelfasertypen Man unterscheidet im Wesentlichen 3 Typen: Slow Twitch (ST-Fasern), Intermediate und Fast Twitch (FT/FTG)-Fasern (siehe auch „Motorische Einheit/Alles-oder-Nichts-Gesetz" oben).

Kontraktionsgeschwindigkeit niedrig (ST)	Kontraktionsgeschwindigkeit schnell (Intermediate)	Kontraktionsgeschwindigkeit sehr schnell (FT/FTG)
Ausdauer hoch (ST)	Ausdauer mittel (Intermediate)	Ausdauer gering (FT/FTG)
Kraft gering (ST)	Kraft mittel (Intermediate)	Kraft hoch (FT/FTG)

Muskelkraft Die Muskelkraft ist die Fähigkeit des neuromuskulären Systems, Spannung zu erzeugen, mit dem Zweck,
- bei isometrischer Arbeitsweise den äußeren und inneren Kräften einen statischen Widerstand entgegenzusetzen,
- bei dynamisch-konzentrischer Arbeitsweise die äußeren und inneren Widerstände zu überwinden,
- bei dynamisch-exzentrischer Arbeitsweise Kräften bremsend, dynamisch-nachgebend entgegenzuwirken (Hegner 2006, S. 126).

Muskelleistungsschwelle (MLS) Maximum der mechanischen Muskelleistung, das beim Einzelmuskel etwa bei 30–35 % der maximalen Last, bei Muskelgruppen etwa bei 50–60 % des konzentrischen Lastmaximums liegt (Martin 2001).

Muskelspindel Die Muskelspindeln registrieren den Dehnungszustand der Skelettmuskulatur, sie schützen den Muskel vor Überdehnung. „Beim Dehnungsreflex fungiert die sog. Muskelspindel als Dehnungssensor. Die Muskelspindeln liegen parallel zu den quergestreiften Fasern im Muskel. [...] bei Zunahme der Spindelerregung wird der Muskel gegen die dehnende Kraft verkürzt" (de Marées 2003, S. 69).

Muskeltonus Der passive Widerstand eines Muskels gegen eine Änderung der Muskellänge.

Muskulatur (parallelelastische/serienelastische/kontraktile Elemente) Elastische Elemente des Muskels sind u. a. Myosin-Querbrücken und Sehnen (serienelastische Elemente) und Zellmembranen der Muskelfasern und Bindegewebe (parallelelastische Elemente).

Ein kontraktiles Element des Muskels ist z. B. der Aktin-Myosin-Titin-Nebulin-Komplex.

Muskulatur, ischiokrurale Zweigelenkige Muskulatur der Oberschenkelrückseite (Ursprung Os ischii, Ansatz am Unterschenkel=Crus). Funktion: Flexion des Kniegelenks, Extension des Hüftgelenks: M. biceps femoris, M. semitendinosus, M. semimembranosus.

Muskulatur: M. biceps brachii
- Ursprung: Caput longum (tuberculum supraglenoidale) und Caput breve (processus coracoideus)
- Ansatz: Tuberositas radii
- Funktionen: Flexion und Supination im Ellenbogengelenk, Innenrotation, Abduktion, Anteversion im Schultergelenk

N

Negativmoment Das muskuläre Drehmoment ist kleiner als das Lastmoment (exzentrisches Muskeltraining).

Neutral-Null-Methode Mit der Neutral-Null-Methode (Debrunner 1976) werden die Ausprägungen der Gelenkwinkel nach einem vorgegebenen Schema kommuniziert. Neutral-Null-Stellung bedeutet aufrechte Stellung mit den Armen in Tiefhalte. Jede von der Neutral-Null-Stellung abweichende Extremitätenposition wird in Winkelgraden ausgedrückt.
Beispiel: Ellenbogengelenk: 3–0–120 (Extension – Neutral-Null-Stellung – Flexion). Bei eingeschränkter Extension: 0–35–120 (Neutral-Null-Stellung kann also nicht realisiert werden).
Die 1. Zahl steht immer für eine Bewegung, die vom Körper wegführt (z. B. Extension), die letzte Zahl steht für eine Bewegung, die zum Körper hinführt (z. B. Flexion). Die Messung erfolgt in den von der Versuchsperson realisierbaren Endstellungen.

O

Operante Konditionierung Die operante (eine bestimmte Wirkungsweise in sich habend) Konditionierung ist eine bekannte Lerntheorie des Behaviorismus. „Beim operanten Konditionieren wird ein spontan auftretendes Verhalten durch Belohnungen verstärkt. Aufgrund der damit einhergehenden Bedürfnisbefriedigung wird nach dem „Law of Effect“ (Thorndike 1931) eine entsprechende RE-Verbindung fixiert (R=response, E=effect, d. h. Belohnung) und damit die Auftretenswahrscheinlichkeit des Verhaltens erhöht“ (Hossner und Künzell 2003, S. 135). Lernen ist demnach (nach Thorndike, 1874–1949) das Ergebnis von Verhaltenskonsequenzen. Das bedeutet: Hat eine Verhaltensweise eine positive Konsequenz zur Folge, so wird die Verhaltensweise öfter wiederholt. Operantes Verhalten ist demnach eine Reaktion, die nicht von einem auslösenden Reiz abhängt, sondern von der Auswirkung dieser Reaktion.

Osteoklasten Osteoklasten sind auf den Knochenabbau spezialisiert.

Osteoplasten Osteoplasten produzieren Knochensubstanz.

Paraplegie Die Paraplegie ist eine doppelseitige, komplette Querschnittslähmung; dabei können die unteren Extremitäten, der Gesäß-, der Bauch- und der untere Brustbereich betroffen sein.

P

Parese Der teilweise, mehr oder weniger stark ausgeprägte Ausfall motorischer Funktionen von einem einzelnen Muskel, einer Muskelgruppe oder einer Extremität.

Plantarflexion/Dorsalflexion Plantarflexion: Flexion in Richtung Fußsohle (u. a. M. triceps surae).
- Dorsalflexion: Flexion des Fußrückens in Richtung Schienbein (u. a. M. tibialis anterior).

Plegie Komplette Lähmung von Körperteilen (Paraplegie, Tetraplegie, Hemiplegie).

Prävention Durch gezielte Maßnahmen Krankheiten vermeiden.
- Primäre Prävention: Verhindert das Entstehen einer Krankheit durch Risikovermeidung (z. B. Impfung, gesunder Lebensstil).
- Sekundäre Prävention: Zielt auf die frühzeitige Erkennung und Behandlung von Erkrankungen zur Verhinderung von Komplikationen (z. B. Screening-Programme).
- Tertiäre Prävention: Verhindert das Fortschreiten oder Wiederauftreten einer bestehenden Krankheit und minimiert Folgeschäden (z. B. Reha-Maßnahmen).
- Quartäre Prävention: Reduziert unnötige medizinische Interventionen und schützt vor Übertherapie.

Propriozeption Die Propriozeption, die Eigenwahrnehmung des Körpers (= „Tiefensensibilität“), liefert Informationen über die jeweiligen Positionen und Aktionen von Kopf, Rumpf und Gliedmaßen sowie über Bewegungsveränderungen, über die Schwere der Körperteile, die Muskelspannung und die Bewegungsgeschwindigkeit der Aktionen.

Protraktion Mit dem Begriff Protraktion wird das Vorwärtsschieben oder -ziehen eines Körperteils bezeichnet, z. B. Vorschieben des Kopfes. Gegenteil: Retraktion.

Pulsfrequenzreduktion Reduktion des Belastungspulses nach einigen Wochen/Monaten aerobem Ausdauertraining (oder bei Immersion in Wasser).

Punctum fixum, Punctum mobile Punctum fixum ist der Körperteil, der bei eine Muskelkontraktion nicht oder kaum bewegt wird, z. B. der Oberarm bei Flexion des Ellenbogengelenks; Punctum mobile ist der Körperteil, der bewegt wird, z. B. der Unterarm bei Flexion des Ellenbogengelenks.

R

Radiant Die Kennzeichnung eines Winkels aus dem zughörigen Kreisbogen und dem Radius. Die Winkeleinheit ist dann nicht mit der Einheit Grad versehen, die Winkelbeträge werden dann mit rad (rad ist keine Dimension) ausgedrückt.
Beispiel 360° entsprechen im Bogenmaß 2 $\pi r/r$, also 6,28 rad, 57° entsprechen dann etwa 1 rad.

Range of Motion (ROM) Der maximale „Arbeitswinkel“ eines Skeletthebels im Gelenk, d. h. die maximale Bewegungsamplitude eines Gelenks in Winkelgraden.

Rehabilitation Abwendung, Vermeidung, Minderung oder Ausgleich einer psychischen oder physischen Beeinträchtigung.

Rekrutierung Bei einem niedrigen Kraftbeitrag eines Muskels werden nur die Slow Twitch Fibres innerviert. Bei höheren Kraftanforderungen werden zusätzlich die Fast Twitch, Fatigue Resistance und dann erst die Fast Twitch, fatiguable Fibres nahe der Maximalkraft, innerviert.

Remodeling Zelluläre Umbauprozesse im Organismus als Reaktion auf erhöhte Belastungen.

Renshaw-Hemmung Mit Renshaw-Hemmung wird die Bewegungskontrolle durch hemmende Einflüsse auf spinaler Ebene bezeichnet.

„Die α-Motoneurone, die einen bestimmten Muskel innervieren, senden rückläufige Kollaterale zu Neuronen, die nach ihrem Entdecker als Renshaw-Zellen bezeichnet werden. Diese wirken ihrerseits auf das Motoneuron zurück. Je stärker die Motoneurone erregt werden, desto stärker ist auch die Aktivierung der Renshaw-Zellen [u. a. Verhinderung von Muskelkrämpfen]" (Appell und Stang-Voss 1986, S. 116). „Zur Signalausschaltung zweigen vom Aα-Motoneuron Kollateralen ab, die, über die Renshaw-Zelle geschaltet, an der eigenen Synapse enden und dort hemmende Wirkung haben" (Amberger 2017).

Repetition Maximum (RM) Das One-Repetition-Maximum beim Krafttraining entspricht 100 % der dynamischen Maximalkraft, d. h. bei Testung und Training ist dann bei dieser Gewichtslast nur eine Wiederholung möglich. 5 RM bedeutet, dass mit der gegebenen Last und dem gegebenen Fähigkeitsniveau 5 Wiederholungen möglich sind.

Retraktion Mit dem Begriff Retraktion wird das Rückschieben oder -ziehen eines Körperteils bezeichnet, z. B. Rückzug des Unterkiefers aus der Protrusionspostion in die Ruheposition. Gegenteil: Protraktion.

Reziproke Antagonistenhemmung Gleichzeitige Hemmung des antagonistischen Muskels bei passiver Dehnung des agonistischen Muskels. „Läuft dieser Reflex, z. B. an der Streckmuskulatur (M. quadriceps am Kniegelenk) ab, so wird die antagonistische Muskulatur, z. B. die das Kniegelenk beugende ischiokrurale Muskulatur an der Oberschenkelrückseite, gleichzeitig gehemmt. Dadurch wird die reflektorische Kontraktion des Kniegelenkstreckers erhöht. Man spricht von reziproker Antagonistenhemmung, die über Zwischenneurone im Rückenmark vermittelt wird" (de Marées 2003, S. 71).

RM (One Repetition Maximum) Beim Maximalkrafttraining eine Gewichtslast, die nur einmal bewältigt werden kann.

ROM Siehe „Range of Motion".

Rotation und Translation, dynamische Grundgleichung Translation: $F = m \times a$ in N
F: Kraft in N
m: Masse in kg
a: Beschleunigung in m/s^2
Rotation: $M = J \times \alpha$ in Nm
M: Drehmoment in Nm
J: Trägheitsmoment in kg m^2
α: Winkelbeschleunigung rad s^{-2}

Rotationsbewegungen „Die Bahnkurven (Kreise) der Punkte eines Körperteils […] verlaufen bei einer Rotation eines Körperteils in jeweils gleichbleibendem Abstand um eine feste, innerhalb oder außerhalb des betreffenden Körperteils liegende (Dreh-)Achse" (Bäumler und Schneider 1981, S. 28).
Die kinematischen Grundbegriffe sind Winkel, Winkelgeschwindigkeit, Winkelbeschleunigung.
Die dynamischen Grundbegriffe sind Trägheitsmoment, Drehmoment, Drehimpuls.

RPE-Skala Die RPE-Skala (= Received Perception of Exertion) nach Borg (1962) ist eine Skala, die dazu dient, die Ausprägung der subjektiv empfundenen Belastung abzuschätzen.

S

Sagittalebene Die Ebene, die den Körper in eine linke und eine rechte Hälfte teilt.

Sarkomer, kontraktile Elemente Das Sarkomer ist die kleinste kontraktile Einheit der Skelettmuskulatur. Während der Kontraktion verschieben sich die Filamente (Aktin, Myosin, Titin, Nebulin), wobei sich die Sarkomere und damit der Muskel verkürzen.

Schiefe Ebene Die schiefe Ebene ist in der Mechanik eine gegen die Horizontale geneigte Fläche.

Schlagzahluhr Siehe „Frequenzuhr (= Schlagzahluhr)".

Schnittprinzip Das „Free Body Principle" ermöglicht es, die zu interpretierenden Bewegungen von Körperteilen isoliert zu analysieren, z. B. Flexion des Ellenbogengelenks ohne Berücksichtigung von einer Schulteraktion oder dem Körperstütz.

Schrittlänge Ein halber Zyklus beim Gehen oder Laufen, d. h. der Weg, den der KSP zwischen dem Abdruck des rechten Fußes bis zum Aufsetzen des linken Fußes zurücklegt (siehe auch Zyklusweg versus Schrittlänge).

Schrittzyklus Ein kompletter Zyklus beim Gehen oder Laufen; pro Schrittzyklus wird der KSP zwischen dem Bodenkontakt der rechten Ferse bis zum nächsten Bodenkontakt der rechten Ferse um einen bestimmten Wegbetrag in Bewegungsrichtung verlagert.

Schwerpunktradius Zur Bestimmung des Teilkörperschwerpunktes (TKSP) bei der Schwerpunktsbestimmung (KSP) des menschlichen Körpers. Der Schwerpunktradius beschreibt die Lage eines TKSP eines Teilsegmentes in distaler Richtung, z. B. gibt der Schwerpunktradius beim Unterschenkel von 42 % an, dass sich der TKSP bei 42 % der Länge des Segments vom Knie aus in Richtung Sprunggelenk befindet.

Schwimmen, schweben sinken Ein Körper schwimmt: Auftriebskraft > Gewichtskraft.
Ein Körper schwebt: Auftriebskraft = Gewichtskraft.
Ein Körper sinkt: Auftriebskraft < Gewichtskraft.

Shunt- und Spurt-Muskulatur Die Shunt-Muskulatur (Haltemuskulatur: z. B. M. brachioradialis) hat, im Vergleich zur Spurt-Muskulatur (Bewegungsmuskulatur: z. B. M. biceps und M. brachialis) einen längeren Lastarm und einen relativ kurzen Kraftarm.

SI-Einheiten SI bedeutet „Le Systeme International d'Unités". Eine Auswahl:
- Beschleunigung a in m/s^2
- Bewegungsimpuls p in kg × m/s
- Drehmoment M in N × m,
- Dichte δ in kg/m^3
- Druck p in 1 Pa = 1 N/m^2
- Energie/Arbeit E bzw. W in 1 J = 1 N × m
- Fläche A in m^2
- Frequenz f; 1 Hz = 1 Zyklus/s
- Geschwindigkeit v in m/s
- Masse m in kg
- Kraft F in N oder 1 kg × m/s^2
- Kraftstoß Δp in N × Δs
- Leistung P in 1 W = 1 J/s)
- Trägheitsmoment I in kg × m^2
- Volumen V in m^3

Sinus Der Sinus eines Winkels ist das Verhältnis der Gegenkathete zur Hypotenuse.

Skalar Der Skalar ist eine physikalische Größe, z. B. Masse oder Druck, die nur durch ihren Betrag und nicht durch die Richtung definiert ist.

Spezifisches Gewicht Das spezifische Gewicht ist der Quotient aus Gewichtskraft und Volumen:
$\gamma = m \times g/V$ in cN/cm^3

Sprungtest, vertikaler Squat Jump (SJ): Strecksprung aus einer Hockposition.
Counter Movement Jump (CMJ): Hock-Streck-Sprung.
Drop Jump (DJ): reaktiver Sprung aus erhöhter Ausgangsposition.

Spurt-Muskulatur Siehe Shunt- und Spurt-Muskulatur.

Stichprobe (=„sample") Eine Stichprobe ist die Teilmenge einer Grundgesamtheit, die für das Forschungsziel relevante Eigenschaften der Grundgesamtheit möglichst genau abbildet

Stiffness „Unter Muskelhärte (stiffness) […] wird die Eigenschaft [des Muskels] verstanden […], dehnenden Kräften einen Widerstand entgegenzusetzen" (Grosser et al. 1987, S. 127). Stiffness bedeutet Widerstand eines elastischen Materials gegen eine Dehnung, also der Kraftaufwand pro Längenänderung bei Dehnung eines Materials (in N/mm) oder Längenänderung relativ zur Ausgangslänge (in %).

Strain „Strain is a measure of the degree of deformation" (Nordin und Frankel 2012, S. 8): $\varepsilon = \Delta l/l$, bei Längenzunahme eines Knochens ist ε positiv, bei einer Stauchung des Knochens ist ε negativ.
Die Größe Strain kennzeichnet den Betrag einer Deformation, d. h. das Verhältnis von einer Längenänderung zur urprünglichen Länge: 1000 μ Strain entsprechen dann einer Verformung von 0,1 %, d. h. einer Verformung von 1 mm, wenn die ursprüngliche Länge 1 m war.

Stress Unter Stress (allgemein) versteht man die Beanspruchung (Auswirkung von Belastungen durch äußere und innere Reize), also negative Folgen von Überforderungen oder auch von kontinuierlicher Unterforderung.
In der Biomechanik werden Vorgänge, bei denen z. B. Knochen gedehnt oder gestaucht werden, mit axialem Stress bezeichnet: $\delta = F/A$ in $N\ m^2$.

Strömungswiderstand Bei Bewegungen im Wasser belastet vor allem der Strömungswiderstand:
F_W: $1/2\ c_W \times \gamma \times A \times v^2$ in N
Hier bedeuten:
F_W: Strömungswiderstand in N
c_W: Widerstandsbeiwert (cw ist dimensionslos, sein Betrag hängt entscheidend von der Körperform ab)
γ: Wichte des Wassers in cN/cm^3
A: angeströmte Fläche in cm^2
v: Anströmungsgeschwindigkeit in m/s

Stützreaktionskraft Die Stützreaktionskraft (reactio) ist die Kraft, die von der Unterstützungsfläche (meist Boden, aber auch von einem Trampolin) auf den Patienten wirkt, der die Reaktionskraft mit einer Kraft (actio) zur Unterstützungsfläche hin provoziert hat.

Synergist Ein Synergist ist ein Muskel, der einen anderen Muskel bei einer bestimmten Bewegung unterstützt. M. biceps brachii, M. brachialis, M. brachioradialis sind z. B. Synergisten, die u. a. eine Flexion des Ellenbogengelenks bewirken.

T

Tetraplegie Komplette Lähmung aller Extremitäten.

Therapie (hier Physiotherapie) Physiotherapie beinhaltet neben passiven Maßnahmen u. a. ein spezifisches Training, um die Bewegungs- und Funktionsfähigkeit des menschlichen Bewegungsapparates zu erhalten oder, soweit möglich, wieder herzustellen.

Titin Um erwartete Effekte eines Dehnungstrainings richtig einzuschätzen, muss die Rolle der „molekularen Feder" Titin berücksichtigt werden. Die Rückstellkraft des elastischen Titinfilaments bewirkt, dass das gedehnte Halbsarkomer nach der Dehnaktion wieder seine Ruhelänge einnimmt. „Aufgrund der biologischen Bedeutung des Titins ist nicht anzunehmen, dass Dehnungsübungen den elastischen Widerstand des Muskels verringern" (Klee 2003, 2004a).

TKSP Teilkörperschwerpunkt, z. B. vom Oberarm.

Trabekel Als Trabekel bezeichnet man bälkchenartige Strukturen im schwammartigen Innenraum der Knochen: Knochenbälkchen der Substantia spongiosa.

Trägheitskraft Die Trägheitskraft setzt einer Bewegungsänderung (Beschleunigung oder Verzögerung) ein Beharrungsvermögen entgegen.

Trägheitsmoment „Führt ein Körper eine Rotation um eine Achse [Achse geht hier durch den Mittelpunkt des Körpers, z. B. wie beim Diskus] aus, so setzt er der Erzeugung oder Veränderung dieser Drehbewegung einen Widerstand entgegen" (Bäumler und Schneider 1981, S. 66). Diesen Widerstand bezeichnet man als Trägheitsmoment.
Ein Körper, dessen gesamte Masse m im Abstand r zur Drehachse liegt, hat das Trägheitsmoment $J = m \times r^2$ in $kg\ m^2$ oder Nms^2.
Das Trägheitsmoment J gibt an, welche Winkelbeschleunigung α ein Körper aufgrund eines Drehmoments M erfährt: $J = M/\alpha$ in Nms^2.
Das Trägheitsmoment ist, wenn die Masse der Arme und z. B. von einem Bein relativ weit von der Drehachse entfernt ist, relativ groß, und die Winkelgeschwindigkeit ist dann relativ klein. Nach dem Drehimpulserhaltungssatz wird dann die Winkelgeschwindigkeit relativ groß, wenn die Masse der Arme und von einem Bein nahe an der Drehachse positioniert ist.

Training Training ist die planmäßige und systematische Realisation von Trainingsinhalten (z. B. Bewegungstechnik/Koordination, Schnelligkeit, Kraft, Ausdauer) und Trainingsmethoden zur Erreichung von nachhaltigen und positiven Veränderungen von Physis und Psyche.
Allgemeine Trainingsprinzipien: Trainingsbelastungen müssen effektiv und möglichst individualisiert sein, Trainingsbelastungen müssen während einer Trainingsperiode zunehmen und variiert werden.
Bewährte Belastungsfolge: Technik vor Schnelligkeit vor Kraft vor Ausdauer.

Trainingsbelastungen mindesten 3–4 × pro Woche: das Verhältnis von Belastung und Erholung ist dann optimal.

Training, isokinetisches Ein Krafttraining mit einem Trainingsgerät, das eine konstante Winkelgeschwindigkeit (außer an den Umkehrpunkten) durch eine sensorgesteuerte Anpassung der Bremskraft in Abhängigkeit vom jeweiligen Gelenkwinkel und der Ausprägung der Muskelkraft garantiert. Isokinetische Trainingsgeräte besitzen eine wasserähnliche Charakteristik, d. h. je schneller man die Bewegung (z. B. beim Robojogging im Wasser) ausführt, desto größer wird der Widerstand".
Vorteil: Hoher Kraftzuwachs bei relativ kurzen Trainingszeiten.
Nachteil: alltagsferne Belastung.

Translation und Rotation, dynamische Grundgleichung Translation: $F = m \times a$ in N
F: Kraft in N
m: Masse in kg
a: Beschleunigung in m/s^2
Rotation= $M = J \times \alpha$ in Nm
M: Drehmoment in Nm
J: Trägheitsmoment in kg m^2
α: Winkelbeschleunigung rad s^{-2}

Translationsbewegungen Fortschreitende Bewegung, bei der alle Punkte des Körpers die gleiche Geschwindigkeit und die gleiche Richtung haben. „Bei reinen Verschiebungen (Translationen) führen alle Punkte eines Körpers Bewegungen auf gleichen [parallel und gleiche Richtung], wenn auch gegeneinander versetzten Bahnkurven aus, sodass wir uns auf die Betrachtung eines dieser Punkte, des Schwerpunktes, beschränken können" (Dorn-Bader 1975, S. 160). Grundgleichung der Translation: $F = m \times a$ in N.
Die kinematischen Grundbegriffe sind Weg, Zeit, Geschwindigkeit und Beschleunigung.
Die dynamischen Grundbegriffe sind Masse, Kraft, Impuls.

Transversalebene Die Transversalebene ist die Ebene, die den Körper in eine obere und eine untere Hälfte teilt.

U

Umrechnungen gängiger Maßeinheiten
$1\ m/s^2 = 100\ cm/s^2$
$1° = 0{,}0174$ rad
$1\ m^2 = 10000\ cm^2$
1 Kalorie = 4,18 J
1 Kilokalorie = 4,18 kJ = 4183 J
1 kp = 9,81 N
1 Ångström = 10^{-10}m
1 Tonne = 1000 kg
1 PS = 745,7 W
1 at = 101,34 Pa
1 bar = 10^5 Pa = $10^5\ N/m^2$ = 1 at = 10 N/cm^2
1 N = 1 kg × m/s^2 und 1 Pa = 1 N/m^2 oder 0,75 bar oder 1 kg × m/m^2s^2
1 l = 1000 cm^3

V

Vektor/Skalar Ein Vektor ist eine gerichtete Größe, z. B. Kraft, die durch ihren Betrag und ihre Richtung definiert ist. Im Vergleich zur Größe Kraft ist die Größe Masse ungerichtet, d. h. die Masse ist ein Skalar.

Volumenmittelpunkt Der VMP ist der Mittelpunkt des vom Körper verdrängten Wasservolumens (= Massenmittelpunkt der verdrängten Wassermasse). Die Drehachse, um die sich ein Körper im Wasser dreht, geht durch den Volumenmittelpunkt.

Vordehnung Die ausgeprägte Ausholbewegung beim Jump-and-Reach-Test gewährleistet einen ausgeprägten Beschleunigungsweg und eine Vordehnung der Aktionsmuskulatur (hier: Streckerschlinge). Im Allgemeinen ist ein vorgedehnter Muskel leistungsfähiger als ein nicht vorgedehnter. Eine optimale (also nicht maximale) Vordehnung bedingt eine maximale Kraftentwicklung.

W

Widerstandsbeiwert Der Widerstandsbeiwert hängt ab von der Geometrie des umströmten Körpers und dessen Orientierung zur Anströmung.

Winkelbeschleunigung Die Winkelbeschleunigung ist der Quotient aus der Änderung der Winkelgeschwindigkeit zu der dafür benötigten Zeit: $\alpha = \Delta\omega/\Delta t$ in $1/s^2$.

Winkelfunktionen Sinus α = Gegenkathete/Hypotenuse.
Cosinus α = Ankathete/Hypotenuse.
Tangens α = Gegenkathete/Ankathete.
Cotangens α = Ankathete/Gegenkathete.

Winkelgeschwindigkeit Winkelgeschwindigkeit = Winkel/Zeit in °/s (im Gradmaß). 30°/s entsprechen z. B. im Bogenmaß: 0,52 rad/s (360° entsprechen im Bogenmaß 6,28 rad).

Wirbelkörper, axiale Belastung Normale axiale Belastung der Wirbelkörper: 6000–8000 N (Powerlifter bis 11.000 N bei vergrößertem Wirbelkörper und erhöhter Mineralisierung).

Wirbelsäulenkrümmungen Die geringsten Gelenkbelastungen ergeben sich aus einer Körperhaltung im Stand, wenn das sogenannte Kopflot vom äußeren Gehörgang zum Os naviculare verläuft und die Wirbelsäule 4 Krümmungen aufweist.

Wirkungsgrad (= Nettowirkungsgrad und Bruttowirkungsgrad) Nettowirkungsgrad η_{netto}:
„Der mechanische Wirkungsgrad ist der Quotient aus der erbrachten physikalischen Leistung (Arbeit pro Zeiteinheit) und dem dafür benötigten Arbeitsumsatz, d. h. der Anteil über dem Ruheumsatz" (de Marées 2003, S. 379).
η_{netto} = Leistung/(Gesamtenergieumsatz – Ruheumsatz) bzw.
η_{netto}% = Leistung/(Gesamtenergieumsatz – Ruheumsatz) × 100 %
Beispiel: Wirkungsgrad der Energieübertragung von ATP in Muskelarbeit: 50–60 % (zum Vergleich: Verbrennungsmotor: 30–40 %
Übertragung der Muskelbewegung auf das zu bewegende Objekt (3–25 %): Schwimmen: 3–6 %, Radfahren: 20–25 %, Laufen 20 %.
Bruttowirkungsgrad:
Der Bruttowirkungsgrad ergibt sich durch den Quotient aus erbrachter physikalischer Leistung und dem metabolischen Gesamtumsatz.
η_{brutto} = Leistung/Gesamtenergieumsatz

Z

Zentrifugalkraft Kraft, die bei einer Rotation von der Drehachse weg gerichtet ist.

Zentripetalkraft Kraft, die bei einer Rotation zur Drehachse hin gerichtet ist.

Zuggurtung Durch Zuggurtung werden Zugkräfte reduziert, die durch die Biegebeanspruchung eines Röhrenknochens entstehen.
Beispiel: Tractus iliotibialis mit seiner Wirkung auf das Femur, d. h. das Körpergewicht biegt bei Einbeinstand das Femur nach außen, und bei Kontraktion reduziert der Tractus die Biegebeanspruchung, indem er eine Gegenspannung erzeugt.
Durch Zuggurtung wird das statische Gleichgewicht durch die Kontraktion der Rückenmuskulatur garantiert, z. B. bei Belastung beim Anheben eines Gewichtes.

Zykloide Eine Zykloide ist die Bahn, z. B. von einem Punkt auf einem Radpedal, wenn das Pedal rotiert und das Fahrrad sich in der Horizontalen bewegt und die Bahn des Radpedals von einer ortsfesten Kamera aufgezeichnet wird.

Zyklusfrequenz Die Anzahl der Schritte pro Sekunde in Hz oder pro Minute. Die Zyklusfrequenz kann mit einer sogenannten Schlagzahluhr direkt gemessen werden.

Zyklusweg versus Schrittlänge Der pro Schrittzyklus (also vom Bodenkontakt der rechten Ferse bis zum nächsten Bodenkontakt der rechten Ferse) zurückgelegte horizontale Weg des Körperschwerpunktes (KSP) entspricht dem Zyklusweg. Die Schrittlänge ist definiert als der horizontale Weg des KSP zwischen dem Bodenkontakt der rechten Ferse und dem Bodenkontakt der linken Ferse.

Lösungen der Aufgaben

ANMERKUNG
Beispielhafte (da auf Messung beruhende) Werte sind durch Kursivdruck gekennzeichnet. Berechnete Zahlenangaben sind hingegen gerade dargestellt.

Lösungen zu ➤ Kap. 4.1

zu Aufgabe 4.1
v=6 km/h → v=1,667 m/s
s=v × t=1,667 m/s × 600 s=1000 m

zu Aufgabe 4.2
v=ZF/60 × ZW → ZW=v × 60/ZF
ZW=2 m/s × 60 min^{-1}: 50 min^{-1}= 2,4 m, d. h. der KSP wird pro Schrittzyklus um 2,4 m verschoben.

Lösungen zu ➤ Kap. 4.2

zu Aufgabe 4.3
a) sin 10°=4 m/s und s=4 m/0,174=23,0 m
b) sin 10°=2 m/s und s=2 m/0,174=11,5 m

zu Aufgabe 4.4
F_H=m g × sin 25°=900 N × 0,42=378 N
F_{GN}=m × g × cos 25°=900 N × 0,91=819 N

Lösungen zu ➤ Kap. 4.3

zu Aufgabe 4.5
Der Mittelwert von 40 Messungen liegt näher bei der Zielgröße (π=3,14) als der Mittelwert von 5 Messungen, denn Messungenauigkeiten werden bei 40 Messungen eher ausgeglichen als bei 5 Messungen.

zu Aufgabe 4.6
Die Länge des Kreisbogens beträgt:
U_α=360°/90°× 2 π r=¼ × 6,28 × 0,42 m=0,66 m

zu Aufgabe 4.7
cos 50°=Ankathete/Hypotenuse
cos 50°=l_1:l
l_1=l × cos 50°=120 cm × 0,64=77 cm

Lösungen zu ➤ Kap. 5.1

zu Aufgabe 5.1
Körpermasse: 60 kg → $F_{Körpergewicht}$ = 60 kg × 9,81 m/s² = 588,6 N
Flugzeit berechnen:
$t = \sqrt{2\,s/g} = \sqrt{0{,}8\,m/9{,}81\,m/s^2} = 0{,}29\,s$
Landegeschwindigkeit: v = g × t = 9,81 m/s² × 0,3 s= 2,80 m/s
Impuls bei Bodenkontakt: p = m × v = 60 kg × 2,80 m/s = 168,0 kg × m/s = 168,0 Ns
Stützreaktion F: F = p/t
Die Stützreaktionen bei 3 Drop Jumps zeigt ➤ Tab. 5.2-Lösg.

Tab. 5.2-Lösg. Stützreaktionen (x-Faches des Körpergewichtes) bei 3 Drop Jumps ($F_{Körpergewicht}$ = 60 kg × 9,81 m/s² = 588,6 N).

Zeit für Impulsvernichtung	Stützreaktionskraft in N
Δt_1 =1/100 s	F_1 = 168,0 Ns: 0,01 s = 16800 N 16800 N: 588,6 N = 28,5 g → 28,5-faches Köpergewicht
Δt_2 =1/10 s $F_{Körpergewicht}$ = 60 kg: 9,81 m/s² = 588,6 N	F_2 = 168,0 Ns: 0,1 s = 1680 N 1680 N: 588,6 N = 2,9 g → 2,9-faches Köpergewicht
Δt_3 =3/10 s $F_{Körpergewicht}$: = 60 kg: 9,81 m/s² = 588,6 N	F_3 = 168,0 Ns: 0,3 s = 560,0 N 560,0 N: 588,6 N = 1,0 g → Köpergewicht

zu Aufgabe 5.2

E_{Hub} = m × g × h = F × h = 760,0 N × 0,7 m = 532,0 J

zu Aufgabe 5.3
Versuchsperson 1 wiegt 60 kg und bewegt sich mit 2 km/h → 0,56 m/s.
Versuchsperson 2 wiegt 60 kg und bewegt sich mit 4 km/h → 1,11 m/s.
Versuchsperson 3 wiegt 120 kg und bewegt sich mit 2 km/h → 0,56 m/s.
E_{kin}= 1/2 m v²
E_{kin1}= 1/2 × 60 kg × 0,3 m²/s² = 9,4 J
E_{kin2}= 1/2 × 60 kg × 1,2 m²/s² = 37,0 J
E_{kin3}= 1/2 × 120 kg × 0,3 m²/s² = 18,8 J

zu Aufgabe 5.4
Masse des Läufers: 71,4 kg = 700 N: 9,81 m/s²
E_{kin} = ½ × 71,4 kg × 2,78² m²/s² = 275,9 J

zu Aufgabe 5.5
W_{Hub}= m × g × h = 706,4 N × 1,2 m = 847,7 J

zu Aufgabe 5.6

$P = F \times v = F \times s/t = W/t$
$f = n/t = 8/8\ s = 1\ Hz$
(8 Schritte in 8 s, d. h. $f = n/t = 8/8 = 1\ Hz$)
$P = 847{,}7\ J/8\ s = 106{,}0\ W$

zu Aufgabe 5.7

Horizontale Translation des KSP (1,2 m → in 8 s):

- Kinetische Energie:

$E_{kin} = 1/2 \times m \times v^2 = 1/2 \times 72\ kg \times 0{,}15^2\ m^2/s^2 = 0{,}81\ J$
Vertikale Translation des KSP (1,2 m ↑ in 8 s):

- Potenzielle Energie (identisch mit Hubarbeit, d. h. Hubarbeit entspricht $E_{pot} = 72\ kg \times 9{,}81\ m/s^2 \times 1{,}20\ m = 847{,}6\ J$

Lösungen zu ➤ Kap. 5.2

zu Aufgabe 5.8

$F = m \times (g + a) = 25\ kg \times (9{,}81\ m/s^2 + 0{,}0\ m/s^2) = 245{,}3\ N$
$F = m \times (g + a) = 25\ kg \times (9{,}81\ m/s^2 + 2{,}0\ m/s^2) = 295{,}3\ N$

ϟ zu Aufgabe 5.9

Zeigerbewegung bei einer Hochbewegung auf einer Waage analysieren:

- Langsame Hochbewegung:
  - Zunächst zeigt die Waage mehr Gewicht an (→ Belastung); gegen Ende der Hochbewegung zeigt sie weniger Gewicht (→ Entlastung) an.
- Schnelle Hochbewegung:
  - Siehe oben, allerdings sind die Zeigerbewegungen ausgeprägter.

Zeigerbewegung bei einer Tiefbewegung auf einer Waage analysieren:

- Langsame Tiefbewegung:
  - Zunächst zeigt die Waage weniger Gewicht an (→ Entlastung); gegen Ende der Tiefbewegung zeigt sie mehr Gewicht an (→ Belastung).
- Schnelle Tiefbewegung:
  - Zunächst zeigt die Waage weniger Gewicht an; gegen Ende der Tiefbewegung zeigt sie mehr Gewicht an. Die Veränderungen sind allerdings ausgeprägter als bei der langsamen Tiefbewegung.

Interpretation der Zeigerbewegungen:

- Bei einer beschleunigten/verzögerten Ganzköper- oder Körperteilbewegung, die über die Zeit wirkt, muss immer – zusätzlich zur Beschleunigungs- und Verzögerungskraft – noch die Trägheitskraft berücksichtigt werden. Die Trägheitskraft wirkt immer gegen die Beschleunigungs-/Verzögerungsrichtung.

zu Aufgabe 5.10

Auf die Achillessehne wirkende Kräfte (F_M) nach Dobner und Perrey (2001, S. 172–173):

$F_M \times d_K = F_B \times d_L$
$F_M = d_L/d_K \times F_B = 0{,}12\ m/0{,}04\ m \times 800 = 2400\ N$
Betrag der Gelenkkraft (F_{OSG}), die auf das obere Sprunggelenk wirkt:
$F_{OSG} = -F_M - F_B$
$F_{OSG} = -F_B\ (1 + d_L/d_K) = 800\ N\ (1 + 0{,}12\ m/0{,}04\ m) = 3200\ N$

Lösungen zu ➤ Kap. 5.3

zu Aufgabe 5.11

Der Patient muss eine leichte „Vorlage“ einnehmen
Der Patient muss eine leichte „Rücklage“ einnehmen

zu Aufgabe 5.12

Die Zuordnung und Interpretation fasst ➤ Tab. 5.6-Lösg. zusammen.

Tab. 5.6-Lösg. Zuordnung und Interpretation der Körperpositionen bei einem Absprung mit Ausholbewegung (Counter Movement Jump) zu dem Kraft-Zeit-Diagramm.

Position	Zuordnung der Körperbewegungen bzw. -positionen des Patienten und die Ausprägung der Kraft-Zeit-Kurve
t_0	Patient steht bewegungslos, in aufrechter Position auf der Platte.
Verlauf der Kraft-Zeit-Kurve zwischen t_0 und t_1	Beschleunigung der Tiefbewegung.
Fläche A_1	Impuls der beschleunigten Tiefbewegung.
t_1	Die Beschleunigung des KSPs nach unten ist beendet.
Verlauf der Kraft-Zeit-Kurve von t_1 bis t_2	Die Tiefbewegung ist verzögert.
Interpretation der Fläche A_2	Bremsimpuls der Tiefbewegung (entspricht der Fläche der beschleunigten Tiefbewegung: A_1).
Ereignis zum Zeitpunkt t_2	Ende der Tiefbewegung und Beginn der Absprungbewegung.
Verlauf der Kraft-Zeit-Kurve t_2 bis t_3	Beschleunigte Hochbewegung des Körperschwerpunktes.
Interpretation der Fläche A_3	Impuls der Hochbewegung.
t_3	Ende der beschleunigten Hochbewegung.
Interpretation der Fläche A_4	Die Hochbewegung wird abgebremst.
Ereignis zum Zeitpunkt t_4	Absprung, d. h. der Springer verlässt die Kraftmessplatte.

zu Aufgabe 5.13

Sprunghöhe h:
$h_{max} = 1/8 \times g \times t^2 = 1/8 \times 9{,}81\ m/s^2 \times 0{,}45^2\ s^2 = 0{,}25\ m$

zu Aufgabe 5.14

Durch die Ausholbewegung wird die Muskulatur vorgedehnt, sodass am Umkehrpunkt t_2 bereits eine größere Bodenreaktionskraft als in Ruhe (= statische Hockposition) vorhanden ist.

Lösung zu ➤ Kap. 5.4

ϟ zu Aufgabe 5.15

Ansatznahe Muskeln (M. biceps und M. brachialis) sind sogenannte Bewegungsmuskeln (= Spurt-Muskulatur) mit ausgeprägtem Dreh-

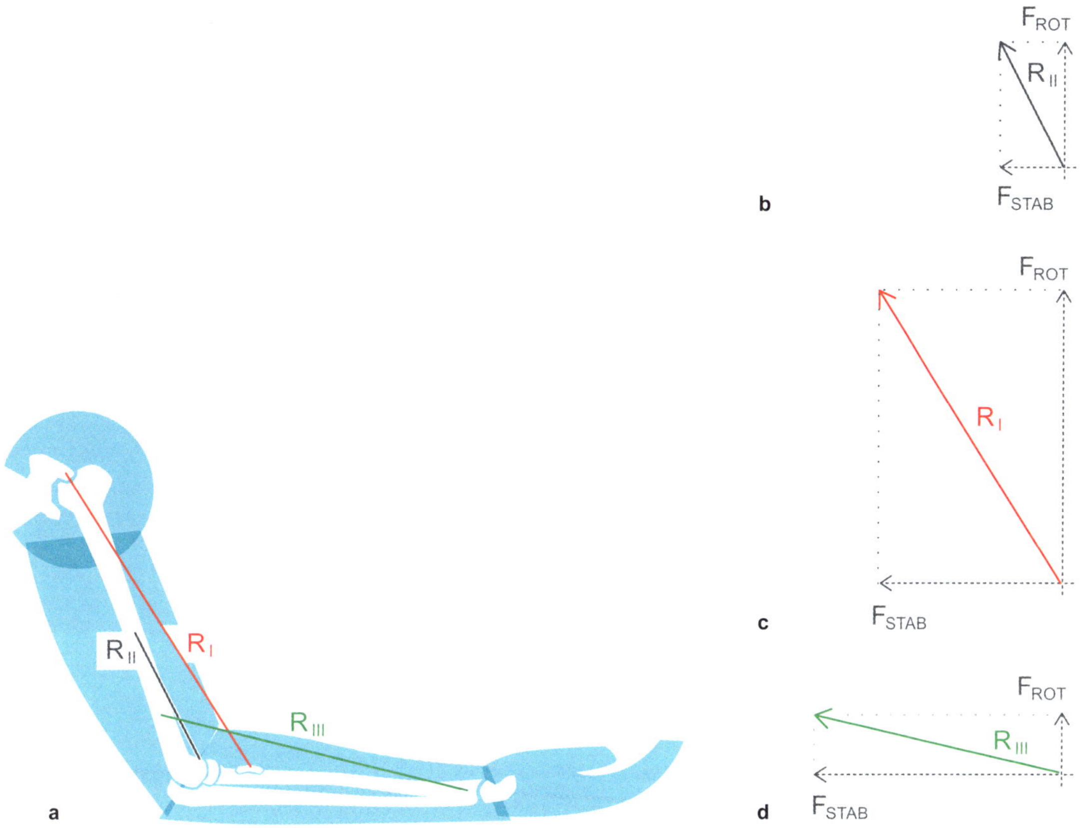

Abb. 5.8-Lösg. Flexoren des Ellenbogengelenks (R_I: M. biceps, R_{II}: M. brachialis, R_{III}: M. brachioradialis) im Kräfteparallelogramm (nach Reischle 1995). [M1645], [L325]

effekt. Ansatzweite Muskeln (M. brachioradialis) sind sogenannte Haltemuskeln (= Shunt-Muskulatur) mit ausgeprägtem Stabilisationseffekt (siehe ➤ Abb. 5.8-Lösg.).

Lösung zu ➤ Kap. 5.5

zu Aufgabe 5.16

$F_M \times 0{,}05\ m = 564{,}6\ N \times 0{,}6\ m$

$F_M = 6775{,}2\ N$

Lösungen zu ➤ Kap. 5.6

zu Aufgabe 5.17

Der Betrag des Lastarms wird bei Flexion im Ellenbogengelenk immer kürzer, und der Betrag des Kraftarmes wird bis zu einem bestimmten Beugewinkel (90°) immer länger (➤ Abb. 5.9-Lösg.).

Länge des Lastarms:

- $d = L_{TKSP} \times \sin \alpha = 0{,}20\ m \times 0{,}87 = 0{,}17\ m$

Lastmoment:

- $M_{Last} = F_L \times d = 20{,}0\ N \times 0{,}17\ m = 3{,}46\ Nm$

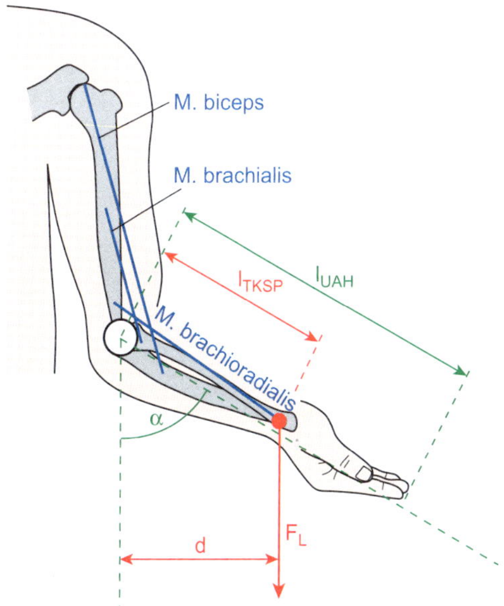

Abb. 5.9-Lösg. Flexion im Ellenbogengelenk: Der M. brachialis ist ein ausschließlicher Beuger des Ellenbogengelenks, während der M. biceps (und der M. brachioradialis) außer der Beugung auch eine Umwendbewegung im Unterarmskelett bewirken.

- Last aus Gewicht von Unterarm und Hand: $F_L = 20{,}0$ N
- Flexionswinkel $\alpha = 60°$
- Länge Ellenbogengelenk – TKSP Unterarm und Arm: $l_{TKSP} = 0{,}20$ m
- Gesamtlänge Unterarm und Hand $l_{UAH} = 0{,}50$ m

[M1645], [L143]

zu Aufgabe 5.18

- $F_{Muskel} \times k = F_{Last} \times l$
- $F_{Muskel} \times 0{,}03$ m = 600 N × 0,10 m
- F_{Muskel} = 2000 N

Lösungen zu ➤ Kap. 5.7

zu Aufgabe 5.19

Gewicht Unterarme/Hand: 18,4 N
Masse der Kugel: m = 7 kg
Schwerpunktradius von Unterarm/Hand: 43 % der Armlänge (= vom Schultergelenk, als proximales Gelenk, bis Teilkörperschwerpunkt des Unterarmes): 0,19 m
Schwerpunktradius (proximales Gelenk bis Kugel): 0,33 m
Kraftarm: 0,06 m
Moment von Unterarm/Hand $M_{Unterarm}$ = 18,4 N × 0,19 m = 3,5 Nm
Moment der Kugelbelastung: M_{Kugel} = 7 kg × 9,81 m/s^{-2} × 0,33 m = 22,7 Nm
F_{M1} (90°) = 26,2 Nm/0,06 m = 436,7 N

Lösungen zu ➤ Kap. 5.8

zu Aufgabe 5.20

Berechnung der Hubarbeit der Versuchsperson:
$W = n \times m \times g \times h = n \times F \times h$
W_{Hub} = 100 × (706,4 N × 0,3 m) = 21192 Nm = 21,19 kJ

zu Aufgabe 5.21

Arbeit: W_{Hub} = 5 × (50 kg × 9,81 m/s^2 × 0,5 m) = 1226,3 Nm
Leistung: P_{Hub} = 50 kg × 9,81 m/s^2 × 0,5 m/0,2 s = 1226,3 W

zu Aufgabe 5.22

Gewichtskraft: 706,4 N, Hubweg: 8 cm
W_{Hub} = 706,4 N × 0,08 m = 56,5 Nm

zu Aufgabe 5.23

E_{kin} = 1/2 × 70 kg × (2,8 m/s)^2 = 274,4 J

ϟ zu Aufgabe 5.24

E_{pot} = 706,4 N × 0,2 m = 141,3 J
1. Lösungsweg:
$t = \sqrt{2\,s/g} = \sqrt{0{,}4\ m/9{,}81\ m/s^2} = 0{,}29\ s$
$v = a \times t = g \times t = 9{,}81\ m/s^2 \times 0{,}2\ s = 1{,}98\ m/s$
2. Lösungsweg:
$E_{pot} = E_{kin}$
$E_{kin} = ½\ m \times v^2$
$v = \sqrt{2 \times E_{kin}/m}$
$v = \sqrt{2 \times 141{,}3\ J/72\ kg} = 1{,}98\ m/s$

Lösung zu ➤ Kap. 6.1

ϟ zu Aufgabe 6.1

Die Ergebnisse sind in der letzten Spalte von ➤ Tab. 6.3-Lösg. dargestellt.

Lösung zu ➤ Kap. 6.2

zu Aufgabe 6.2

Schritt 1: F_{Kopf} = 48,6 N
Schritt 2: HWS-Belastung bei Neigungswinkel 0°:
- l_0 = 0,05 m: cos 0° = 0,05 m
- Betrag der Muskelkraft
  - F_{Kopf} × 0,05 m = F_{Muskel} × 0,10 m
  - F_{Muskel} = (48,6 N × 0,05 m): 0,10 m = 24,3 N
- Resultierende Belastung der HWS unter Berücksichtigung der Zuggurtung:
  - $F_{HWS,\,0} = F_{Kopf} + F_{Muskel}$ = 48,6 N + 24,3 N = 72,9 N

Schritt 3: Betrag der weiteren Lastarme:
- Lastarm bei Neigungswinkel 15°:
  - l_{15} = 0,05 m: cos 15° = 0,052 m
- Lastarm bei Neigungswinkel: 30°
  - l_{30} = 0,05 m: cos 30° = 0,057 m
- Lastarm bei Neigungswinkel: 60°
  - l_{60} = 0,05 m: cos 60° = 0,100 m

Tab. 6.3-Lösg. Belastung der Wirbelsäule beim Halten einer Last.

Belastung		Aufgabe
Symmetrische Belastung (Versuchsperson von hinten)	• Lastarme (rechts und links): jeweils 20 cm • Last (links und rechts): jeweils 15 kg	Belastung der Wirbelfläche des Segments L4/L5 quantifizieren Gewicht der Körperteile oberhalb der Hüfte (➤ Tab. 9.2): 422,8 N $F_{Belastung}$ = 30 kg × 9,81 m/s^2 + 422,8 N = 294,3 N + 422,8 N = 717,1 N
Asymmetrische Belastung (Versuchsperson von hinten)	• Lastarm (rechts neben): 10 cm • Kraftarm (links): 5 cm • Last (rechts) = 30 kg	Belastung der Wirbelfläche des Segments L4/L5 quantifizieren: $F_{Muskul.(inks)}$ = (294,3 N × 0,1 m): 0,05 m = 1434 N (Kontraktionskraft der linken Rumpfmuskulatur) Gesamtbelastung quantifizieren: 1434 N + 422,8N = 1856,8 N

Schritt 4: Betrag der jeweiligen Muskelkräfte:

- Bei Lastarm l_{15} = 0,052 m:
  - $F_{Kopf} \times 0{,}052\ m = F_{Muskel} \times 0{,}10\ m$
  - $F_{Muskel} = (48{,}6\ N \times 0{,}052\ m): 0{,}10\ m = 25{,}3\ N$
- Bei Lastarm l_{30} = 0,057 m:
  - $F_{Kopf} \times 0{,}057\ m = F_{Muskel} \times 0{,}10\ m$
  - $F_m = (48{,}6\ N \times 0{,}057\ m): 0{,}10\ m = 27{,}7\ N$
- Bei Lastarm l_{60} = 0,100 m:
  - $F_{Kopf} \times 0{,}100\ m = F_{Muskel} \times 0{,}100\ m$
  - $F_{Muskel} = (48{,}6\ N \times 0{,}100\ m): 0{,}100\ m = 48{,}6\ N$

Schritt 5: Belastung der HWS unter Berücksichtigung der Zuggurtung:

- Bei Neigungswinkel 15°
  - $F_{HWS\ 15} = 48{,}6\ N + 25{,}3\ N = 73{,}9\ N$
- Bei Neigungswinkel 30°
  - $F_{HWS\ 30} = 48{,}6\ N + 27{,}7\ N = 76{,}3\ N$
- Bei Neigungswinkel 60°
  - $F_{HWS\ 60} = 48{,}6\ N + 48{,}6\ N = 97{,}2\ N$

Lösungen zu ➢ Kap. 6.3

zu Aufgabe 6.3

$P = F \times v = 75\ N \times 1{,}5\ m/s = 112{,}5\ W$

zu Aufgabe 6.4

Zeit pro Zyklus: 4 s

$P = F \times v = 400\ N \times 0{,}5\ m/4\ s = 50{,}0\ W$

Zeit pro Hub: 2 s

$P = F \times v = 400\ N \times 0{,}5\ m/2\ s = 100{,}0\ W$

zu Aufgabe 6.5

Versuchsprotokoll für 10 Versuche für eine Versuchsperson im Bankdrücken sowie daraus errechnete Werte für Leistung und Impuls (siehe ➢ Tab. 6.6-Lösg.). Die Geschwindigkeit ergibt sich durch Hub/Zeit, die Leistung durch Last × Geschwindigkeit und der Impuls durch Last mal Zeit. Die Kurve ergibt sich beim Auftragen der Geschwindigkeit in Abhängigkeit von der Kraft (Kraft-Geschwindigkeits-Relation nach Hill).

zu Aufgabe 6.6

Das Ergebnisprotokoll des Versuches könnte wie in ➢ Tab. 6.7-Lösg. dargestellt aussehen.

Interpretation Werden immer schwerere Lasten mit maximal möglichen Geschwindigkeiten bewegt, steigt zunächst die Leistung an, bis ein Maximum erreicht ist. Danach sinkt die Leistung wieder. Diese maximal erreichte Leistung wird als Muskelleistungsschwelle bezeichnet.

Lösung zu ➢ Kap. 6.4

zu Aufgabe 6.7

$F_{m,n} = 450\ N \times \sin 17{,}2° = 133{,}1\ N$

$F_{m,t} = 450\ N \times \cos 17{,}2° = 429{,}9\ N$

Wie aus ➢ Abb. 6.7 und den berechneten Kraftkomponenten $F_{m,n}$ und $F_{m,t}$ zu erkennen ist, ist bei diesem Gelenkwinkel der stabilisierende Anteil des M. deltoideus deutlich größer als dessen rotierende Wirkung.

Lösungen zu ➢ Kap. 6.5

zu Aufgabe 6.8

Winkel zwischen Lastarm und Collum (siehe ➢ Abb. 6.10):

- Coxa vara: 5°
- Coxa valga: 50°
- „Normal“: 40°

Lastarme:

- Coxa vara: $l_{var} = \cos 5° \times 12\ cm = 12{,}0\ cm$
- Coxa valga: $l_{val} = \cos 50° \times 12\ cm = 7{,}7\ cm$
- „Normal“: $l_{nor} = \cos 40° \times 12\ cm = 9{,}2\ cm$

Das Collum bei Coxa vara ist stärker belastet als bei Coxa valga, weil der Lastarm bei Coxa vara länger ist.

Tab. 6.6-Lösg. Versuchsprotokoll für 10 Versuche für eine Versuchsperson im Bankdrücken.

Versuch	1	2	3	4	5	6	7	8	9	10
Hub in m	*0,45 m*									
Last in N	*18,6*	*57,9*	*77,5*	*116,7*	*136,4*	*156,0*	*175,6*	*214,8*	*254,1*	*312,9*
Zeit in s	*0,16*	*0,22*	*0,23*	*0,26*	*0,30*	*0,34*	*0,37*	*0,47*	*0,62*	*1,66*
Mittlere Geschwindigkeit in m/s	*2,74*	*2,05*	*2,00*	*1,74*	*1,49*	*1,34*	*1,24*	*0,96*	*0,73*	*0,28*
Leistung in W	*310,8*	*538,9*	*689,1*	*787,6*	*675,9*	*619,7*	*597,6*	*438,2*	*300,7*	*52,2*
Impuls in Ns	*5,2*	*12,1*	*15,8*	*20,7*	*20,8*	*21,3*	*22,2*	*21,0*	*18,9*	*8,8*

Tab. 6.7-Lösg. Bankdrücken mit verschiedenen Gewichten (beispielhafte Werte).

Versuch	1	2	3	4
Last in N	*49,1*	*98,1*	*147,2*	*294,3*
Zeit in s	*0,19*	*0,25*	*0,28*	*1,48*
Leistung in W	*129,2*	*192,2*	*262,9*	*99,4*

Tab. 6.12-Lösg. Belastung des Hüftgelenks (verschiedene Zeitpunkte innerhalb der Einbeinstützphase) beim Gehen.

Zyklusabschnitt	„Normal" Belastung: Vielfaches des Körperteilgewichts (Oberkörper + Arme + Schwungbein)	Coxa valga Belastung: Vielfaches des Körperteilgewichts (Oberkörper + Arme + Schwungbein)
Normales Gehen: Fersenaufsatz (Max. 1)	Etwa das 4-Fache des Körpergewichts	Etwa das 12-Fache des Körpergewichts
Normales Gehen: Abrollen (Min. 1)	Etwa das 1,5-Fache des Körpergewichts	Etwa das 4,5-Fache des Körpergewichts
Normales Gehen: Zehenabstoß (Max. 2)	Etwa das 4,4-Fache des Körpergewichts	Etwa das 13,2-Fache des Körpergewichts
Schnelles Gehen: Fersenaufsatz (Max. 1)	Etwa das 7-Fache des Körpergewichts	Etwa das 21-Fache des Körpergewichts
Schnelles Gehen: Abrollen (Min. 1.)	Etwas mehr als das Körpergewicht	Etwas mehr als das 3-Fache des Körpergewichts
Schnelles Gehen: Zehenabstoß (Max. 2)	Etwa das 7,5-Fache des Körpergewichts	Etwa das 22,5-Fache des Körpergewichts

zu Aufgabe 6.9

Die Belastung des Hüftgelenks zu verschiedenen Zeitpunkten innerhalb der Einbeinstützphase beim Gehen zeigt ➤ Tab. 6.12-Lösg.

Lösung zu ➤ Kap. 6.6

ϟ zu Aufgabe 6.10

Restgewicht bestimmen: 564,6 N
Lastmoment berechnen: 564,6 N × 0,24 m = 135,5 Nm
Kraft der Abduktoren berechnen: F_{Abd} = 135,5 Nm : 0,08 m = 1693,8 N
Belastung des Hüftgelenks: 1693,8 N + 564,6 N = 2258,4 N

Lösungen zu ➤ Kap. 6.7

zu Aufgabe 6.11

Die Muskelkraft M ist bei flektiertem Kniegelenk etwa 1,7 × größer als bei extendiertem Gelenk; die Resultierende (= Gelenkbelastung) ist bei extendiertem Kniegelenk etwa 2,6 × größer als bei flektiertem Gelenk.

zu Aufgabe 6.12

- $p_1 = 200\ \text{N} : 4\ \text{cm}^2 = 50\ \text{N/cm}^2$
- $p_2 = 600\ \text{N} : 4\ \text{cm}^2 = 150\ \text{N/cm}^2$

zu Aufgabe 6.13

- Angriffswinkel: 0,25 rad = 14,3°
- sin Θ = a : d
- a = sin 14,3° × 0,05 m = 0,012 m = 1,2 cm
- Drehmoment D = 1000 N × 0,12 m = 12,0 Nm

Lösung zu ➤ Kap. 6.8

zu Aufgabe 6.14

Abduktorenkraft ohne Duchenne-Hinken:
F_{Abd} = (564,8 N × 0,5 m): 0,06 m = 4706,7 N
Abduktorenkraft mit Duchenne-Hinken:
F_{Abd} = (564,8 N × 0,2 m): 0,06 m = 1882,7 N
Ohne die Kompensation durch Duchenne-Reaktion würde nach dieser Modellrechnung das Hüftgelenk um das 2,5-Fache stärker belastet.

Lösungen zu ➤ Kap. 6.9

zu Aufgabe 6.15

$E_{pot} = 700\ \text{N} \times 0{,}2\ \text{m} = 140\ \text{Nm}$
$E_{kin} = E_{pot}$
$\frac{1}{2} \times m \times v^2 = m \times g \times h$
$v_{land} = \sqrt{2 \times g \times h} = \sqrt{2 \times 9{,}81\ \text{m/s}^2 \times 0{,}2\ \text{m}} = 2\ \text{m/s}$

zu Aufgabe 6.16

Das Ergebnisprotokoll für eine weibliche Versuchsperson kann beispielsweise wie in ➤ Tab. 6.17-Lösg. dargestellt aussehen.

Interpretation Die Ausholbewegung beim Counter Movement Jump bedingt eine Vordehnung der Streckerschlinge, d. h. die Versuchsperson kann eine höhere Sprungkraft entwickeln. Biomechanisch gesehen, nutzt man beim Counter Movement Jump die Anfangskraft beim Start der Aufwärtsbewegung am unteren Umkehrpunkt aus.

Tab. 6.17-Lösg. Sprunghöhen, die bei einem Counter Movement Jump (Hockstrecksprung mit Ausholbewegung) und bei einem Squat Jump (Hockstrecksprung ohne Ausholbewegung) erzielt wurden.

Versuch Nr.	Sprunghöhe bei Counter Movement Jump	Sprunghöhe bei Squat Jump
1	39,3 cm	34,8 cm
2	38,4 cm	34,5 cm
3	37,1 cm	34,2 cm
4	35,5 cm	33,8 cm
5	37,8 cm	33,9 cm
6	38,3 cm	34,5 cm
Mittelwert	37,7 cm	34,3 cm

Lösungen zu ➤ Kap. 6.10

zu Aufgabe 6.17

Lastmoment = Last × Lastarm
Lastmoment (siehe ➤ Abb. 6.18a):

- M_B = 200 N × (0,70 m × cos 0°) = 200 N × 0,70 m = 140 Nm

Lastmoment (siehe ➢ Abb. 6.18b):
- $M_A = 200\ N \times (0{,}70\ m \times \cos 30°) = 200\ N \times 0{,}61\ m = 121\ Nm$

Lastmoment (siehe ➢ Abb. 6.18c):
- $M_c = 200\ N \times (0{,}70\ m \times \cos 30°) = 200\ N \times 0{,}61\ m = 121\ Nm$

zu Aufgabe 6.18

Bei ca. 90° Flexion hat der Kraftarm den höchsten Betrag, und die Flexoren entwickeln ihre maximale Muskelkraft, d. h. das Kraftmoment wird in dieser Position maximal. Bei etwa 90° Flexion hat der Lastarm im Schnell-Trainer und damit das Lastmoment den höchsten Betrag.

Folgerung Bei Flexion des Ellenbogengelenks sind die muskelspezifischen Effekte beim Hanteltraining und beim Training am Schnell-Trainer vergleichbar.

zu Aufgabe 6.19

Veränderung des Kraftmoments der Kniestrecker kennzeichnen (siehe ➢ Abb. 6.19):
- Maximales Kraftmoment bei 2 rad bzw. 115°, minimales Kraftmoment bei 0°.
- Veränderung des Lastarms: Zunahme von 90° bis 0° bzw. von 1,6 rad bis 0 rad.
- Veränderung des Lastmoments (freie Hantel): Zunahme von 90° bis 0° bzw. von 1,5 rad bis 0 rad. Beim Training mit einer Hantel am Fußgelenk wäre in der 0°-Position das Lastmoment maximal. Allerdings ist das Kraftmoment in dieser Position nicht maximal, sondern etwa in der 115°-Position.

Folgerung Beim gerätegestützten isokinetischen Training werden die Extensoren über den gesamten Bewegungsradius adäquat belastet, d. h. beim Training mit einer Hantel müsste das Hantelgewicht, wenn über den gesamten Bewegungsradius trainiert werden soll, immer wieder neu angepasst werden: maximales Hantelgewicht bei Beugewinkel 115° und minimales Hantelgewicht bei Beugewinkel 0°.

Lösungen zu ➢ Kap. 6.11

zu Aufgabe 6.20

$F_8 = 22\ N/m \times 0{,}08\ m = 1{,}76\ N$

$F_{15} = 22\ N/m \times 0{,}15\ m = 3{,}30\ N$

Tab. 6.20-Lösg. Wiederholungszahl in Abhängigkeit von der Stiffness eines Therabandes über 30 s.

Stiffness des Therabandes	Wiederholungszahl pro 30 s
Grünes Theraband („X-light"):	n = 23
Blaues Theraband („Light"):	n = 20
Rotes Theraband („Medium"):	n = 18
Schwarzes Theraband („Heavy"):	n = 16

zu Aufgabe 6.21

Beispielhafte Werte, die die Abhängigkeit der Wiederholungszahl von der „Stiffness" eines Therabandes quantifizieren, zeigt ➢ Tab. 6.20-Lösg.

Lösung zu ➢ Kap. 6.12

zu Aufgabe 6.22

Erreichte Sprungweiten, die mit verschiedenen Absprungvarianten und beim Halterenweitsprung erreicht werden: beispielhaftes Ergebnisprotokoll in ➢ Tab. 6.22-Lösg.

Interpretation der Messergebnisse Die Sprungweite nimmt mit den Varianten I–III stetig zu. Der zusätzliche Armschwung in Variante II ermöglicht einen längeren Beschleunigungsweg und damit eine höhere Absprunggeschwindigkeit als in Variante I und in der Folge eine größere Sprungweite. Durch Zusatzgewichte kann der Absprungimpuls zunächst vergrößert werden. Ab einem optimalen Zusatzgewicht der Halteren bei ca. 8 % des Körpergewichts nimmt der positive Effekt wieder ab. Variante IV dürfte im Vergleich zu Variante III also wieder zu kürzeren Standweitsprüngen führen.

Lösung zu ➢ Kap. 6.13

zu Aufgabe 6.23

Last von Kopf, angelegten Arme (sind in ➢ Abb. 6.21 nicht eingezeichnet) und Rumpf bestimmen: 422,8 N.

Betrag des Lastarms von Kopf plus Oberkörper (Hüftgelenk bis Scheitel) plus angelegte Arme in den verschiedenen Positionen (1–4 in ➢ Abb. 6.21a, b) abschätzen; z. B. Lastarm in Position a3 bzw. Position b2: $l_{Last} = 0{,}3$ m.

Tab. 6.22-Lösg. Sprungweiten, die mit verschiedenen Absprungvarianten und beim Halterenweitsprung mit unterschiedlichen Gewichten erreicht werden.

Versuch Nr.	Variante I: Sprungweite bei beidbeinigem Absprung ohne Halteren und ohne Armschwung	Variante II: Beidbeiniger Absprung ohne Halteren und mit Armschwung	Variante III: Beidbeiniger Absprung mit Halteren 2 × 20 N und mit Armschwung	Variante IV: Beidbeiniger Absprung mit Halteren 2 × 40 N und mit Armschwung
1	1,50 m	1,98 m	2,12 m	2,04 m
2	1,59 m	1,99 m	2,10 m	1,98 m
3	1,65 m	1,94 m	2,13 m	2,02 m

Lastmomente bei den verschiedenen Positionen 1–4 in ➤ Abb. 6.21a, b berechnen und in ➤ Tab. 6.24-Lösg. eintragen. Kraft der Rückenstrecker für Hyperextension horizontal und Hyperextension schräg berechnen, der Betrag des Kraftarmes ist gegeben: 5 cm.

Tab. 6.24-Lösg. Lastmomente beim Back-Extension-Training (der Betrag der Lastarme wurde jeweils geschätzt; die Körperpositionen beziehen sich auf Abb. 6.21).

Hyperextension horizontal	Hyperextension schräg
Position a1 Lastarm: 0,13 m Lastmoment: M_{A1} = 0,13 m × 422,8 N = 55 Nm	**Position b1** Lastarm: 0,25 m Lastmoment: M_{B1} = 0,25 × 422,8 N = 105,7 Nm
Position a2 Lastarm: 0,15 m Lastmoment: M_{A2} = 0,15 m × 422,8 N = 63,4 Nm	**Position b2** Lastarm: 0,3 m Lastmoment: M_{B2} = 0,30 m × 422,8 N = 126,8 Nm
Position a3 Lastarm: 0,30 m Lastmoment: M_{A3} = 0,30 m × 422,8 N = 126,8 Nm	**Position b3** Lastarm: 0,25 m Lastmoment: M_{B3} = 0,25 m × 422,8 N = 105,7 Nm
Position a4 Lastarm: 0,25 m Lastmoment: M_{A4} = 0,25 m × 422,8 N = 105,7 Nm	**Position b4** Lastarm: 0,20 m Lastmoment: M_{B4} = 0,2 m × 422,8 N = 84,6 Nm

Lösung zu ➤ Kap. 6.14

zu Aufgabe 6.24

Die 3 Phasen des Transplantatumbaus nach Petersen (2020) sind gekennzeichnet durch:

- Nekrose und Entzündungsphase, d. h. abnehmende mechanische Festigkeit, Dauer 8–12 Wochen, danach Zunahme der mechanischen Festigkeit.
- Umbauphase (Remodeling), d. h. geringe mechanische Festigkeit, Dauer: 6–8 Monate.
- Reifungsphase, d. h. zunehmende mechanische Festigkeit.

Lösungen zu ➤ Kap. 6.15

zu Aufgabe 6.25

Druck = Kraft/Fläche in cN/cm^2

$p = F/A$ in cN/cm^2

- Kolben I: $p_1 = 200\ cN/2\ cm^2 = 100\ cN/cm^2$
- Kolben II: $p_2 = 400\ cN/4\ cm^2 = 100\ cN/cm^2$
- Kolben III: $p_3 = 600\ cN/6\ cm^2 = 100\ cN/cm^2$

Anmerkung In ➤ Abb. 6.23 wurde die Einheit cN/cm^2 vorgegeben (1 cN = 0,01 N).

zu Aufgabe 6.26

Körpergewicht: 700 N, Teilkörpergewicht: 420 N.

- Belastung der Bandscheibe L3/L4 im Stand:
  - $p_{L3/4} = 420\ N/10\ cm^2 = 42\ N/cm^2$
- Belastung der Bandscheibe L3/L4 beim Jogging:
  - $p_{L3/4} = 2100\ N/10\ cm^2 = 210\ N/cm^2$

Anmerkung „Eine junge, unbeschädigte Zwischenwirbelscheibe kann einen Druck von 800 N/cm^2 ertragen" (Wirhed 2001, S. 72).

zu Aufgabe 6.27

$p = F/A$

p: Druck, F: Kraft, A: Fläche

Einbeinstand:

- „Pfennigabsatz": $p = 700\ N/3\ cm^2 = 233,3\ N/cm^2$
- „Sohle": $p = 700\ N/300\ cm^2 = 2,3\ N/cm^2$

Lösungen zu ➤ Kap. 7.1

ϟ zu Aufgabe 7.1

Messwerte in die Tabelle eintragen (beispielhafte Werte in ➤ Tab. 7.2-Lösg.) und die Berechnungen durchführen.

zu Aufgabe 7.2

$z_{Flexion} = (80° – 75°):5 = 1°$

$z_{Moment} = (100–80\ Nm): 8 = 2,5\ Nm$

Das Drehmoment z_{Moment} hat sich nach der Trainingsintervention stärker verändert als das Drehmoment $z_{Flexion}$.

Anmerkung Mit der z-Wert-Transformation können Variablen, hier: Beweglichkeit und Drehmoment, die auf verschiedenen Messbereichen basieren, verglichen werden.

Lösung zu ➤ Kap. 7.2

zu Aufgabe 7.3

Ellenbogengelenk im Stand (maximale Extension und Flexion).

- ausgedrückt als Gradmaß: *5° (Hyper-)Extension, 130° Flexion*
- ausgedrückt als Bogenmaß: π/36 rad = *0,09 rad (Hyper-)Extension, 13*π/18 rad = *2,27 rad Flexion aus Gradschätzung berechnet*

Schätzung:

- ausgedrückt als Gradmaß: *0° Extension, 120° Flexion*
- ausgedrückt als Bogenmaß: *0 rad Extension,* 2π/3 rad = *2,09 rad Flexion aus Gradschätzung berechnet*

Interpretation Messung und Schätzung weichen in der Regel um ca. 10° ab; dieser Wert ist in hohem Maß von der Erfahrung des Untersuchers abhängig.

Tab. 7.2-Lösg. Biomechanische Messgrößen ($v = s/t$ oder $v = ZW \times ZF/60 \rightarrow ZW = v \times 60/ZF$ wobei ZW: Zyklusweg (siehe Glossar) in m, ZF: Zyklusfrequenz (siehe Glossar) in min^{-1}, v: Geschwindigkeit in m/s).

	Weg in m	Zeit in s	Zyklusfrequenz in min^{-1}	Zyklusweg in m	Geschwindigkeit in m/s
Versuch 1	*10,0*	*2,73*	*87,8*	*2,62*	*3,66*
Versuch 2	*10,0*	*3,02*	*83,7*	*2,41*	*3,31*
Versuch 3	*10,0*	*3,02*	*85,8*	*2,36*	*3,32*
Versuch 4	*10,0*	*3,13*	*85,7*	*2,36*	*3,19*
Versuch 5	*10,0*	*3,00*	*81,9*	*2,55*	*3,33*
Versuch 6	*10,0*	*3,18*	*81,9*	*2,51*	*3,14*
Versuch 7	*10,0*	*2,93*	*83,8*	*2,51*	*3,41*
Mittelwert	*10,0*	*3,00*	*84,4*	*2,47*	*3,34*
Absoluter maximaler Fehler*	*±0,02*	*±0,10*	*±1,2*	*±0,05*	*±0,11*
Relativer Fehler in %	*±0,2 %*	*±3 %*	*±1,4 %*	*±2,0 %*	*±3,3 %*
Standardabweichung	–	*0,15*	*2,2*	*0,10*	*0,17*

* Schätzwert, bzw. bei Zyklusfrequenz aus maximalem Fehler der Zeitmessung.

Tab. 7.6-Lösg. 3-malige Testung der Sprunghöhe h_1 bis h_3 in cm. Die Sprunghöhe der beiden Testvarianten (SJ und CMJ) vergleichen und jeweils 3 Sprünge mit ausreichenden Pausen durchführen lassen.

Vorab ermitteln: Messwerte von h_{Hock} und h_{Stand}	h_{Hock} = *182 cm* h_{Stand} = *210 cm*	
Experiment	Maximale Reichhöhe im Sprung (h_{Reich}) in cm (Maßband an der Wand) Sprunghöhe $h = h_{Reich} - h_{Stand}$	
	Squat Jump (SJ) (Start: Kniewinkel: 90°) ohne Ausholbewegung, Arme während des Sprungs in Hochhalte)	**Counter Movement Jump (CMJ)** (Start: aus stehender Position) mit Ausholbewegung, Arme während des Sprungs in Hochhalte)
	h_1 = *240 cm – 210 cm = 30 cm*	h_1 = *246 cm – 210 cm = 36 cm*
	h_2 = *239 cm – 210 cm = 29 cm*	h_2 = *245 cm – 210 cm = 35 cm*
	h_3 = *243 cm – 210 cm = 33 cm*	h_3 = *247 cm – 210 cm = 37 cm*
Berechnung	Mittelwert: *31 cm*	Mittelwert: *36 cm*
	Min.: *29 cm*	Min.: *35 cm*
	Max.: *33 cm*	Max.: *37 cm*
	Range: 4 cm	Range: 2 cm

Lösungen zu ➢ Kap. 7.3

zu Aufgabe 7.4

Experimentell ermittelte Werte einer Vpn zeigt beispielhaft ➢ Tab. 7.6-Lösg.

Interpretation der Messergebnisse Beim Counter Movement Jump werden höhere Sprunghöhen erreicht. Durch die einleitende Gegenbewegung beim Start des Counter Movement Jump erfährt der Körper einen Impuls entgegen der angestrebten Sprungrichtung. Dieser Impuls muss beim Absenken des Körpers vor dem unteren Umkehrpunkt wieder kompensiert werden, was zu einer Vorspannung der Beinstrecker führt. Am Umkehrpunkt sind die Bodenreaktionskräfte somit höher als beim Start des Squat Jumps aus der ruhenden Position. Diese Kraftdifferenz wird Anfangskraft genannt, die schließlich zu einem größeren Kraftstoß beim Sprung und damit zu einer größeren Sprunghöhe führt.

zu Aufgabe 7.5

Beispielhafte Werte zeigt ➢ Tab. 7.7-Lösg.

Tab. 7.7-Lösg. Jump and Reach ohne Ausholbewegung (ohne Schwungeinsatz der Arme) aus 3 verschiedenen Hockpositionen. *Beispiel: 50-jähriger Mann.*

Kniewinkel (geschätzt)	Sprunghöhe in cm		
	Versuch 1	**Versuch 2**	**Versuch 3**
< 90°	*21*	*22*	*21*
= 90°	*21*	*22*	*22*
> 90°	*18*	*17*	*14*

Interpretation der Messergebnisse Die Sprungleistung ist im Vergleich zu einem Kniewinkel von 90° bei kleineren sowohl als auch größeren Kniewinkeln geringer. Dies führt zu einer niedrigeren

Tab. 7.8-Lösg. Verschiedene Ausführungsvarianten des Jump-and-Reach-Tests vergleichen.

Kniewinkel abschätzen maximale Extension des Kniegelenks: 0°	Sprunghöhe (wenn möglich mit Sprunggürtel oder Kontaktmatte quantifizieren) in cm		
	Versuch 1	**Versuch 2**	**Versuch 3**
Kniewinkel: ca. 90° (ohne Armschwung und ohne Ausholbewegung)	*22*	*21*	*22*
Kniewinkel: ca. 120° (ohne Armschwung und ohne Ausholbewegung)	*17*	*16*	*17*
Kniewinkel: ca. 60° (ohne Armschwung und ohne Ausholbewegung)	*20*	*19*	*21*
Kniewinkel: ca. 90° (mit Armschwung und ohne Ausholbewegung)	*28*	*25*	*26*
Kniewinkel: ca. 90° (mit Armschwung und mit Ausholbewegung)	*26*	*26*	*28*
Kniewinkel: ca. 90° (ohne Armschwung und mit Ausholbewegung)	*22*	*25*	*25*

Sprunghöhe als bei einem Kniewinkel von ca. 90°. Bei diesem optimalen Kniewinkel sind zum einen die Überlappung der Myosin- und Aktinfilamente und zum anderen die biomechanischen Hebel optimal. Es gibt in dieser Position sowohl genügend Myosinköpfchen, die sich am Aktinfilament angekoppelt haben und für eine hohe Kontraktionskraft sorgen können, als auch noch genügend freie Andockmöglichkeiten bei der weiteren Kontraktion des Muskels. Bei Sprüngen, bei denen der Startpunkt bei einem Kniewinkel < 90° liegt, wird der Beschleunigungsweg länger. Hierdurch wird die ungünstigere Überlappung der Myosin- und Aktinfilamente teilweise kompensiert.

zu Aufgabe 7.6

Die Sprunghöhen beim Jump and Reach (jeweils 3 Sprünge) ohne und mit Ausholbewegung ohne und mit Armschwung vergleichen (siehe ➤ Tab. 7.8-Lösg.).

Interpretation der Messergebnisse Die Sprungleistungen sind bei Sprüngen mit Armschwung besser, sofern der Sprung technisch korrekt ausgeführt wurde. Die koordinative Herausforderung besteht darin, die hohe Armgeschwindigkeit beim Absprung schlagartig zu verringern und dabei den Impuls von den Armen auf die vertikale Bewegung des Körpers zu übertragen. Gelingt diese Impulsübertragung, wirkt sich dies positiv auf den Absprungimpuls und somit auf die Sprunghöhe aus.

Lösungen zu ➤ Kap. 8.1

zu Aufgabe 8.1

Der Körperschwerpunkt liegt unterhalb des Volumenmittelpunktes (= Drehpunkt).

In der Hockschwebe in Bauchlage liegt der KSP, an dem die Gewichtskraft angreift, unterhalb des Volumenmittelpunktes (VM) des verdrängten Wassers. Dies führt zu einer Stabilisierung der Position. In der Hockschwebe in Rückenlage liegt der KSP oberhalb des VM. Eine leichte Auslenkung aus der labilen Gleichgewichtslage führt zu einem Drehmoment, das ein Umkippen des Körpers zur Folge hat.

zu Aufgabe 8.2

Bei gegebenem Körpergewicht wird das Körpervolumen bei Ausatmung kleiner und damit das spezifische Gewicht größer. Wird dieses spezifische Gewicht des Körpers größer als das spezifische Gewicht des Wassers, sinkt der Körper.

zu Aufgabe 8.3

Dass bei einer Person, die in Rückenlage schwebt, der Körper um den Volumenmittelpunkt rotiert, kann verhindert werden mit einem Auftriebskörper (z. B. Pullbuoy), der zwischen die Beine geklemmt wird, denn dann rutscht der Volumenmittelpunkt im Idealfall in den Schwerpunkt, und es kann sich kein Drehmoment entwickeln.

zu Aufgabe 8.4

Statischer Auftrieb:

- F_{st}= 100 cN – 80 cN= 20 cN

Verdrängtes Wasservolumen:

- $\gamma = F/V \rightarrow V= F/\gamma \rightarrow V = 20\ cN/1\ cN\ cm^{-3}= 20\ cm^3$

Spezifisches Gewicht des Körpers:

- $\gamma = F/V = 100\ cN/20\ cm^3 = 5{,}0\ cN/cm^3$

Lösungen zu ➤ Kap. 8.2

ϟ zu Aufgabe 8.5

Den berechneten statischen Auftrieb und das Restgewicht (= Eintauchgewicht) der Körperteile KT gem. der Formel

$\gamma_W = F_{KT}/V_{KT}$

ist in ➤ Tab. 8.3-Lösg. dargestellt.

ϟ zu Aufgabe 8.6

Das Gewicht der Körpersegmente unter und über der Wasseroberfläche (Gewicht der Versuchsperson an Land: 706,4 N) und das Restgewicht zeigt ➤ Tab. 8.4-Lösg.

zu Aufgabe 8.7

Interpretation der unterschiedlichen Restgewichte: Stefanie wird am stärksten entlastet, d. h. ihr Körpervolumen ist am größten.

ϟ zu Aufgabe 8.8

Immersionseffekte (statische Bedingung) bei flektiertem Kniegelenk, d. h. die Entlastung; Restgewicht (Eintauchgewicht = Gewichtskraft an Land minus Auftriebskraft) gem. ➤ Tab. 8.3; Ergebnisse in ➤ Tab. 8.6-Lösg.

Tab. 8.3-Lösg. Gewichtsanteile der Körpersegmente und Abschätzung des Restgewichts (= Eintauchgewicht) der Körpersegmente ($F_{Körper}$= 706,4 N): Spezifisches Gewicht eines Körperteils = Gewicht: Volumen ($\gamma_{Körperteil} = F_{Körperteil}: V_{Körperteil}$).

Körpersegmente	Gewicht an Land (in N)	Spezifisches Gewicht (in cN/cm³ bzw. N/m³)	Statischen Auftrieb (= verdrängtes Wasservolumen) und Restgewicht (= Eintauchgewicht) berechnen (in N)
Kopf	48,6	1,11	statischer Auftrieb: 43,8 N Restgewicht: 48,6–43,8 N = 4,8 N
Rumpf	304,8	1,03	statischer Auftrieb: 295, 9 N Restgewicht: 8,9 N
Oberarm	19,0	1,07	statischer Auftrieb: 17,8 N Restgewicht: 1,2 N
Unterarm	11,4	1,13	statischer Auftrieb: 10,1 N Restgewicht: 1,3 N
Hand	4,3	1,17	statischer Auftrieb: 3,7 N Restgewicht: 0,6 N
Oberschenkel	99,2	1,05	statischer Auftrieb: 94,5 N Restgewicht: 4,7 N
Unterschenkel	33,0	1,096	statischer Auftrieb: 30,3 N Restgewicht: 2,7 N
Fuß	9,6	1,09	statischer Auftrieb: 8,8 N Restgewicht: 0,8 N

Tab. 8.4-Lösg. Gewicht der Körpersegmente (siehe Tab. 8.3) unter und über der Wasseroberfläche (Gewicht der Versuchsperson an Land: 706,4 N).

	Gewicht der Köpersegmente (unter der Wasseroberfläche) (in N)	Gewicht der Köpersegmente (über der Wasseroberfläche) (in N)	Restgewicht des Körpers (in N)	Verhältnis zum Körpergewicht (in N)
Knietief	7,0	621,2	628,2	88,9 %
Hüfttief	16,4	422,8	439,2	62,2 %
Schultertief (Arme in Tiefhalte, teilweise eingetaucht)	31,5	48,6	80,1	11,3 %
Vollständig eingetaucht	36,3	–	36,3	5,1 %

Tab. 8.6-Lösg. Immersionseffekte.

Physikalische Größen	Betrag
Gewichtskraft von Unterschenkel und Fuß	42,6 N
Auftriebskraft von Unterschenkel und Fuß (entspricht dem verdrängten Volumen)	38,8 N
Restgewicht vom Unterschenkel bei Immersion	3,8 N
Lastarm	0,3 m
Kraftarm	0,05 m
Lastmoment an Land	$M_L = 42{,}6\ N \times 0{,}3\ m = 12{,}8\ Nm$
Lastmoment bei Immersion	$M_W = 3{,}8\ N \times 0{,}3\ m = 1{,}1\ Nm$
Notwendiger isometrischer Kraftbetrag der Beuger (M. biceps femoris, M semitendinosus, M. semimembranosus)	
– an Land	$F_{Land} = 12{,}3\ Nm/0{,}05\ m = 246{,}0\ N$
– bei Immersion	$F_{Wasser} = 1{,}1\ Nm/0{,}05\ m = 22{,}0\ N$
Muskelkraftbetrag bei Immersion im Vergleich zum Kraftaufwand an Land	11,4 %

Tab. 8.7-Lösg. Beziehung zwischen Eintauchtiefe, Entlastung und Kontaktzeit beim Gehen in Wasser im „shallow Water".

Eintauchtiefe (in m)	Relatives Körpergewicht (in %)	Kontaktzeit (in ms)
0	100	150
0,7	80	190
1,0	50	240
1,2	30	320

ϟ zu Aufgabe 8.9

Die Beziehung zwischen Eintauchtiefe, Entlastung und Kontaktzeit am Beckenboden beim Gehen in Wasser im „shallow Water" (Datenerhebung nach Nakazawa et al. 1994) ist in ➢ Tab. 8.7-Lösg. dargestellt.

Interpretation Entlastung und Kontaktzeit am Beckenboden sind abhängig von der Eintauchtiefe.

ϟ zu Aufgabe 8.10

Pulsfrequenz von einer Versuchsperson, jeweils nachdem die Versuchsperson 3 min in einer Position verharrte:

- an Land in vertikaler Position: *72 bpm*
- an Land in horizontaler Position: *63 bpm*
- im Wasser (brusttief) in vertikaler Position: *62 bpm*
- im Wasser in horizontaler Position: *54 bpm*

Interpretation Beim Übergang vom Liegen ins Stehen muss der Kreislauf die Blutverschiebung durch die Schwerkraft ausgleichen, was zu einem Anstieg der Herzfrequenz um bis zu 10 Schläge/min führen kann. Im Wasser kann die Herzfrequenz aufgrund der Immersion und der Blutverlagerung aufgrund des Wasserdrucks um 10–15 Schlägen/min im Vergleich zu den Verhältnissen an Land abfallen.

Lösungen zu ➢ Kap. 8.3

zu Aufgabe 8.11

Die Reaktion des Körpers im Wasser bei Verlagerung der Extremitäten sowie deren Begründung fasst ➢ Tab. 8.9-Lösg. zusammen.

Tab. 8.9-Lösg. Reaktion des Körpers im Wasser bei Verlagerung der Extremitäten.

Bewegungsaufgabe bzw. Positionierung der Extremität(en)	Reaktion des Körpers	Begründung der Körperreaktion
Hockschwebe in Ventral- und Dorsalposition vergleichen	Ventralposition ist stabil, Dorsalposition ist labil.	Die Ventralposition ist stabil, denn der Körperschwerpunkt liegt *unterhalb* des Volumenmittelpunkts (VM ist Drehpunkt). Die Dorsalposition ist labil, denn der Körperschwerpunkt liegt *oberhalb* des Volumenmittelpunkts (VM ist Drehpunkt).
Abduktion rechter Arm bis Schulterhöhe	Körper rotiert zur rechten Seite	Der KSP wandert weiter nach rechts als der VM (VM ist Drehpunkt).
Abduktion linker Arm bis Schulterhöhe	Körper rotiert zur linken Seite	Der KSP wandert weiter nach links als der VM (VM ist Drehpunkt).
Abduktion rechtes Bein (ohne Pullbuoy), evtl. mit Unterstützung einer Physiotherapeutin	Körper rotiert zur rechten Seite	Der KSP wandert weiter nach rechts als der VM (VM ist Drehpunkt).
Abduktion rechtes Bein und linker Arm (ohne Pullbuoy), evtl. mit Unterstützung eines Physiotherapeuten	Körper rotiert zur rechten Seite	Der KSP wandert weiter nach rechts als der VM (VM ist Drehpunkt), denn das Gewicht des Beins ist größer als das Gewicht des Arms.
Rechter Arm aus dem Wasser gehoben	Körper rotiert zur rechten Seite	Das Gewicht des Arms (rechts) löst die Rotation aus, das Armgewicht (links) ist durch den statischen Auftrieb entlastet.

Tab. 8.10-Lösg. Einfluss von plegischen und paretischen Krankheitsbildern auf die Körperlage im Wasser.

Krankheitsbild	Körperlage im Wasser	Begründung
Paraplegie: Doppelseitige Lähmung (komplett oder inkomplett) der Beine	Beine sinken	Die Beine haben bei Paraplegie weniger Auftrieb als bei Gesunden wegen der Volumenreduktion aufgrund der Muskelatrophie.
Hemiplegie: halbseitige Lähmung	Rotation zur gelähmten Seite	Die gelähmte Körperseite hat ein geringeres Volumen (Muskelatrophie) und damit weniger Auftrieb, als dies bei Gesunden der Fall ist.
Hemiparese: halbseitige und unvollständige Lähmung einer Muskelgruppe	Rotation zur betroffenen Seite	Die betroffene Körperseite hat ein geringeres Volumen (Muskelatrophie) und damit weniger Auftrieb, als dies bei Gesunden der Fall ist.

zu Aufgabe 8.12

Der Einfluss paretischer Krankheitsbilder auf die Körperlage im Wasser ist in ➤ Tab. 8.10-Lösg. dargestellt.

Lösungen zu ➤ Kap. 8.4

zu Aufgabe 8.13

Den individuellen Maximalpuls, der mithilfe der in ➤ Tab. 8.12 genannten Formeln für eine 52-jährige Person mit einer Körpermasse von 70 kg beispielhaft errechnet wurde, zeigt ➤ Tab. 8.12-Lösg.

Tab. 8.12-Lösg. Berechnen des individuellen Maximalpulses mithilfe verschiedener Formeln *für eine 52-jährige weibliche bzw. männliche Person mit einer Körpermasse von 70 kg.*

Maximalpuls-Formel	Ergebnis
1) Maximalpuls (bpm) = 220 – Lebensalter in Jahren	*220/min–52/min=168/min*
2a) ♂ Maximalpuls (bpm) = 223–0,9 × Lebensalter in Jahren	*223/min–0,9 × 52/min=176/min*
2b) ♀ Maximalpuls (bpm) = 226 – Lebensalter in Jahren	*226/min–52/min=174/min*
3a) ♂ Maximalpuls (bpm) = 214 – (0,5 × Lebensalter in Jahren) – (0,11 × Körpermasse in kg)	*214/min–26/min–8/min=180/min*
3b) ♀ Maximalpuls (bpm)= 210 – (0,5 × Lebensalter in Jahren) – (0,11 × Körpermasse in kg)	*210/min–26/min–8/min=176/min*

Vergleichende Bewertung

Je spezifischer die Berechnung gemacht wird, desto höher ist der zulässige Maximalpuls. Eine unspezifischere Berechnungsformel wie „220 – Lebensalter" bietet zwar eine höhere Sicherheit, dass nicht zu intensiv trainiert wird. Dafür sind diese einfacheren Berechnungen für ein spezifisches Training durch eine mögliche Unterforderung weniger geeignet. Gleichzeitig muss beachtet werden, dass der Maximalpuls bei gleichaltrigen, gleichschweren Personen gleichen Geschlechts und interindividuell erheblich variieren kann.

zu Aufgabe 8.14

Kalkulation der relativen maximalen Leistungsfähigkeit für Männer und Frauen > 30 Jahre nach der folgenden Formel nach de Marées (2003, S. 455):

- Soll-Leistung (♂) P_{Soll} = 3 × eigene Körpermasse in kg × (130 – mein Alter in Jahren)/100 W

Die relative Soll-Leistung ergibt sich zu: $P_{rel} = P_{soll}/m$

- Soll-Leistung (♀) P_{Soll} = 2,5 × eigene Körpermasse in kg × (124 – mein Alter in Jahren)/100 W

Die relative Soll-Leistung ergibt sich jeweils zu: $P_{rel} = P_{Soll}/m$ in W/kg.

Aus der Praxis für die Praxis

Laut Statistischem Bundesamt hat im Jahr 2022 die durchschnittliche Frau in der Altersgruppe von 55–60 Jahren eine Körpermasse von 72 kg. Die Körpermasse eines gleichaltrigen durchschnittlichen Mannes beträgt 89 kg (Werte gerundet).

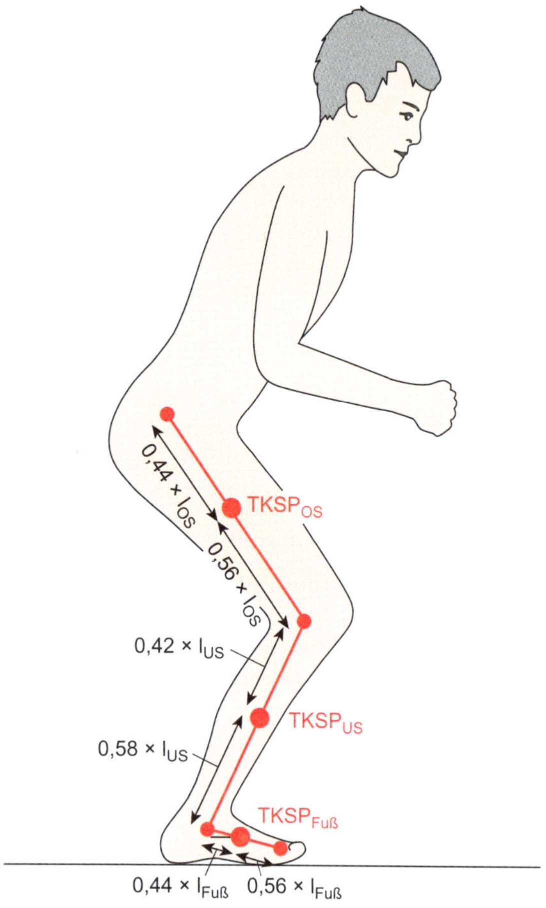

Abb. 9.3-Lösg. Ermittlung des Körperschwerpunktes des rechten Beins mit der grafischen Methode. [M1645], [L143]

Lösungen zu ➢ Kap. 9.1

zu Aufgabe 9.1

$s = g/2\ t^2 \rightarrow t = \sqrt{2\ s/g}$,

- $t_{Sprung1} = \sqrt{2 \times 3\ m/9{,}81\ m/s^2} = 0{,}78\ s$
- $t_{Sprung2} = \sqrt{2 \times 10\ m/9{,}81\ m/s^2} = 1{,}43\ s$
- $t_{Sprung3} = \sqrt{2 \times 27\ m/9{,}81\ m/s^2} = 2{,}35\ s$

zu Aufgabe 9.2

$E_{pot} = E_{kin}$

$m \times g \times h = 1/2\ m \times v_{Ein}{}^2$

$v_{Ein} = \sqrt{2\,g\,h}$

- $v_{Ein1} = \sqrt{2\,g\,3\,m} = 7{,}7\ m/s$
- $v_{Ein2} = \sqrt{2\,g\,10\,m} = 14{,}0\ m/s$
- $v_{Ein3} = \sqrt{2\,g\,27\,m} = 23{,}0\ m/s$

zu Aufgabe 9.3

$F_W = c_W \times \delta/2 \times A \times v^2$

- $F_{W1} = 0{,}4 \times ½ \times 1000\ kg/m^3 \times 0{,}08\ m^2 \times 59{,}3\ m^2/s^2 = 948{,}6\ N$
- $F_{W2} = 0{,}4 \times ½ \times 1000\ kg/m^3 \times 0{,}08\ m^2 \times 196{,}0\ m^2/s^2 = 3136{,}0\ N$
- $F_{W3} = 0{,}4 \times ½ \times 1000\ kg/m^3 \times 0{,}08\ m^2 \times 529{,}0\ m^2/s^2 = 8464{,}0\ N$

Lösungen zu ➢ Kap. 9.2

zu Aufgabe 9.4

Die Bestimmung des Teilkörperschwerpunkts (TKSP) des rechten Beins zeigt ➢ Abb. 9.3-Lösg.

zu Aufgabe 9.5

Position a (Getränkekasten ist gerade angehoben, vorgebeugte Körperposition der Vpn, statische Bedingung)

Kraftmoment = Lastmoment

- $F_{Rückenstrecke} \times l_{Rückenstrecker} = F_{Körperteile} \times l_{Körperteile} + F_{Last} \times l_{Last}$
- $F_{Rückensrecker} = (F_{Körperteile} \times l_{Körperteile} + F_{Last} \times l_{Last}) : l_{Rückenstrecker} = (438{,}0\ N \times 0{,}3\ m + 200{,}0\ N \times 0{,}6\ m) : 0{,}05\ m$

also:

- $F_{Rückensrecker,\ Körperteile} = F_{Körperteile} \times l_{Körperteile} : l_{Rückenstrecker} = 438{,}0\ N \times 0{,}3\ m : 0{,}05\ m = 2628{,}0\ N$
- $F_{Rückensrecker,\ Last} = F_{Last} \times l_{Last} : l_{Rückenstrecker} = 200{,}0\ N \times 0{,}6\ m : 0{,}05\ m = 2400{,}0\ N$

Betrag der Muskelkraft (M. erector spinae):

- $F_{Rückenstrecker} = 5028{,}0\ N$

Position b (Getränkekasten ist angehoben, aufrechte Körperposition der Vpn, statische Bedingung)

Kraftmoment = Lastmoment

- $F_{Rückenstrecke} \times l_{Rückenstrecker} = F_{Körperteile} \times l_{Körperteile} + F_{Last} \times l_{Last}$
- $F_{Rückensrecker} = (F_{Körperteile} \times l_{Körperteile} + F_{Last} \times l_{Last}) : l_{Rückenstrecker} = (438{,}0\ N \times 0{,}05\ m + 200{,}0\ N \times 0{,}2\ m) : 0{,}05\ m$

also:

- $F_{Rückensrecker,\ Körperteile} = F_{Körperteile} \times l_{Körperteile} : l_{Rückenstrecker} = 438{,}0\ N \times 0{,}05\ m : 0{,}05\ m = 438{,}0\ N$
- $F_{Rückensrecker,\ Last} = F_{Last} \times l_{Last} : l_{Rückenstrecker} = 200{,}0\ N \times 0{,}2\ m : 0{,}05\ m = 800{,}0\ N$

Kraftbetrag der Rückenmuskulatur:

- $F_{Rückenstrecker} = 1238{,}0\ N$

Lösungen zu ➢ Kap. 9.3

zu Aufgabe 9.6

Kraft F bewirkt in der Situation der linken Zeichnung von Abb. 9.6 keine Rotation, denn sie wirkt zentrisch.

Wenn die Kraft F zentrisch wirkt – d. h. ihre Wirkungslinie trifft den Körperschwerpunkt–, dann wird der Körper translatorisch bewegt. Wenn die Kraft F exzentrisch wirkt, d. h. ihre Wirkungslinie den Körperschwerpunkt nicht trifft, dann rotiert der Körper (siehe Abb. 9.6 rechts).

zu Aufgabe 9.7

Beispiel für einen Test mit einer Versuchsperson (Körpergröße = 1,80 m und Körpermasse = 76,0 kg).

Messung

Abstand der Auflagepunkte der Rechtecksplattform:

- $l_{Plattform} = 2{,}00\ m$

Teilkörpergewicht der unbelasteten Rechtecksplattform (Masse 14 kg):

- $F_0 = 68{,}7\ N$

Lage KSP

Größen und Werte (Arme in Tiefhalte):

- $F_{TKG,Tiefhalte} = F_{Waage,\ Tiefhalte} - F_0 = 456{,}4\ N - 68{,}7\ N = 387{,}7\ N$

Größen und Werte (Arme in Hochhalte):

- $F_{TKG,Hochhalte} = F_{Waage,\ Hochhalte} - F_0 = 478{,}0\ N - 68{,}7\ N = 409{,}3\ N$
- $l_{KSP,\ Tiefhalte} = F_{TKG,\ Tiefhalte} \times l_{Plattform} : F_{KSP} = 387{,}7\ N \times 2{,}00\ m : 76{,}0\ kg \times 9{,}81\ ms^{-2} = 1{,}04\ m$
- $l_{KSP,\ Hochhalte} = F_{TKG,\ Hochhalte} \times l_{Plattform} : F_{KSP} = 409{,}3\ N \times 2{,}00\ m : 76{,}0\ kg \times 9{,}81\ ms^{-2} = 1{,}10\ m$

Beträge der Drehmomente bedingt durch die Kraft F_{KSP}

- $M_{Tiefhalte} = F_{KSP} \times l_{KSP,\ Tiefhalte} = (76{,}0\ kg \times 9{,}81\ ms^{-2}) \times 1{,}04\ m = 775{,}4\ Nm$
- $M_{Hochhalte} = F_{KSP} \times l_{KSP,\ Hochhalte} = (76{,}0\ kg \times 9{,}81\ ms^{-2}) \times 1{,}10\ m = 820{,}1\ Nm$

zu Aufgabe 9.8

Lastmomente:

- $M_{Last} = F_{KAR} \times l_{KAR} + F_{Last} \times I_{Last} = 500\ N \times 0{,}20\ m + 200\ N \times 0{,}50\ m = 200\ Nm$

Moment des Rückenstreckers:

- $M_{Rücken} = F_{Rücken} \times l_{Rücken}$

Im Gleichgewicht $M_{Last} = M_{Rücken}$

- $F_{Rücken} = M_{Last} : l_{Rücken} = 200\ Nm : 0{,}05\ m = 4000\ N$

zu Aufgabe 9.9

Lastmomente M:

- $M_{Flachrücken} = 500\ N \times 0{,}5\ m = 250\ Nm$
- $M_{Rundrücken} = 500\ N \times 0{,}8\ m = 400\ Nm$

Kraft F der Rückenstrecker:

- $F_{Flachrücken} = 250\ Nm: 0{,}05\ m = 5000\ N$
- $F_{Rundrücken} = 400\ Nm: 0{,}05\ m = 8000\ N$

Belastung durch „Zuggurtung“ ergibt sich dann aus der geometrischen Addition der jeweiligen Last und der Kraft der Rückenstrecker. Die Belastung ist u. a. entscheidend vom Betrag der Vorneigung, die den Betrag des Lastarms bestimmt, abhängig.

Literatur

Ainsworth BE, Haskell WL, Herrmann SD et al. Compendium of physical activities: a second update of codes and MET values. Med Sci Sports Exerc. 2011; 43: 1575–1581.

Amberger R. Integrative Manuelle Therapie. Stuttgart: Georg Thieme Verlag, 2017.

Amelang M, Bartussek D. Differentielle Psychologie und Persönlichkeitsforschung. Stuttgart: Kolhammer, 1997.

Appell HJ, Stang-Voss C. Funktionelle Anatomie-Grundlagen sportlicher Leistung und Bewegung. München: J. F. Bergmann, 1986.

Ballreich R, Baumann R. Grundlagen der Biomechanik des Sports – Probleme, Methoden, Modelle. Stuttgart: Ferdinand Enke Verlag, 1988.

Ballreich R, Kuhlow-Ballreich A. Biomechnaik der Sportspiele. Stuttgart: Ferdinand Enke Verlag, 1992.

Bartholomeyczik S, Halek M (Hrsg). Assessmentinstrumente in der Pflege. Möglichkeiten und Grenzen. Wittener Schriften. Hannover: Schlütersche Medientruppe; 2009, S. 130, ISBN 978-3-89993-224-9.

Bäumler G, Schneider K. Sportmechanik. München: BLV Verlagsgesllschaft, 1981.

Belz J, Glatz C, Hofmann A. Lifetime aquafitness. Stuttgart: Württembergischer Schwimmverband/SVW Service GmbH, 2003.

Borg G, Noble BJ. The perception of physical exertion. In: Wilmore J (Hrsg.). Exercise and sports science review. New York: Academic Press, 1974.

Bös K. Statistikkurs I. Ahrensburg: Czwalina, 1985.

Brand R, Schweizer G. Sportpsychologie. Heidelberg: Springer, 2010.

Brinckmann P, Frobin W, Leivseth G. Orthopädische Biomechanik. Stuttgart: Georg Thieme Verlag, 2000, ISBN 9783131266316.

Bringezu G, Schreiner O. Die Therapieform Manuelle Lymphdrainage. Krakau: Ebert, 1997.

Butler DS. Mobilisation des Nervensystems. Berlin Heidelberg New York: Springer Verlag, 1995.

Chaffin DB, Andersson GBJ, Martin BJ et al. Occupational biomechanics. New York: John Wiley und Sons, 2006.

Clauß E, Ebner H. Grundlagen der Statistik. Frankfurt/Main: Verlag Harri Deutsch, 1977.

Coletti LA, Edwards J, Gordon L et al. The effect of muscle building exercise on bone mineral density of the radius, spine and hip in young men. Calcif Tissue Int. 1989; 45: 12–14.

De Marées H. Sportphysiologie. Köln: Sport und Buch Strauß; 2003[9].

Debrunner HU. Gelenkmessung. Längenmessung. Umfangmessung. Neutral-0-Methode. Bern: Inselspital; 1997.

Diemer F. Dehnen – oder nicht? Physiopraxis. 2018; 18(3): 22–25.

Diemer F, Sutor V. Praxis der medizinischen Trainingstherapie. Stuttgart: Thieme, 2007.

Diemer F, Sutor V. Gewichtsbelastung ≠Gelenksbelastung. Physiopraxis. 2014; 14(9): 33–37.

Dobner HJ, Perry G. Biomechanik für Physiotherapeuten. Stuttgart: Hippokrates Verlag, 2001.

Donti O, Tsolakis C, Bogdanis GC. Effects of baseline levels of flexibility and vertical jump ability on performance following different volumes of static stretching and potentiating exercises in elite gymnasts. J Sports Sci Med. 2014; 13: 105–113.

Dorn F. Physik-Oberstufe Ausgabe A. Hannover: Schroedel Verlag, 1971.

Dorn F, Bader F. Physik – Mittelstufe. Darmstadt: Schroedel Verlag, 1974.

Dorn F, Bader F. Physik – Oberstufe. Darmstadt: Schroedel Verlag, 1975.

Duenbostl TH, Mathelitsch L, Oudin T et al. Sport und Physik – 50 Aufgabenblätter: Aulis Verlag, 2012.

Enoka RM. Neuromechanics of human movement. Champaign: Human Kinetics; 1988[1]/1994[2]/2008[4].

Froböse I, Fiehn R. Muskeltraining in der Therapie. In: Froböse I, Nellessen G (Hrsg.). Training in der Therapie. Wiesbaden: Ullstein Medical; 1998. S. 35–50.

Froböse I, Nellessen G. Training in der Therapie. Wiesbaden: Ullstein Medical, 1998.

Gilbert B, Hilfiker R, Mangold F et al. Assessments in der Rehabilitation. Band 3: Kardiologie und Pneumologie. Bern: Hans Huber, 2009.

Gollhofer A. Neuronale Anpassung des kindlichen Organismus an Kraft- und sensomotorisches Training (Bundesinstitut für Sportwissensschaft). Dresden: Leipziger Verlagsanstalt, 2008.

Gollhofer A, Taube W, Gruber M. Biomechanik der Skelettmuskulatur. In: Gollhofer A, Müller E (Hrsg.). Handbuch Sportbiomechanik. Schorndorf: Hofmann – Verlag; 2009. S. 28–51.

Gottlob A. Differenziertes Krafttraining. München: Urban und Fischer, 2001.

Grosser M, Hermann H, Tusker F et al. Die sportliche Bewegung. München: BLV Verlagsgesellschaft, 1987.

Hartmann H, Wirth K. Literaturbasierte Belastungsanalyse unterschiedlicher Kniebeugevarianten unter Berücksichtigung möglicher Überlastungsschäden und Anpassungseffekte. Schweizerische Zeitschrift für Sportmedizin und Sporttraumatologie 2014; 62(1): 6–23.

Hauer O. Biomechanische Kniebeuge und ihre Relevanz für die physiotherapeutische Praxis. Unveröffentlichte Diplomarbeit. Hall/Tirol: EURAK, 2019.

Hay JG. The biomechanics of sports techniques. New Yersey: Prentice Hall; 1978.

Hegner J. Training fundiert erklärt. Magglingen: Imgold Verlag, 2006.

Heinicke V, Halle M. Körperliche Aktivität in der Krebsrävention. Heidelberg: Springer Nature, 2019.

Hides J, Oostenbroek T, Franettovich S et al. The effect of low back pain on trunk muscle size/function and hip strength in elite soccer players. J Sports Sci. 2016; 34(24): 1–9.

Hill VH. The heat of shortening and the dynamic constants of muscle. London: R Soc. 1938; 126(843): 136–195.

Himmer N. Auf schnellen Schuhen. Stark gedämpft oder fast wie barfuß? Über das wechselvolle Ringen um tragfähigke Erkenntnisse in der Laufschuhforschung. Süddeutsche Zeitung 2021; 240: 38–39.

Höglinger GU (Hrsg.). Parkinson-Syndrome kompakt. Diagnostik und Therapie in Klinik und Praxis. Stuttgart: Georg Thieme Verlag, 2018.

Hohmann A, Lames M, Letzelter M. Einführung in die Trainingswissenschaft. Wiebelsheim: Limpert Verlag, 2003.

Holten O. MET – Medical Exercise Therapie. Holten Institute. https://holten-institute.co.uk/ [Stand: 05.03.2025].

Horst R. PNF-Therapiekonzepte in der Physiotherapie. Stuttgart: Georg Thieme Verlag, 2008.

Hossner EJ, Künzell St. Motorisches Lernen. In: Mechling H, Munzert J. Handbuch Bewegungwissenschaft-Bewegungslehre. Hofmann: Schorndorf; 2003, S. 131–154.

Hottenrott K, Neumann G. Trainingswissenschaft. Aachen: Meyer und Meyer Verlag, 2010.

Hotz A. Qualitatives Bewegungslernen. Zumikon: SVSS Verlag; 1986.

Hüter-Becker A, Dölken M. Biomechanik, Bewegungslehre, Leistungsphysiologie, Trainingslehre. Stuttgart: Georg Thieme Verlag; 2005[1], 2011[2], 2015[3].

Jäger M, Luttmann A, Laurig W. Die Belastung der Wirbelsäule beim Handhaben von Lasten. Orthopäde 1990; 19: 132–139.

Johnston APW, Burke DG, MacNeil LG, Candow DG. Effect of creatine supplementation during cast-induced immobilization on the preservation of muscle mass, strength, and endurance. J Strength Cond Res. 2009; 23(1): 116 -120. doi:10.1519/JSC.0b013e31818efbcc

Judd CH. The relation of specific training to general intelligence. Educ Rev. 1908; 265: 28–42.

Kaltenborn FM. Manuelle Mobilisation der Extremitätengelenke. Oslo: Olaf Norlis, 1992.

Kandel ER, Schwartz J, Jessell T. Neurowissenschaften. Heidelberg: Spektrum, 1995.

Kapandij JA. Funktionelle Anatomie der Gelenke (Band 3: Rumpf und Wirbelsäule). Stuttgart: Ferdinad Enke Verlag, 1992.

Karvonen MJ, Kentala K, Mustala O. The effect of training on heart rate: a longitudinal study. Annals Med Exp Biol. 1957; 35: 303–315.

Kassat G. Biomechanik für Nichbiomechaniker. Bünde: Fitness-Contur-Verlag, 1993.

Klaus G, Liebscher H. Wörterbuch der Kybernetik. Berlin: Fischer; 1976.

Klee A. Methoden und Wirkungen des Dehnungstrainings. Die Ruhespannungs – Dehnungskurve – ihre Erhebung beim M. rectus femoris und ihre Veränderung im Rahmen kurzfristiger Treatments. Schorndorf: Hofmann, 2003.

Klee A. Beweglichkeit. In: Hottenro K, Seidel I (Hrsg.). Handbuch Trainingswissenschaft/Trainingslehre. Schorndorf: Hofmann, 2010. S. 225–239.

Klee A, Wiemann K. Methoden und Wirkungen des Dehnungstrainings. In: Freitag W (Hrsg.). Schwimmen – Lernen und Optimieren. Berlin: Deutsche Schwimmtrainervereinigung DSTV, 2004: 58–72.

Klee A, Wiemann K. Dehnen. Training der Beweglichkeit. PRAXISIdeen. Schriftenreihe für Bewegung, Spiel und Sport, Bd 17. Schorndorf: Hofmann; 2005[1], 2012[2].

Kotsifaki A, Whitely R, Van Rossom S. Single leg hop for distance symmetry masks lower limb biomechanics: time to discuss hop distance as decision criterion to return to sport after ACL reconstruction. Br J Sports Med. 2022; 56(5): 249–256.

Krug J, Hildebrand F, Knoll K. Drehbewegungen. In: Gollhofer A, Müller E (Hrsg.). Handbuch Sportbiomechanik, Drehbewegungen. Schorndorf: Hofmann; 2009. S. 246–267.

Kummer B. Biomechanik – Form und Funktion des Bewegungsapparates. Köln: Deutscher Ärzte-Verlag, 2005.

Laube W. Biophysikalisch passiver und neurophysiologisch aktiver Muskeltonus?. Man Ther. 2014; 18(02): 74–78. doi: 10.1055/s-0034-1376323.

Lee IM, Hsieh CC, Paffenbarger RS et al. (1995). Exercise intensity and longelivety. The Harvard Alumni Health. Study: JAMA. 273; 1179–1184.

Lehnertz K, Pampus B. Trainingssteuerung im Rudern anhand muskelphysiologischer Parameter. In: Steinacker JM (Hrsg.). Rudern-Sportmedizinische und sportwissenschaftliche Aspekte. Berlin, Heidelberg, New York: Springer; 1989. S. 205–210.

Leiner G. Anwendung von Assessments in der Physiotherapie – eine empirische Studie. Dissertation; Hall/Tirol: UMIT, 2020.

Ludwig M. Mathematische Grundlagen für Pharamzeuten. Stuttgart: Wissenschaftliche Verlagsgesellschaft, 1987.

Lynch AD, Logerstedt DS, Grindem H et al. Consensus Criteria for defining successful outcome after ACL-Injury and reconstruction. Delaware-Oslo ACL cohort investigation. Br J Sports Med. 2015; 49: 335–342. doi: 10.1136/bjsports-2013-092299.

Maehl O. Beweglichkeitsraining. Ahrensburg: Czwalina Verlag, 1986.

Magnusson SP. A mechanism for altered flexiblity in human skeletal muscle. J Physiol. 1996 497: 291–298.

Marschall F, Daugs R. Feedback. In: Mechling H, Munzert J (Hrsg.). Handbuch Bewegungswissenschaft-Bewegungslehre. Schorndorf: Hofmann; 2003. S. 281–294.

Martin D, Carl K, Lehnertz K. Handbuch Trainingslehre. Beiträge zur Lehre und Forschung im Sport 100. Schorndorf: Hofmann; 1993, S. 147.

Masai AT, Andrade CK. Das Konzept Ruhemuskeltonus: Integrativ „übersetzt". Man Ther. 2014; 18: 69–73. doi: 10.1055/s-0034-1376322.

Mathelitsch L, Thaller S. Sport und Physik. Hannover: Aulis Verlag, 2010.

Mayer J. Mentales Gehtraining, ein salutogeneses Therapieverfahren zur Bewegungsoptimierung. Hamburg: Kovac, 2001.

Mense S. Wie entsteht Muskeltonus?. Man Ther. 2014; 18 (2): 63–68. doi: 10.1055/s-0034-1376321.

Moosburger, K. Kraft und Ausdauertraining im höhern Alter: „Training über 50". Tiroler Ärztetage, 2015.

Morris JM. Biomechanical aspects of the hip joint. Orthop Clin North Am. 1971; 2: 33–54.

Mühlen M, Keller K. Pflege konkret Chirurgie Orthopädie Urologie: Lehrbuch für Pflegeberufe, 6. Aufl, Kap 8: Pflege von Menschen mit orthopädischen Erkrankungen. München: Elsevier; 2022: Abb. 8.22.

Müller H, Reiser M, Daugs R. Untersuchungen zur Wirkungsweise unterschiedlicher Trainingsformen beim Wurftraining im Basketball und Entwicklung eines Systems zu deren informellen Unterstützung. Universität Saarbrücken: Sportinstitut, 1999. https://www.bisp.de/SharedDocs/Downloads/Publikationen/Jahrbuch/Jb_1999_Artikel/Mueller.pdf;?__blob=publicationFile [Stand: 25.02.2025].

Nakazawa K, Yano H, Miyashita M. Ground reaction forces during walking in water. In: Miyashita M, Mutoh Y, Richardson AB (eds.). Medicine and Science in Aquatic Sports. Basel: Karger; 1994. p. 28–34.

Neumaier A. Koordinatives Anforderungsprofil und Koordinationstraining. Köln: Sportverlag Strauß, 2003[3].

Niemier K, Seidel W. Funktionelle Schmerztherapie des Bewegungssystems. Heidelberg: Springer, 2012[2].

Nilsson BE, Westlin NE. Bone density in atletes. Clin Orthop. 1971; 77: 179–182.

Nordin M, Frankel VH. Basic of the musculoskeltal system, 4th edn. Philadelphia: Wolters Kluwer, Lippincott, Williams und Wilkins, 2012.

Oesch P, Hilfiker R, Keller S et al. Assessments in der Rehabilitation. Band 2: Bewegungsapparat. Bern: Hans Huber, 2011.

Olivier N. Fertigkeitsspezifität der Gleichgewichtsregulation. In: Loche E, Tamme M (Hrsg.). Motorik-Struktur und Funktion. dvs-Band 79. Hamburg: Czwalina; 1997a. S. 72–75.

Olivier N. Soll das motorische Gleichgewicht fähigkeits- oder fertigkeitsspezifisch trainiert werden? In: Hirtz P, Nüske F (Hrsg.). Bewegungskoodination und sportliche Leistung integrativ betrachtet. dvs-Band 87. Hamburg: Czwalina; 1997b. S. 187–191.

Onodera S, Yoshioka A, Mastsumoto N et al. Relationship between heart rate and water depth in the standing position. In: Kjendlie PL, Stallman RK, Cabri J (eds.). Biomechanics and medicine in swimming. Oslo: Norwegian School of Sport Science; 2010: 213–214.

Paffenbarger RS et al. Exercise intensity and longelivety. The Harvard Alumni Health Study. JAMA 1995; 273, 1179–1184.

Pampus B, Lehnertz K, Martin D. Die Wirkung unterschiedlicher Belastungsintensitäteten auf die Entwicklung von Maximalkraft und Kraftausdauer. Leistungssport. 1989; 19(4): 5–10.

Pampus B. Die Muskelleistung als Intensitätsparameter im Krafttraining. Kassel: Gesamthochschule, 1992.

Panjabi MM, Abumi K, Duranceau J et al. Spinal stability and inersegmental muscle forces. Spine. 1989; 14: 194–200.

Paterno MV, Rauh MJ, Schmitt LC et al. Incidence of second ACL injuries 2 years after primary ACL reconstruction and return to sport. Am J Sports Med 2014; 42 (7): 1567–1573. doi: 10.1177/0363546514530088.

Paul JP. Forces at the hip joint. Ph. D. thesis: University of Chicago, 1967.

Paul JP. Forces transmitted by joints in the human body. Proc R Soc London B 1976; 192: 163–144.

Pauwels F. Gesammelte Abhandlungen zur Funktionellen Anataomie des Bewegungsapparates. Berlin: Springer, 1965.

Pernitsch H, Brunner F. Zur Kniebeuge: Technik-Methodik-Medizin-Biomechanik-Praxis. 2011

Perrig WP. Implizites Lernen. In: Hoffmann J, Kintsch W (Hrsg.), Lernen. Göttingen: Hogrefe, 1996: 203–234.

Petersen W. Rehabilitation nach VKB – Rekonstruktion. Stuttgart: Thieme, 2020.

Platzer W. Taschenatlas der Anatomie. Band 1: Bewegungsapparat. Stuttgart: Georg Thieme Verlag, 1991.

Prins J. Aquatic training in rehabilitation and preventive medicine. In: Kjendlie PL, Stallman RK, Cabri J (eds.). Biomechanics and medicine in swimming. Oslo: Norwegian School of Sport Science; 2010: 28–29.

Raschner J et al. Zur Bedeutung von Seitigkeit der unteren Extremität bei Alltagbewegungen und im Sport. Innsbruck: Institut für Sport und Sportwissenschaft der Universität Innsbruck, 2018.
Reichelt A. Therapie orthopädischer Erkrankungen. Stuttgart: Enke; 1989.
Reischle K. Schwimmen. In: Ballreich R, Baumann W (Hrsg.). Biomechanische Leistungsdiagnostik. Berlin: Bartels und Wernitz; 1983. S. 99–115.
Reischle K. Biomechanische Aspekte von Haltung, Bewegung und Training. In: Voll J (Hrsg.). Handbuch Sporttraumatologie und Sportorthopädie. Leipzig: Barth; 1995: 41–71.
Reischle, K. Aquafit. Bad Dürkheim: mkg-Verlag, 1997.
Reischle K. Schwimmen – Bewegungen lernen, Trainieren und Spielen. Frankfurt, Salzburg: Diesterweg, 2000.
Reischle K. Eintauchen und zielorientiert bewegen. In: Belz C, Glatz C, Hofmann A. Lifetime Aquafitness. Stuttgart: Schwimmverband Baden-Württemberg SVW Service GmbH; 2003. S. 54–78.
Reischle K, Kandolf W. Schwimmen lernen, Grundlagen trainieren. Schorndorf: Hofmann Verlag, 2015.
Riese D, Kluge M. Dehnen: Sinn und Unsinn im Kontext evidenzbasierter Therapie. MSK – Muskuloskelettale Physiotherapie. 2021; 25: 15–18.
Rockmann-Rüger R. Zur Gestaltung von Übungsprozessen beim Erlernen von Bewegungstechniken. Frankfurt/Main: Verlag Harri Deutsch, 1991.
Ross MD. Test-retest reliability of 4 single-leg horizontal hop tests. J Strength Cond Res 2002; 16(4): 617–622.
Rost R (Hrsg.). Lehrbuch der Sportmedizin. Köln: Deutscher Ärzteverlag, 2001.
Rost R, Hollmann W. Belastungsuntersuchungen in der Praxis. Stuttgart: Georg Thieme Verlag, 1982.
Roth K, Willimczik K. Bewegungswissenschaft. Reinbek: Rowohlt - Taschenbuch Verlag, 1999.
Ruoti RG, Morris DV, Cole AJ. Aquatic rehabilitation. Philadelpia: Lippicott Williams und Wilkins, 1997.
Rütten A., Pfeifer K (Hrsg.). Nationale Empfehlung für Bewegung und Bewegungsförderung. Erlangen/Nürnberg: Bundesministerium für Gesundheit, 2016.
Saziorski WM, Aruin AS, Selujanow WN. Biomechanik des menschlichen Bewegungsapparates. Berlin: Sportverlag, 1984.
Schacklock M. Angewandte Neurodynamik: Neuromuskuloskeletale Strukturen verstehen und behandeln. München, Jena: Urban und Fischer, 2008.
Schädler S, Kool J, Lüthi H et al. (Hrsg.). Assessments in der Rehabilitation. Band 1: Neurologie. Bern: Hans Huber, 2012.
Scherer HG. Sportdidaktik trifft Sportmotorik. Das Modell der effektkontrollierten Motorik und das Lehren und Lernen sportlicher Bewegungen. Sportunterricht. 2015; 64: 2–8.
Schewe H. Biomechanik – wie geht das? Stuttgart: Georg Thieme Verlag, 2000.
Schneider S. Reduction in body weight force at different levels of immersion in a hydrotherapy pool. In: Physikalische Medizin, Rehabilitationsmedizin, Kurortmedizin. 2007; 17(2): 88–93.
Schöllhorn WI. Differenzielles Lehren und Lernen von Bewegung – Durch veränderte Annahmen zu neuen Konsequenzen. In: Deutsche Vereinigung für Sportwissenschaft (Hrsg) Zur Vernetzung von Forschung und Lehre in Biomechanik, Sportmotorik und Trainingswissenschaft. 6. gemeinsames Symposium der dvs-Sektionen Biomechanik, Sportmotorik und Trainingswissenschaft vom 12.–14. Februar 2004 (dvs Band 144). Hamburg: Verlag Czwalina; 2005: 125–135.
Schönle C. Rehabilitation. Stuttgart: Georg Thieme Verlag, 2004.
Schubert M. Zentrales Nervensystem und motorische Kontrolle. In: Gollhofer A, Müller A (Hrsg.). Handbuch Sportmechanik. Schorndorf: Hofmann; 2009. S. 10–27.
Schwameder H. Dynamometrie. In: Gollhofer A, Müller E. Handbuch Sportbiomechanik, Schorndorf: Hofmann; 2009: 107.
Schwameder H. Kinemetrie. In: Gollhofer A, Müller E. Handbuch Sportbiomechanik. Schorndorf: Hofmann; 2009: 91.
Spitzer M. Lernen – Gehirnforschung und Schule des Lebens. Berlin, Heidelberg: Springer Verlag, 2007.
Stark G. Die Entwicklung von „Überpotential" – ein neuer trainingspraktischer Aspekt der systematischen Übertragung von Übungseffekten in Lernprozessen. Theorie und Praxis Leistungssport. 1989; 27: 3–18.
Statistisches Bundesamt. Endergebnis des Mikrozensu 2021. https://www.destatis.de/DE/Themen/Gesellschaft-Umwelt/Gesundheit/Gesundheitszustand-Relevantes-Verhalten/Tabellen/liste-koerpermasse.html#119172 resp. https://www.destatis.de/DE/Themen/Gesellschaft-Umwelt/Gesundheit/Gesundheitszustand-Relevantes-Verhalten/Tabellen/liste-koerpermasse.html#119168 [Stand: 07.03.2025].
Termühlen S, Bartosch S, Schreiber H. Belastungssteuerung und – kontrolle beim Aqua – Training. Bochum: Fakultät für Sportwissenschaft der Ruhr Universität Bochum, 2002 http://www.aqua-fitness-trainer.de/untersuchung.htm.
Thomas JR, Nelson JK. Research Methods in Physical Activity. Champaign: Human Kinetics, 1990[2].
Thorndike EL. The law of effect. Am J Psychol. 1972; 39: 212–222.
Thue L, Gloeck C. Rehabilitations-Training (Lehrgangs-Skriptum). Internationales Seminar für Orthopädische Manuelle Therapie, 1994.
Tomasitz J, Haber P. Leistungsphyiologie. Heidelberg: Springer-Verlag, 2008.
Ulmer HV. Test specifity in motordiagnostics: a critical comparison of the Abalakow- and jump and reach test. In: Blaser P (Hrsg.). Schriften der Deutschen Vereinigung für Sportwissenschaft. Bd. 98. Hamburg: Czwalina; 1998. S. 131–134.
Ulrich CT, Schär RT, Jesse CF et al. Sagittale Balance und Haltungsinstabilität als Kriterien für Wirbelsäulenoperationen. Schweizerisches Medizin-Forum 2021; 21 (31–32): 536–540.
Valente G, Taddei F, Jonkers I. Influence of weak hip abductor muscles on joint contact forces during normal walking: pobabalistic modeling analysis. J Biomech. 2013; 46: 2186–2193.
van den Berg F. Angewandte Physiologie. Das Bindegewebe des Bewegungsapparates verstehen und beeinflussen. Stuttgart: Georg Thieme Verlag, 1999.
Viol M. Grundlagen zur Einschätzung des Muskeltonus. Med Sport. 1985; 28(3): 22–25.
Vollers B, Gaisser G, Reischle K. Leistungsdiagnosedokument. OSP Rhein-Neckar, 1984.
Wank V, Heger H. Sprünge. Handbuch Sportbiomechanik. Schorndorf: Hofmann; 2009. S. 214–245.
Wehrlin J. Auf dem Weg zur richtigen Intensität. Mobile. Die Fachzeitschrift für Sport 2003; 3/02: 10–12.
Wehrlin J, Held T. „Fitness durch Ausdauertraining – Bedeutung der individuellen Planung". Umschau 2001; 58, Heft 4: 206–212
Wick D. Biomechanik im Sport. Balingen: Spitta Verlag, 2009.
Wiemann K. Beeinflussung muskulärer Parameter durch ein zehnwöchiges Dehntraining. Sportwissenschaft. 1991; 21(3): 295–306.
Wiemann K, Klee A. Die Bedeutung von Dehnen und Stretching in der Aufwärmphase vor Höchstleistungen. Leistungssport. 2000; 30: 5–9.
Winkel D, Vleeming A, Fisher S et al. Nichtoperative Orthopädie der Weichteile des Bewegungsapparates. Teil 2: Diagnostik. Stuttgart New York: Gustav Fischer, 1985.
Wirhed R. Sportanatomie und Bewegungslehre. Stuttgart: Schattauer, 2001.

Register

K

L

M

N

O

P

R

S

T

U